U0274095

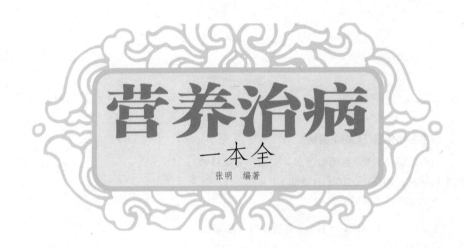

营养治病
一本全

张明 编著

现代"病"只是病征，深层原因是身体失衡
营养治病，千百年来屡试不爽

天津出版传媒集团

天津科学技术出版社

图书在版编目（CIP）数据

营养治病一本全 / 张明编著 . -- 天津：天津科学
技术出版社，2013.9（2020.10 重印）

ISBN 978-7-5308-8126-2

Ⅰ . ①营… Ⅱ . ①张… Ⅲ . ①食物疗法—基本知识
Ⅳ . ① R247.1

中国版本图书馆 CIP 数据核字（2013）第 168270 号

营养治病一本全

YINGYANG ZHIBING YIBENQUAN

策 划 人：杨　譞
责任编辑：孟祥刚
责任印制：兰　毅

出　　版： 天津出版传媒集团
　　　　　　天津科学技术出版社
地　　址：天津市西康路 35 号
邮　　编：300051
电　　话：（022）23332490
网　　址：www.tjkjcbs.com.cn
发　　行：新华书店经销
印　　刷：三河市德利印刷有限公司

开本 720×1020　1/16　印张 18　字数 400 000
2020 年 10 月第 1 版第 2 次印刷
定价：55.00 元

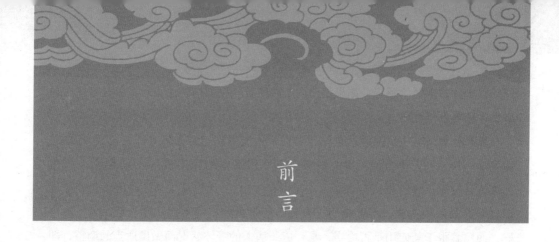

营养关乎健康。合理营养，既可祛病健体，还可延年益寿，甚至可避免因病服药所带来的种种难以预测的后果，故两千多年前的西方医学之父就告诫说："要让食物成为您的药物，而不要让药物成为您的食物。"我国唐代名医孙思邈也一再告诫："若能用食平疴（治病），释情遣疾（消除病患）者，可谓良工（高明的医生）。"可见，在古代良医眼里，饮食营养，不仅可以养生延年，还可保健祛疾。"营养"一词并非西方医学所独有，宋代大文豪苏东坡《养生说》中即有"营养生者使之能逸而能劳"，这里的"营"有经营、营造之义；"养"有养护、补养之义。营养不单单是指食物的某些营养物质，更重要的是应用食物的寒、热、温、凉之"四性"以及其他独特功效，来保健强身，预防和治疗疾病，或促进机体康复，以及延缓衰老。

今日社会，一方面，人们对生命及生存质量的要求日渐提高，不仅渴望无疾，而且企盼长寿、健康，能享受生活；而另一方面，快速丰盛起来的餐桌，尽管能满足人们一时之口腹，却也带来了一系列新的健康问题。常见的、让人唯恐避之不及的诸如肿瘤、冠心病、高血压、糖尿病、痛风、肝病等，无一不与饮食营养不当有关。于是，人们开始重新考虑饮食营养问题，即如何用饮食的营养来防治现代疾病的问题。

数千年来，在医学的发展过程中，食药同路、食药同理、食药同用已经成为民间常识。而将营养用于治病，不能简单地针对个别病征或某个受影响的器官，应该从人的整体状态出发，从阴阳调和、表里虚实、气血运行等机理方面对症调节。例如头痛，要治的不是头部的不适，而是根据导致头痛的成因补充营养。如果头痛是因感冒所致，则要治感冒；如果是体内有热所致，则要清热去火；如果是身体虚弱所致，则要补气补血。

营养治病，实质是强调饮食的针对性，要能做到"看人下菜碟儿"。和药物防治疾病一样，在营养方面，也要做到"善因用膳""辨证用膳"。孙思邈说："安生之本，必资于饮食。不资食宜者，不足以存生也。"无论从生活还是医学角度品评饮食营养的治病功能，不管是用于食补，还是食疗，都不要从珍、奇、名、贵出发，而应着眼于其使用是否恰当，是否依照病人的身体状况而做出适当的调整，即不足的地方，加以补足；过盛的，则要清泻，最终的目的是保持身体的平衡状态。

《营养治病一本全》就是一本指导人们如何根据自身状况选用恰当的食物调理身体的书。全书收集了包括谷物、蔬菜、水果、肉类、水产以及中药材等64种常见食物，并依据医药学理论将这些食物按自身的不同功能划分为清热、补气、补血、理气、理血、滋阴、助阳、祛湿、安神等九部分。

在每一部分中，对于食物的介绍，都是以其中西医药用价值为出发点，以其主打的营养功能为切入点，为读者详述在该营养功能的作用下，这种食物具有哪些治病功效，可以治疗哪些疾病；同时为读者提供1000多道相关的治病食谱，简单方便、安全有效，希望读者在营养治病的同时，还可以品尝美味，从而能够更好地防治疾病，强身健体，享受生活。

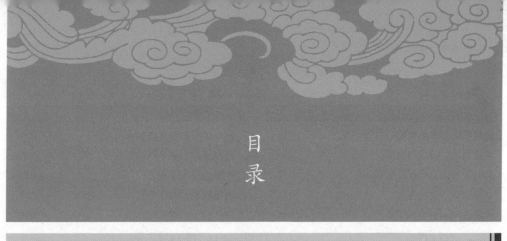

目录

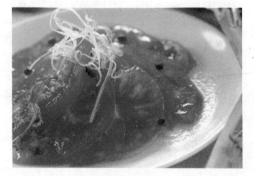

第三篇　最能补气的八种营养食物

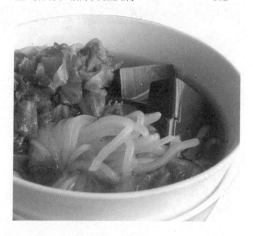

第四篇　最能补血的六种营养食物

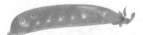

第五篇　最能理气的六种营养食物

甘蓝

紫色良蔬

大头菜

蔬菜人参

橘子

水果药罐

陈皮

百年沉香

第六篇　最能理血的六种营养食物

空心菜

南方奇蔬

金针菜

安和五脏忘忧草

山楂

降脂消食佳品

蟹

养生鲜品之尊

黄酒

液体黄金

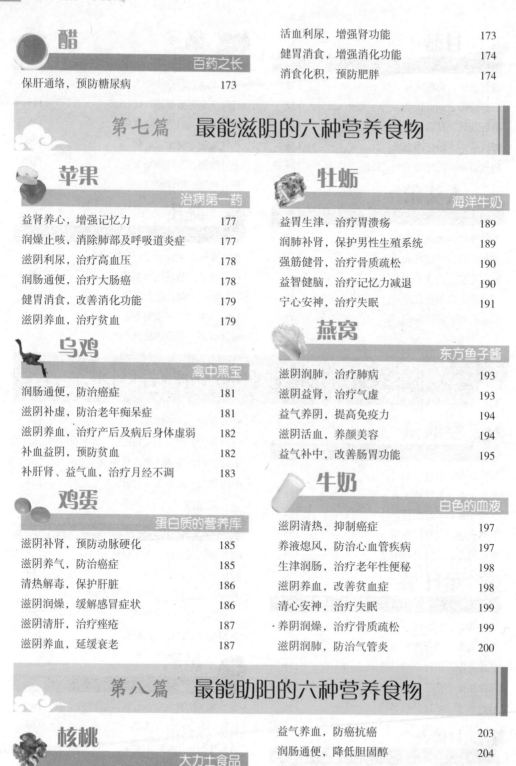

第九篇　最能祛湿的六种营养食物

鲤鱼

鱼中之阳

鲫鱼

"美"妇之河鲜

第十篇　最能安神的六种营养食物

小麦

人类的生命之源

糯米

长寿米

莲子

水上人参

百合

吉祥健康使者

鹌鹑蛋

卵中佳品

黄鱼

圣品家鱼

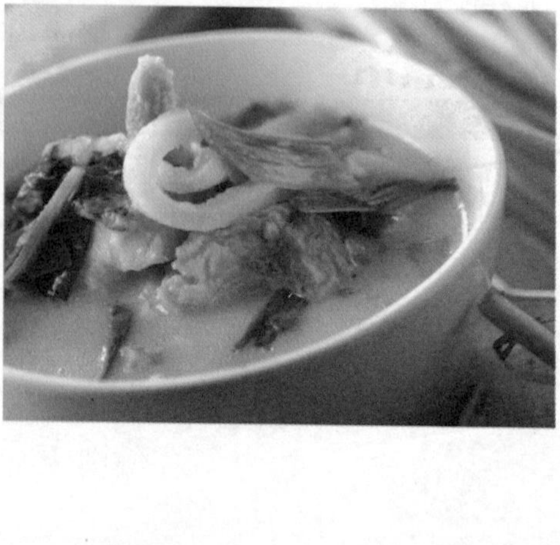

第一篇

病不是治好的，而是养好的

◎ 现代『病』只是病征，深层原因是身体失衡

◎ 营养治病，千百年来屡试不爽

◎ 营养治病必须知道的九种机理

现代"病"只是病征，
深层原因是身体失衡

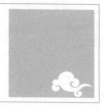

头痛、鼻敏感、高血压、失眠、胃痛、腹泻、便秘……这些都是现代人公认的"病"，一旦发生，许多人就会立即采取行动，力图一举消灭疾病。例如，头痛，就吃止痛药，切断神经传导，令病人不再有痛的感觉；鼻敏感，就吃抗敏感药；发烧就吃退烧药；咳嗽就饮止咳水。而对于那些已经病变的器官，则不惜"弃而远之"。例如，扁桃腺经常发炎，就把它割掉；出现子宫瘤，就将器官割除……

在很多人看来，似乎只要"吃对药、割对部位"，这些病就可以治好，身体就会没事了。但事实上，真正的问题并没有得到解决，比如，病人感冒发烧，吃了退烧药很快便可退烧，看起来及时见效，可是，如果病人的体质没有根本改善，那么很容易就会再次发烧，甚至药性一过马上又会感到不适。结果，唯有不断吃药，加强药性；而多吃药只会令身体抵抗力更差，继而引发其他疾病；有病自然又要吃药，恶性循环由此而起。

试想，现今的许多疾病，如失眠、皮肤病、高血压、心脏病等，都是怎样医治的？几乎都是长期依靠药物来控制病情的，比如高血压病，要靠吃降压药来调节血压；又如糖尿病，严重时必须依靠药物和打针来控制病情——这算不算是把病治好？

其实，现代人的所谓"病"都只是一种病征、一种讯号，只是在告诉我们：身体机件有些故障，有些不对劲，该注意一下。而现代医学仅是将病征简单地等同于病因，因此治疗的重点就是把病征消除，所以说到底，治的只是病征，并不是真正的"病"！

那么，究竟什么是"病"？"病"又从何而来？

"病"使人感到不舒服或痛楚；

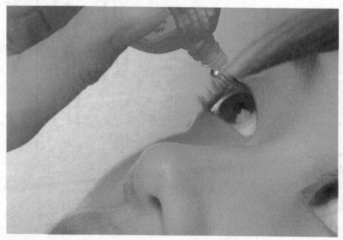

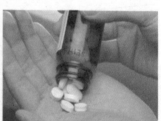

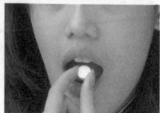

"病"令人的身体机能无法正常运作，或者运作有障碍；

"病"让人精神不振、疲倦、衰老，不能畅快享受生活；

……

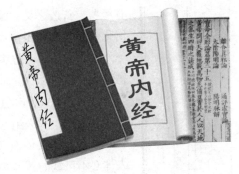

关于"病"的定义和发生原因，从古至今，人们有着种种解释，不一而足。《黄帝内经·素问·刺法论篇》说："正气存内，邪不可干。"是说，如果身体强健，病邪（即细菌病毒）便不能乘虚而入。而如果我们生病，即身体的正气不足，在某些方面失去了平衡。

由此可见，医病真正的重点不在于消除病征，而在于帮助病人强壮身体，加强病人的抵抗力，让身体自行调节，取得平衡，足以抵抗疾病，那么种种病征自然便会消除。这在感觉上成效较慢，若身体同时多个部位出现问题，要令身体回复平衡更是需要一段时间，不是一两分钟可以做到的，但这却是必需的，所谓固本才能治标。

当然，急者治其标，对于一些急性疾病而言，例如急性肾炎、肺炎、盲肠炎等，最理想的还是先吃药物将病情控制；或遇有外伤大量失血等情况，更是要马上入院止血、输血。

不过，你千万别以为这些病征消失了就等于没事，必须明白的是，没有人会无缘无故地患上急性疾病，真正的原因还是基于身体本质的虚弱，致使病菌偷袭成功，所以，若不从本质入手，彻底增强自身体质，恐怕迟早会再次出问题，比如急性肾炎转为慢性肾炎。而对于外伤出血，更是要注意病后调养，以免机体因此失衡，引发其他疾病。

《黄帝内经·素问·四气调神大论篇》言："圣人不治已病治未病。"指出病未发生便应加注意。"上医治未病"是医病的最高境界，如果在万病缠身时再去治疗，有如临渴掘井，不但要承受很大的痛苦，而且可能没法医治。

有病治病属于较低层次，较高层次是将身体调理妥当，保养在一个最佳的状态，不让身体有病，即使有病，自身的抵抗力亦能应付。这样才是治病之法、养生之道。

营养治病，
千百年来屡试不爽

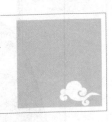

说到"营养"，很多人都认为其为西方医学所独有。但事实上，"营养"一词并非外来语，宋代大文豪苏东坡《养生说》中即有"营养生者使之能逸而能劳"。"营养"在古代又作"荣养"，日本人如今仍沿用"荣养"一词。"荣"有荣盛、繁荣之义；"营"

有经营、营造之义；"养"有养护、补养之义。"营养"系指机体摄取、消化、吸收和利用食物或养料，以维持正常生命活动的过程。

近百年来，西方医学传入中国，其中类似性质的学科"Nutriology"被译为"营养学"。而实际上，我国固有的饮食营养学最早源于夏朝，至今已有3000多年的历史。《黄帝内经·素问·平人气象论》言："人以水谷为本，故人绝水谷则死。"

饮食对于人体而言，如同空气、阳光般重要，是人体的命脉，是人体必不可缺的营养物质。女人在怀孕时要补充营养，叫作"一人吃，两人补"，坐月子的时候更要进补；一般人病愈后要进补，平时也要进补。

人体的各个器官互相联结为一，互相影响，一个器官虚弱，往往影响到其他器官的功能。如果几个器官同时虚弱，问题会更加复杂，病征亦更多。而要有效地保持身体的平衡状态，营养才是至关重要的：我们几天不进食，就会手软脚软，没精打采；同样，身体各器官若不能及时得到所需营养，就会变得虚弱，无法正常运作，身体机能也会出现故障，又怎能不生病？

俗话说："药补不如食补"。孙思邈在《千金要方》中阐明，"凡欲治疗，先以食疗，既食不愈，后乃用药尔"，意思是最好利用饮食来保健强身，到迫不得已时才用药，原因是"药性刚烈，犹若御兵。兵之猛暴，岂容妄发"。

的确，现代医学的问题之一，就是过于轻易用药，须知用药有如调兵打仗，打仗难免有所损伤，即使能将敌人杀退，但自身也不可能全胜而退。可以说，若治病的重点是消除病征，为防病征再度出现，病者往往需要长期服药，而用药的剂量也越来越大，自然会对身体产生损害。

事实上，人们常吃的许多食物都可以入药，如芡实、莲子、扁豆、山药等，多吃不但无害，还能防治疾病、强身健体、延年益寿。《本草纲目》收集的药物有1892种，其中

凡欲治疗，先以食疗，既食不愈，后乃用药尔。药性刚烈，犹若御兵。兵之猛暴，岂容妄发。

孙思邈·「千金药方」

包括大量的食物，单是谷物、蔬菜、水果就有 300 多种，禽、兽、虫等也有 400 多种。

马王堆汉墓出土的医书《五十二病方》中也有大量食物入药的记载。《神农本草经》记载有 50 种左右的药用食物。《伤寒杂病论》中的食疗内容也很丰富，其中的当归姜羊肉汤、猪肤汤等，现代仍是临床常用的食疗处方。唐代孟诜著有《食疗本草》，收集了本草食物 200 余种。

中国古籍中早就有"药食同源"的说法，将饮食营养与防病、治病两者密切联系起来，并以大量的实证清晰地阐述了食物的营养价值和治疗价值。《周礼》中就有食医的记载，强调"以五味、五谷、五药养其病"。周朝因此设有"食疗"的官员，专门负责以食治病。

《黄帝内经》在饮食治疗和养生方面亦有明确的治则。隋唐孙思邈的《备急千金要方》中列有食治篇，是现存最早有关饮食疗法的专述。宋代陈直的《养老奉亲书》对牛乳的食养有详细的说明。元代忽思慧的《饮膳正要》，是我国第一部营养学专著，直到今天，在饮食搭配、合理进食和某些慢性疾病的治疗方面，仍有指导意义。明清时期，食疗本草有了进一步发展，营养食疗的方法和方剂也愈来愈丰富多彩。

近年来，营养食疗的成果已被现代科学所证实，也被更多的人所接受。比如，应用芹菜防治高血压病；应用燕麦防治高脂血症；应用红枣防治贫血症；应用木耳防治眼底动脉出血症；应用百合、马齿苋、苦瓜等防治细菌和病毒性感染疾患等，都取得了相当好的效果。现代营养学流行的"功能性食物""保健食物""营养食物"等，将营养食疗理论发挥得更为完美，我们都应善用之。

营养治病，
必须知道的九种机理

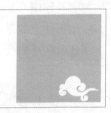

饮食营养治病，不是简单地针对个别病征或某个受影响的器官，而是从人的整体状态出发，从阴阳调和、表里虚实、气血运行等机理对症调节。例如头痛，要治的不是头部的不适，而是根据导致头痛的成因补充营养。如果头痛是因感冒所致，则要治感冒；如果是因体内有热所致，则要清热去火；如果是因身体虚弱所致，则要补气补血。

总的来说，营养治病的方法就是依照病人的身体状况而做出适当的调整，即不足的地方，加以补足；过盛的，则要清泻，最终的目的是保持身体的平衡状态。具体来说，营养治病主要通过下述几种机理得以实现。

一、清热

清热，即运用寒凉性质的食物，通过泻火、解毒、凉血等作用治疗热证。正如《素问·至真要大论》所说，"热者寒之"。所谓热证，是一个很广泛的概念，它不仅指体温升高的发热，而且也泛指患者体温正常或接近正常时所出现的某些症状，如口干、咽燥、面红、目赤、大便干结、小便短赤、五心烦热、舌红苔黄等，都属于热证的范畴。

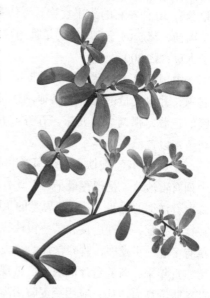

临床应用时，根据热证发病的部位、性质和病情发展的不同阶段，清热疗法又具体分为清热泻火、清热解毒、清热凉血、清热生津等不同治法：清热泻火适用于热在气分，属于实热的症候，常用食物为茭白、香椿叶、香蕉、粟米、茶叶等；清热解毒适用于时疫温病、热毒疮疡诸病，常用食物为绿豆、苦瓜、马齿苋、苋菜、黄瓜等；清热凉血适用于热入营血的症候，常用食物为芹菜、茄子、黑木耳、藕等；清热生津适用于烦热口渴等症，常用食物为西红柿、甘蔗、西瓜、橄榄、豆腐等。

现代研究表明，清热食物可极大地调节机体的功能活动，呈现出广泛的治病功效。首先，绝大多数清热食物都能杀菌、抑菌，部分食物还有抗病毒、解毒、消炎的功效，可增强机体免疫力或调节体温，降脂降压，利尿强心，甚至有抗DIC（弥散性血管内凝血）、抗肿瘤等作用。

值得注意的是，清热类食物虽然宜于治疗热证，但此类食物性多寒凉，故寒性体质、虚寒证及产后妇女忌食。

二、补气

补气，是指运用温平性质的食物，通过补心气、补脾胃、补肺气等作用治疗气虚。气虚证常因饮食失调、年老体弱、久病所致，一般表现出脏腑功能衰退的症候。《黄帝内经》早就指出："百病生于气"，意思是许多疾病的发生都与人体气的运行有关。当人体发生气虚病变时，就容易出现疲倦乏力、少言寡语、面色㿠白、食欲不振、舌淡苔白，舌边有齿痕（即有牙印），脉象虚弱无力等症状。

临床应用时，根据不同脏腑的气虚证临床表现的特点，可采用不同的补气法，如补肺气、补脾气、补心气、补肾气等，其中以补脾与补肾最为重要。这是因为肾是人生立命的根本，属气血之母；而脾为后天之本，五脏受气于脾胃，人的精、气、血皆由脾所生。而气的虚衰与脾的运化功能关系更为密切，人体所摄入的日常饮食经脾胃消化吸收才能生成气、血，即所谓"脾为气血生化之源"。因此也可以认为补肾与补脾相比较，补益脾气更为关键。常见的补脾（即补气）的食物有粳米、籼米、糯米、扁豆、豇豆、土豆、红薯、香菇、山药、栗子、红枣、鸡肉、兔肉、牛肉、泥鳅、蜂蜜等。

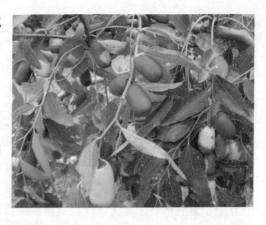

补气食物一般用来调节脾、肺、肾等的活动功能：可改善肠胃功能，促进消化，治疗胃酸呕吐、消化不良、慢性腹泻等；能够增强心肺功能，消炎止咳，对急慢性气管炎、肺脓疡、支气管扩张等症有显著治愈功效；还能增强机体免疫力，治疗肾虚腰疼、阳痿早泄、病后怕冷等；更可舒缓神经、安抚情绪，从而治疗抑郁症等神经系统疾病，间接抑制血压升高。

补气类食物在使用时，有时易致气机壅滞，出现胸闷、腹胀、食欲不振等现象，可适当配用行气类食物如橘皮、砂仁等。需要注意的是，补气食物虽然可以用来治疗消化不良，咳嗽痰多等，但该类食物大多温平，故不宜用来治疗热证引起的相同病症。

三、补血

补血，一般使用性味甘平、具有补血性质的食物，通过养肝、护心等滋补脏腑的方法治疗血虚证。血虚主要反映为全身性的血液亏损，或血液对人体某一部位的营养或滋润作用减弱，以致出现面色萎黄、唇舌淡白、头晕眼花、心悸、失眠、健忘、手足发麻、大便干燥，以及女性月经延期、量少色淡、舌质淡、脉细弱等症。

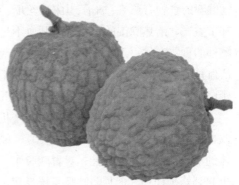

血虚要对证治疗，不可单纯补血。由于心主血，肝藏血，所以临床上治疗血虚证主要归结在调节心肝二脏上。又因"心为肝之子，肝为肾之子"，根据虚则补其母的道理，在治疗时补心又常兼补肝，补肝也常兼滋肾。在血虚较为严重的情况下，补血方内还常加入补脾肺之气的药物。常用补心血的食物当首推牛奶、当归和桂圆；补肝血的食物主要有胡萝卜和芝麻等；再比如菠菜、荔枝、葡萄、花生、花生油、乌贼等，补血效果都很好。

补血食物可以内至五脏，外达筋骨，对全身各器官组织起着营养作用：首先，可以改善脾胃功能，增强消化吸收能力，均衡营养，缓解营养不良引起的贫血、头晕等其他病症；其次，能增强心肌功能，治疗心悸怔忡、失眠多梦、神志不安等症；补血食物还具有保护肝脏，预防眼病的功能，对双眼干涩、视力模糊以及雀目等也有一定疗效。

血与气的关系密切，不仅血的生成与气有关，而且血的运行也需要靠气来推动；气虚常常会导致血虚，血虚亦有气虚存在，因此，补血时也要兼顾到补气。另外，补血类食物多味甘质腻，容易形成胃滞，故食用时应多配用砂仁、萝卜等行气健脾的食物。

四、理气

理气，通常是运用性温气香、能舒畅气机的食物，通过理气健脾、疏肝解郁、理气宽胸、行气止痛、破气散结等方法使气行通顺，从而治疗气滞、气逆等病证。气滞、气逆病证常导致机体或脏器的功能障碍，气滞者常表现为闷、胀、痛，气逆者常表现为呕恶、呃逆或喘息。

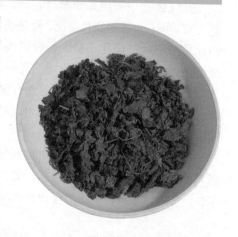

引起气滞、气逆病证的原因很多，诸如冷热失调、忧郁愤怒、痰饮、湿浊、瘀阻、外伤以及饮食不节等，可根据不同的症状表现，掌握气机运行状况，选取合适的食物进行调理，并针对病情，配伍相应的食物。

气滞宜行气，气逆宜降气。若饮食积塞、脾胃气虚、湿热阻滞导致脾胃气滞，可理气健脾的食物有芦笋、橘子、山楂、丝瓜、莲藕、扁豆、豌豆等，同时应配用能够消食导滞、补中益气、清热除湿的食物；若肝血不足、肝经受寒、瘀血阻滞导致肝气郁滞，可疏肝解郁的食物有佛手瓜、香菜、槟榔、玫瑰花等，应分别配伍可以养血柔肝、温肝散寒、活血祛瘀的食物；若气阴受损、肺脏脉络瘀阻导致肺气壅滞，可理气宽胸的食物有荞麦、薤白、紫苏、橘饼、陈皮等，则最好配伍具有宣肺解表、祛痰化饮作用的食物来治疗。

恰当运用理气食物，能够有效改善机体各脏器的功能，维护人体健康。首先，通过改善肝脏血液循环，促进肝细胞修复，能有效保护肝脏，预防肝癌；其次，可以增强人体的消化功能和免疫功能，对胃酸腹胀、恶心呕吐、腹泻或便秘均有疗效；对肺部功能也起到修护作用，能预防呼吸系统炎症，可用来治疗慢性支气管炎，缓解胸闷胸痛、咳嗽气喘等症。

应该注意的是，理气食物大多气香性温，善于行散或泄降，但容易耗气伤阴，因而气虚及阴亏者不宜食用。

五、理血

理血，即运用能调理血分的食物，通过补血、清热、活血、止血等作用，治疗血分病证。血分疾病包含血虚、血热、血瘀、出血等四个方面的病证，在广义上，理血可以解释为血虚宜补血，血热宜凉血，血瘀宜活血，出血宜止血。但一般将补血食物和凉血食物分别列入补血方和清热方中，于是通常所说的理血食物，也就特指能够活血和止血的两类食物。

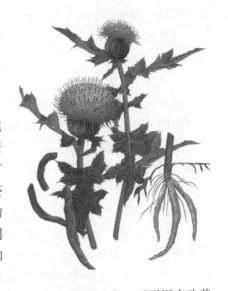

1. 活血

常见的可用于活血的食物包括油菜、慈姑、桃仁、蟹、醋、酒等。而形成瘀血证的原因颇多，诸如外感风寒，或热灼营血，或痰湿阻滞，以及跌打损伤等，都可造成血行障碍，导致血滞瘀阻。且瘀血的部位、程度也有不同，因此运用活血化瘀食物时，要辩证求因，选取适当的食物作配伍。气行则血行，气滞则血凝，应同时食用理气的食物，以加强行血散瘀的效果。

活血化瘀的食物能够促进血液循环，防止血栓形成，抑制血压升高，还可用来改善月经不调、经行不畅、痛经、闭经、产后腹痛肿块、恶露不尽等症；同时能够杀菌消炎，抑制肿痛，消除跌打损伤带来的内外炎症，治疗风湿性关节炎、腰腿疼痛等。但不宜用于女性月经过多者，对孕妇尤当慎用或忌用。

2. 止血

常用的止血食物包括蕹菜、刺儿菜、猪肠、金针菜、莲蓬、丹参、大小蓟、三七等。

通过止血食物的凉血止血、收敛止血、化瘀止血、温经止血等不同作用机理，能够加速血液凝固，抑制体内外出血，适用于心、脑、胃等内脏出血、各种外伤出血以及咯血、吐血、尿血、便血等出血证。

值得注意的是，止血食物的凉血、收敛作用很强，应注意防止过用留瘀，变生他患。

六、滋阴

滋阴，是运用能够滋养人体阴液、濡润脏腑的食物，通过生津、滋液、润燥等作用，恢复机体阴阳之间的动态平衡，治疗由阴虚证所导致的各种病证。阴虚证一般包括肾阴虚、肺阴虚、肝阴虚、胃阴虚、心阴虚等，由于阴主要来自肾阴和后天之胃阴，因此滋阴侧重于滋肾阴和养胃阴。

肾阴虚是许多慢性疾病所共有的虚弱症候，主要表现为头晕、耳鸣、腰膝酸软、手心烦热、午后低热、小便短赤、舌红少津、脉细无力等；由于肾虚不能养肝，肾阴虚常引起肝阴虚，通称肝肾不足，因此应为肝肾同补。胃阴虚一般表现为食欲减退、心热烦渴、口干舌燥、大便秘结等。

不同脏腑的阴虚证临床表现各有特点，运用食物进行调理时也应注意有所区别：常用来补肾阴的食物包括芝麻、莲子、松子、荠菜、韭菜、桑葚、狗肉、鸽肉、鲈鱼、淡菜、干贝、海参、海马、冬虫夏草、何首乌、灵芝等；可用于滋养胃阴的食物有小麦、豆腐、西红柿、梨、苹果、酸梅、枇杷、牛奶、鸡蛋、鸭肉、银耳、燕窝等。

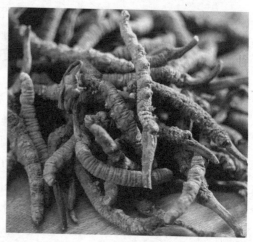

从现代医学观点看，阴虚与体液代谢有密切的关系，滋阴的食物可以通过调节体液代谢，利尿利便，预防结石，降低血压、血糖，缓解高血压患者头晕目眩、腰膝酸软等症状，还有助于消除肺部炎症，对咳嗽、气喘有一定治疗作用；更可调整自主神经系统，促进代谢产物的排出，提高机体解毒和排毒能力，抵抗自由基的产生，抑制肿瘤生成，防治心脑血管病；同时有利于促进腺体的分泌，兴奋中枢神经系统，达到消除抑郁、缓解压力的目的；对更年期、妊娠期等的内分泌失调也有调节功能，具有美体健身、延缓衰老等功效。

应该注意的是，滋阴的食物多甘寒滋腻，也易使胃肠行滞，因而脾胃虚弱、湿证、气滞证、腹胀、腹泻者不宜食用。

七、助阳

助阳，是运用属性温热的食物，通过温补脾肾、温阳散寒等作用，助肾阳、益心阳、补脾阳，促进脏腑功能，治疗阳虚症。阳虚证即人体内的阳气不足，主要包括肾阳虚、脾阳虚、心阳虚等。由于肾为先天之本，又为气之根，因此，阳虚证又主要指肾阳虚而言，助阳应多从补肾着手。

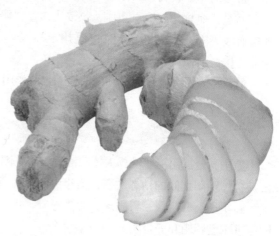

肾阳虚的主要表现是全身功能衰退，如神倦畏寒、四肢不温、腰膝酸软、舌质淡白、脉沉而弱；生殖、泌尿功能受影响，有阳痿、遗精、白带清稀、夜尿、小便清长或频数；也有呼吸功能受影响而有喘咳；消化功能受影响则有泄泻等。

能够温补肾阳的食物一般热量较高而且营养丰富，常见的有河虾、海虾、泥鳅、海参、鹿肉、狗肉、羊肉、羊骨、羊奶、牛鞭、狗鞭、淡菜、刀豆、韭菜、干姜、葱、胡椒、茴香、荔枝、核桃、桂圆、人参、冬虫夏草、紫河车、白酒等。

现代研究表明，助阳的食物有助于调节内分泌功能，平衡激素分泌，可改善男性不育、性功能障碍、前列腺增生、甲状腺功能低下或亢进、脱发、面生痤疮、精神萎靡、情绪起伏等等；防治女性乳腺疾病、妇科疾病以及肥胖、肌肤恶化、脾气暴躁等。还有助于增强心肺功能，改善咳嗽、哮喘，治疗心悸、心烦、失眠、多梦等症，对冠心病有一定防治作用。同时，还能够影响能量代谢，改善营养不良和蛋白质代谢障碍症等，缓解肌肉疲劳，对阿迪森氏病、慢性肾炎、糖尿病、阳虚型高血压、神经性耳聋等慢性衰弱性疾病也有治疗作用。

使用助阳的食物进行调理时，还要依照"春夏养阳"的法则，顺应春夏季节"阳长阴消"的气化趋势，在天地阳旺之时，助长人体之阳，效果更佳。但该类食物大多性温热，热性体质、热证、阴虚火旺证者应忌食。

八、祛湿

祛湿，是利用具有芳香化湿、淡渗利湿、清热利湿等作用的食物，促进水湿排出，从而治疗湿证。湿证一般由人体内湿邪所致。人体中，主水在肾，制水在脾，调水在肺，湿证与肾脾肺有密切联系。湿证的范围广泛，可体现在身体各处同时伴有湿滞脾胃、小便不利、水肿、淋浊、痰饮等病证，又因体质不同，湿证可有兼寒兼热之不同。

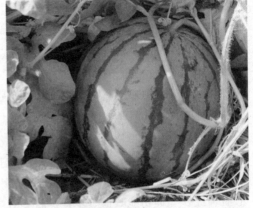

常见的运用食物调理湿证的方法有三种：芳香化湿适用于湿邪滞于脾胃者，即通过气味芳香，性温而燥的食物，助脾健运、辟秽除浊，常用的食物有香菜、芹菜、陈皮、荷叶等；淡渗利湿适用于小便不利、水肿、淋浊等证，即运用性味甘淡平及微寒的食物，利水渗湿，常用的食物有冬瓜、西瓜、红豆、玉米、鲤鱼、鲫鱼等；清热利湿适用于湿证兼热证者，采用性味甘淡寒、苦寒的食物，利用甘淡可渗湿、苦能燥湿、寒利清热等治病机理，达到治疗目的，常用的食物包括黄瓜、莴苣、荠菜、莜麦、薏米、茯苓等。

祛湿的食物可调和五脏，改善全身机能。首先，有助于排毒、消炎，可巩固排泄及消化系统的功能，缓解外伤肿痛以及中暑引起的头晕昏重、恶心呕吐等症状，对妇女产后缺乳、恶露不尽等症有治疗作用；其次，有助于促进排尿，加速体液循环，维护肾脏功能，保护眼睛，稳定血压，降低血糖，并对各种原因引起的水肿、浮肿有显著的治疗效果；另外，还有助于活化大脑，增强记忆力，并提高机体的免疫功能，抑制肿瘤，有预防贫血及骨质疏松症的效果。

另外，应该注意的是，湿邪属性重浊、黏腻，易阻碍气机，故在运用祛湿食物时，如果配伍行气食物，可产生"气行湿自化"之效果。

九、安神

安神，即选用具有养心、镇静作用的食物来补气养血，调理脏腑功能，调整阴阳平衡，达到治疗神志不安等疾患的目的。神志不安等病证与心、肝有密切关系，包括热扰心神、肝火亢盛、痰热扰心、阴血不能养心等病因，一般表现为心悸、失眠、多梦、烦躁、怔忡、惊狂、健忘、头晕头痛、抑郁、焦虑、更年期综合征、神经衰弱等。

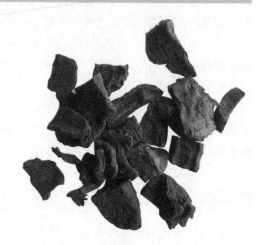

不同原因所致的心神不安，治法也因之而异，通常分为养心安神和镇静安神两种：养心安神适用于治疗心肝血虚，或心阴不足所致的失眠、多梦、心悸、怔忡、神情恍惚等虚证，常用的食物如小麦、菠菜、油菜、竹笋、鲜藕、桑葚、酸枣仁、首乌藤等；镇静安神适用于治疗邪热，痰浊等实邪所致的阳气躁动的实证，常用糯米、葵花子、梨、桃、龙眼、红枣、黄花鱼、牡蛎、龙骨、朱砂、珍珠等食物来调理。但有时为了加强安神作用，虚烦失眠、心悸等虚证也可配伍镇静安神的食物来调理。

安神食物使用得恰当，有助于调节神经功能，滋润脑髓，使大脑的神经传导和传递功能得以恢复正常，可明显提高睡眠质量，缓解心烦易躁、乏力气短、头晕头痛，从而有利于抑制血压升高，避免心血管疾病的发生；对更年期综合征、抑郁症、焦虑症、心脏神经症、性功能减退等不良症状均有疗效；对各种形式的精神障碍都有辅助治疗的功效。

应用安神的食物无所禁忌，但注意应以精神调养为主，食物治疗为辅，只有树立健康、豁达的人生观，保持平和的心态，才能够真正获得内心的宁静，从而保证身心健康。

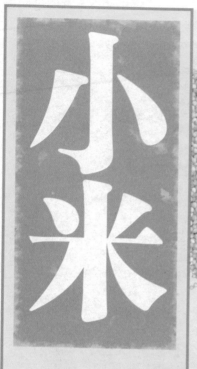

小米

粥为『代参汤』，
饭为『黄金粉』，

小米原称粟米，我国北方通称谷子，去壳后叫小米。小米用来熬粥时上面浮的一层细腻的黏稠物，叫作"米油"，营养价值很高，可称为"代参汤"；焖小米饭的锅巴也被叫作"黄金粉"，可见滋补作用之强。

中医属性

《本草纲目》有云"粟米味咸淡，气寒下渗，肾之谷也，肾病宜食之"，说小米"煮粥食益丹田，补虚损，开肠胃"。《名医别录》又云，小米"主养肾气，去胃脾中热，益气。陈粟米：主胃热，消渴，并水煮服之"。

传统中医认为，小米性味甘、凉，入脾、胃、肾经，具有和中、益肾、除热、解毒的功效，主治胃热消渴，可利小便，止痢，抑制丹石毒。适用于脾胃虚热、反胃呕吐、腹泻及产后、病后类搭配，以补充小米中含量较低的赖氨酸。

现代研究

小米的营养价值比大米高出许多，其蛋白质的氨基酸组分中，苏氨酸、蛋氨酸和色氨酸的含量高于一般谷类，很适合脾胃虚弱、消化不良、病后体弱的人及儿童经常食用。且氨基酸的含量适中，钠含量则极低，可用于调养慢性肾炎、肾病综合征。

小米中的钾有利于体内多余钠的排出，能够消除浮肿。小米含钙、镁丰富，可改善血管弹性和通透性，增加尿钠排出，达到降低血压的目的。

小米富含蛋白质、B族维生素和膳食纤维，可增进脑记忆功能，防治视力下降。小米滋阴养血的功效突出，可以使产妇虚寒的体质得到调养，帮助她们恢复体力。

营养宜忌

1. 若以小米为主食，要注意与动物性食品或豆类搭配，以补充小米中含量较低的赖氨酸。

2. 小米和细粮搭配同煮，可以发挥"互补作用"，提高各自的营养价值。

3. 小米不宜与杏仁同食，否则会上吐下泻。

营养治病

清心养血，治疗失眠

　　当身体处于心火盛、肝火旺的状态时，就会出现失眠，这一般是由于心情烦躁或工作紧张导致。想缓解这种症状不仅需要建立平和的心态，学会情绪的自我调节，也可以经常食用小米等具有安神、去热功效的食物，可在短期内获得改善。

治病食方

【配方】 小米 100 克，蘑菇适量，粳米 50 克，葱末 3 克，盐 1 克。

【制作】 1. 蘑菇洗净，在开水中汆一下，捞出切片；粳米、小米分别淘洗干净，用冷水浸泡半小时，捞出沥干水分。2. 锅中倒入冷水，将粳米、小米放入，用旺火烧沸，再改用小火熬煮，待再滚起，加入蘑菇拌匀，下盐调味，再煮 5 分钟，撒上葱末即可。

【功效】 养肝、宁心、安神。

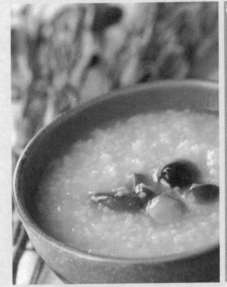

蘑菇小米粥

【配方】 小米 100 克，牛奶 300 毫升，鸡蛋 1 个，白糖 10 克。

【制作】 1. 小米淘洗干净，用冷水浸泡片刻，捞出沥干水分。2. 锅内加入约 800 毫升冷水，放入小米，先用旺火煮至小米涨开，加牛奶继续煮至米粒松软烂熟。3. 鸡蛋磕入碗中，用筷子打散，淋入奶粥中，加白糖熬化即可。

【功效】 养心安神，补充体力。

小米蛋奶粥

清热泻火，治胃病，防呕吐

小米具有益脾胃，消除胃热的作用，一般胃热胃痛、腹胀积食、口干口苦、舌苔多黄等病人应经常食用小米等凉性食物，对脾虚、反胃、呕吐及消化不良等症状有一定疗效。

 治病食方

小米素羹

【配方】小米、西红柿各100克，香菇20克，青豆30克，姜2片，香油5毫升，湿淀粉15克，盐2克，高汤300毫升。

【制作】1. 小米淘洗干净，放入冷水中浸泡半小时，用汤匙碾碎成蓉；香菇用温水泡发回软，去蒂，洗净，切粒。2. 青豆洗净，放入开水中烫5分钟，捞起，沥干水分；西红柿去皮，切粒。3. 锅置中火上，用香油爆香姜片，然后加入高汤、小米蓉、香菇粒煮滚，放入青豆和西红柿粒再改用小火煮5分钟，下入盐拌匀，以湿淀粉勾芡，即可盛起食用。

【功效】降胃火，治疗消化不良。

平菇小米粥

【配方】小米100克，粳米5克，平菇40克，葱末3克，盐2克。

【制作】1. 平菇洗净，在开水中汆一下，捞起切片。2. 粳米、小米分别淘洗干净，用冷水浸泡半小时，捞出沥干水分。3. 锅中加入约1000毫升冷水，将粳米、小米放入，用旺火烧沸，再改用小火熬煮，待水滚起，加入平菇拌匀，下盐调味，再煮5分钟，撒上葱末，即可盛起食用。

【功效】补脾和胃，用于治疗胃病。

清热利湿，防治高血压

容易发怒，肝火过盛是导致血压升高的一个主因。小米具有清火，安神的作用，一方面可以改善饮酒、高热量饮食造成的内热，早衰；另一方面可以减轻脾胃负担，清除痰湿。经常食用小米，健脾利湿，对高血压患者的脾湿痰瘀和阳气上亢有缓解作用。

 治病食方

黄豆小米粥

【配方】小米200克，黄豆100克，冰糖20克。

【制作】1. 小米、黄豆分别洗净磨碎，小米入冷水盆中沉淀，滗去冷水，用开水调匀；黄豆过筛去渣。2. 锅中倒入冷水，烧沸，加入黄豆浆，再次煮沸以后，加入小米，用小火熬煮，见粥浓稠时，加入冰糖调味，搅拌均匀即可。

【功效】清热利湿，降低血压。

绿豆海带小米粥

【配方】小米100克，绿豆50克，海带30克，红糖15克。

【制作】1. 绿豆洗净，放入冷水中浸泡3小时，沥干水分；小米洗净，浸泡半小时后捞起沥干。2. 海带洗净后浸泡2小时，冲洗干净，切成块。3. 锅中注入约1000毫升冷水，将绿豆、海带放入，用旺火烧沸后加入小米，改用小火慢慢熬煮。4. 待米烂粥熟时下入红糖，调好口味，再稍焖片刻，即可盛起食用。

【功效】利尿降脂，降低血压。

利水消肿，治疗肾病

小米易被人体吸收，具有利小便、消水肿、养肾气、除胃热等功能，《本草纲目》也曾说过："粟米味咸淡，气寒下渗，肾之谷也，肾病宜食之。"因而，小米对于肾炎、肾病综合征有一定的辅助治疗作用。

治病食方

鹌鹑蛋小米羹

【配方】小米、鸡肉各100克，鹌鹑蛋8个，鸡蛋2个，淀粉25克，胡椒粉、白糖、盐各2克，香油3毫升，香菜5克，高汤1000毫升。

【制作】1. 鹌鹑蛋放在盘内，蒸15分钟至熟，浸于冷水中，待冷后去壳，洗净；鸡蛋打入碗中，搅拌均匀。2. 鸡肉洗净，抹干水，切粒，加淀粉、胡椒粉和适量冷水拌成稀糊；淀粉与适量冷水混合，调成芡汁。3. 锅内加入高汤，下入小米和鹌鹑蛋，煮滚约3分钟后，放下鸡肉粒煮熟，加入白糖、香油和盐调味，用芡汁勾稀芡，然后下鸡蛋拌匀，盛汤碗内，撒上香菜即可。

【功效】补肾消肿，可用于治疗肾炎及肾病综合征。

小米鹌鹑汤

【配方】小米100克，鹌鹑1只，鸡蛋清1个，姜10克，淀粉5克，料酒5毫升，盐3克，清汤适量，香油少许。

【制作】1. 鹌鹑整理干净，抹干水起肉，鹌鹑骨放入滚水中煮5分钟，取出洗净；鹌鹑肉切小粒，加入淀粉、鸡蛋清、精盐搅匀。2. 小米洗净，用汤匙碾碎成蓉；姜去皮切片。3. 锅内注入适量清水，放入鹌鹑骨、姜片煮滚，改用小火煮1小时，去渣留汤。4. 把小米蓉放入锅内，下入清汤煮滚，用料酒、盐调味，再加入鹌鹑肉和鹌鹑骨汤，待鹌鹑肉熟后，淋上香油即可。

【功效】祛虚热，消肾火，保护肾脏。

滋阴养血，调养产后体虚

小米是传统的妇女产后滋补食品，易被人体消化，滋阴养血的功效突出，可以使产妇虚寒的体质得到调养，并能刺激肠蠕动，增进食欲，帮助产妇迅速恢复体力。

治病食方

小米红糖粥

【配方】小米100克，红糖适量。

【制作】1. 小米淘洗干净，用冷水浸泡片刻，捞出沥干水分。2. 锅内加入约1000毫升冷水，先用旺火烧开，然后改小火煮至米烂汤浓。3. 依个人口味，加入适量红糖搅匀，再煮一二沸，即可盛起食用。

【功效】滋阴养血，调治产后血虚体弱。

小米鸡蛋粥

【配方】小米100克，红糖30克，鸡蛋2个。

【制作】1. 小米淘洗干净。2. 锅内放入清水、小米，先用旺火煮沸后，再用文火熬煮至成粥，打入鸡蛋，略煮，以红糖调味即可。

【功效】补脾胃，益气血，活血脉。适用于妇女产后虚弱，口干口渴，产后虚泻，产后血痢。

绿豆

（绿豆芽）

济世长谷

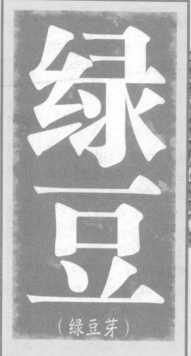

绿豆又名青小豆，是中国传统的清热消暑食品。它营养丰富，用途广泛，可做豆粥、豆饭、豆酒、炖食，或压泥蒸糕，或发芽做菜，有"食中佳品，济世长谷"之称。常食绿豆能起到养生保健、预防疾病的作用。绿豆芽的营养价值比绿豆还要高。

中医属性

《本草纲目》云："绿豆，消肿治痘之功虽同于赤豆，而压热解毒之力过之。且益气、厚肠胃、通经脉，无久服枯人之忌。外科治痈疽，有内托护心散，极言其效。"并可"解金石、砒霜、草木一切诸毒"。

传统医学认为，绿豆味甘、性凉，入心、胃二经，不仅能清暑热、通经脉、解诸毒，还能调五脏、美肌肤、利湿热，适用于湿热郁滞、食少体倦、热病烦渴、大便秘结、小便不利、疮疡肿毒、丹毒疖肿、痄腮、痘疹以及金石砒霜草木中毒者。

现代研究

现代医学和营养学研究证明，绿豆中富含大量的解毒物质：绿豆蛋白、鞣质和黄酮类化合物可与有机磷农药、汞、砷、铅化合物结合形成沉淀物，使之减少或失去毒性，不易被胃肠道吸收；绿豆中所含的单宁能够抗感染、清热解毒。

绿豆中含有丰富的无机盐和维生素，在高温环境中以绿豆汤为饮料，不仅能有效补充水分，而且可以及时补充丢失的营养物质，对维持水液电解质平衡有着重要意义，可达到清暑益气、止渴利尿的治疗效果。

绿豆中所含有的众多生物活性物质还可提高人体的免疫功能，丰富的胰蛋白酶抑制剂可以保护肝脏和肾脏，治疗肝炎、预防癌症。

营养宜忌

1. 烹调绿豆时应配上一点姜丝，以中和它的寒性。

2. 身体虚寒者不宜过食或久食绿豆；脾胃虚寒、大便滑泄者忌食。

3. 进食温补药时一般不宜饮服绿豆汤，以免减低温补药作用。

营养治病

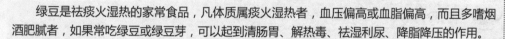

清热利湿，降脂降压

绿豆是祛痰火湿热的家常食品，凡体质属痰火湿热者，血压偏高或血脂偏高，而且多嗜烟酒肥腻者，如果常吃绿豆或绿豆芽，可以起到清肠胃、解热毒、祛湿利尿、降脂降压的作用。

 治病食方

【配方】绿豆100克，麦片60克，糯米40克，冰糖15克。

【制作】1. 绿豆洗净，先用冷水浸泡2小时，再连水蒸2小时取出。2. 糯米、麦片分别洗净，用冷水浸泡20分钟，再置于旺火上烧沸，然后改用小火熬煮约45分钟。3. 加入蒸好的绿豆汤和冰糖，将所有材料拌匀煮滚即可。

【功效】本方有和胃、补脾、清肺、利湿等作用，可降低血压、防止肥胖。

绿豆麦片粥

【配方】绿豆100克，鲜荷叶1张，粳米50克，冰糖15克。

【制作】1. 将绿豆淘洗干净，用温水浸泡2小时；粳米淘洗干净，用冷水浸泡半小时，捞出，沥干水分。2. 鲜荷叶冲洗干净。3. 取锅放入冷水、绿豆，先用旺火煮沸后，再改用小火煮至半熟，加入荷叶、粳米，续煮至米烂豆熟，去除荷叶，以白糖调味即可。

【功效】本方有清暑、解毒、利湿等作用，同时可降低胆固醇和血压，防止肥胖。

绿豆荷叶粥

清热生津，防治中暑

中暑为夏天常见的急性热征，绿豆性属寒凉，可以用来止渴消暑，有效缓解中暑病人出现的头昏、头痛、恶心、口渴、大汗、全身疲乏、心慌、胸闷、面色潮红，以至虚脱等症状。

 治病食方

【配方】绿豆、老南瓜各300克，盐少许。

【制作】1. 将绿豆洗净，加盐腌片刻，然后用清水冲洗；南瓜去皮去瓤，切成约2厘米见方的块状。2. 锅内加清水500毫升，烧沸后，先下绿豆煮3~5分钟，待煮沸，下南瓜块，盖锅盖，再用文火煮20分钟，至绿豆、南瓜烂熟，食用时加盐调味即可。

【功效】本方具有清解暑热，益胃生津之功效，夏日食之，可起到预防中暑的作用。

绿豆南瓜羹

【配方】绿豆50克，粳米250克，冰糖适量。

【制作】1. 将绿豆、粳米淘洗干净，放入锅内，加水适量，置炉上，用武火烧沸，再用文火煎熬，直到成粥。2. 将冰糖汁加入粥内，搅拌均匀即可。

【功效】清暑生津，解毒消肿，预防中暑。适用于暑热烦渴，疮毒疖肿等症。

绿豆粥

清热解毒，防止中毒

绿豆具有利尿、解毒的功效，在食物中毒、药物中毒、农药中毒、煤气中毒后应急食用，能排除体内毒素，有辅助治疗的作用。同样适合经常在有毒环境下工作或接触有毒物质的人食用。

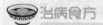 治病食方

绿豆甘草汤

【配方】绿豆150克，甘草60克。

【制作】1.将绿豆、甘草洗净，入砂锅加水500毫升。2.先用武火烧沸，再用文火煮15分钟左右，去渣取汤汁，经常服用。

【功效】解百毒，用于多种中毒的辅助治疗。

绿豆粳米粥

【配方】绿豆50克，粳米100克。

【制作】1.绿豆、粳米洗净，同入砂锅中，加水600毫升。2.先用武火，然后改至文火，煮至粥豆烂熟即可。

【功效】清热解毒，治暑热烦渴等。

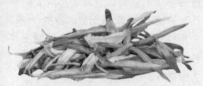

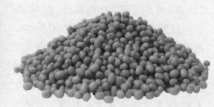

保护肾脏，防治小便不利、水肿

绿豆性寒凉，具有健脾利水、益气消肿的功效，可使膀胱气化畅行，小便通利。可治疗人体内水液过多引起的头、脸、四肢甚至全身水肿，提升肾脏功能，调节水代谢失常，从而减轻肾脏负担，具有保护肾脏的功能。

 治病食方

乌鸡绿豆汤

【配方】绿豆150克，乌鸡1只（1000克），料酒10毫升，姜5克，葱10克，盐3克，味精、胡椒粉各2克，香油15毫升。

【制作】1.将乌鸡宰杀后，去毛、内脏及爪；绿豆淘洗干净，去泥沙；姜拍松，葱切段。2.将乌鸡、绿豆、姜、葱、料酒同放炖锅内，加水3000毫升，置武火上烧沸，再用文火炖煮35分钟，加入盐、味精、胡椒粉、香油调味即可。

【功效】养阴退热、清热解毒、止渴利尿。适用于阴虚、小便不利、口干、消渴、暑热、面色无华等症。

百合绿豆粥

【配方】绿豆50克，粳米60克，百合20克，冰糖10克。

【制作】1.将绿豆、粳米淘洗干净，绿豆用冷水浸泡3小时，粳米浸泡半小时。2.百合去皮，洗净切瓣；把粳米、百合、绿豆放入锅内，加入约1200毫升冷水，先用旺火烧沸，然后转小火熬煮至米烂豆熟，加入冰糖调味即可。

【功效】防治小便不利、水肿等症。

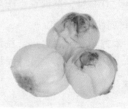

增强肝功能，防治肝炎和癌症

饮酒过度，生活作息不规律，容易降低人体新陈代谢，使肝、脾、胃等内脏器官积留毒素，从而导致肝脏功能下降，出现肝炎等症。绿豆清热解毒功效很强，能够使肝脏得到净化，抵御病毒和细菌的入侵，消灭变异细胞，提高人体免疫功能，甚至起到防癌抗癌的作用。

治病食方

绿豆枣仁莲藕汤

【配方】绿豆 200 克，酸枣仁 50 克，连节藕 4 段，白糖少许。

【制作】1. 将绿豆、枣仁入冷水泡半小时，在鲜藕两节之间切断，向藕孔内纳入绿豆、枣仁。2. 将切下的藕用竹签穿刺复原，平放入锅内，加水使藕浸没，以武火煮至藕酥，以白糖调味即可。

【功效】养肝安神、清热解毒，对急性肝炎病人恢复健康大有益处。

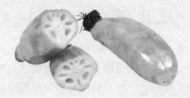

银耳绿豆粥

【配方】绿豆 100 克，银耳 15 克，西瓜 50 克，蜜桃、冰糖各 30 克。

【制作】1. 绿豆投洗干净，用冷水浸泡 3 小时；银耳用冷水浸泡回软，择洗净。西瓜去皮、子，切块；蜜桃去核，切瓣。2. 饭锅加入冷水和泡好的绿豆，上旺火烧沸，转小火慢煮 40 分钟，再下入银耳及冰糖，搅匀煮约 20 分钟，下入西瓜和蜜桃，煮 3 分钟离火。3. 粥自然冷却后，装入碗中，用保鲜膜密封，放入冰箱，冷藏 20 分钟即可。

【功效】养肝安神、清热解毒，对急性肝炎病人有益。

消肿止痛，抗感染

绿豆具有解毒、凉血的作用，可以缓解外伤红肿，抑菌抗病毒，降低伤口感染的概率，对内热导致的痤疮等皮肤疾病也有很好的平复功能。

治病食方

绿豆白菜汤

【配方】绿豆 50 克，白菜 250 克，盐、味精各 3 克。

【制作】1. 将绿豆淘洗干净；白菜洗干净，切 4 厘米见方的块。2. 将绿豆放入瓦锅内，加水适量，置武火上烧沸，再用文火煮 30 分钟，加入白菜、盐、味精再煮 5 分钟即可。

【功效】清热解毒，消肿止痛。适用于小儿急性痄腮、腮腺红肿热痛之症，早期使用效果更佳。

薏米拌绿豆芽

【配方】绿豆芽 250 克，薏米 12 克，葱 10 克，盐、味精各 5 克，香油 10 毫升，醋 5 毫升。

【制作】1. 把薏米去杂质洗净，用碗盛好，放入蒸笼内蒸 40 分钟取出。2. 绿豆芽放沸水锅内焯熟，捞起沥干水分。3. 把薏米、绿豆芽放入盆内，加入醋、盐、葱花、香油，拌匀即可。每日 1 次，佐餐食用。

【功效】清热解毒，生津止渴。适用于小儿急性痄腮等症。

黄豆

治病的『植物肉』

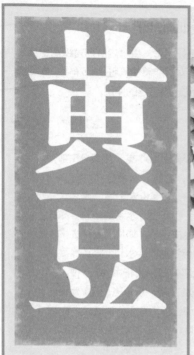

黄豆是我国数千年来的传统食品。黄豆的营养价值很高，经常食用黄豆制品并与含蛋氨酸丰富的食品搭配，可以提高黄豆蛋白质的利用率，其营养价值与肉类蛋白质不相上下。因此，黄豆享有"植物肉"的美誉，是数百种天然食物中最受营养学家推崇的食品之一。

中医属性

《日用本草》曾指出，黄豆"宽中下气，利大肠，消水胀。治肿毒"。《本经逢原》有云："误食毒物，黄豆生捣研水灌吐之；诸菌毒不得吐者，浓煎汁饮之。"

传统医学认为，黄豆性平味甘，有健脾益胃的作用，脾胃虚弱者宜常吃。用其制成的各种豆制品如豆腐、豆浆等，也具有药性。豆腐味甘、性寒，可宽中益气、清热散血，尤其适宜痰热咳喘、伤风外感、咽喉肿痛者食用。

现代研究

黄豆中富含皂角甙、蛋白酶抑制剂、钼、硒等抗癌成分，对前列腺癌、皮肤癌、肠癌、食道癌等几乎所有的癌症都有抑制作用。黄豆中丰富的钙，还可以防止因为缺钙引起的骨质疏松。

黄豆低聚糖能促进肠蠕动，加速排泄。黄豆所含的卵磷脂和可溶性纤维有助于减少体内胆固醇，还有保持血管弹性、促进脂肪燃烧和健脑的作用，是高血压、冠心病患者的理想食品。

黄豆中的异黄酮有助于预防更年期综合征，并可美白肌肤。此外，吃黄豆对皮肤干燥粗糙、头发干枯者大有好处，还可以提高肌肤的新陈代谢，促使机体排毒，令肌肤常葆青春。

营养宜忌

1. 黄豆与玉米混食，可使营养物质充分而全面。
2. 生或半生的黄豆含有不利健康的物质，所以一定要将黄豆烹制熟透后再食用。
3. 有慢性消化道疾病的人应尽量少食黄豆。

营养治病

清热解毒，治疗癌症

癌症的发病与热毒有关，黄豆具有利水清毒的作用，不但可以促进肠蠕动、减少致癌物质在体内沉积，还能够有效地补益身体，提高免疫功能，从而抑制癌症、肿瘤的形成。

 治病食方

【配方】豆花150克，大头菜末、酥黄豆、酥花生米、馓子各25克，芽菜末50克，红油、酱油各10毫升，盐5克，湿淀粉、花椒粉、胡椒粉、味精各适量，鲜汤800毫升，葱花15克，香油、大油、醋各5毫升。

【制作】1. 将酱油、味精、醋、芽菜末、大头菜末、葱花、香油放入汤碗内调匀。2. 锅上火放入鲜汤，化大油、盐烧沸，用湿淀粉勾芡，再加入豆花、胡椒粉煮开，然后倒入汤盘内，再淋上红油，撒上花椒粉，放入酥黄豆、酥花生米、馓子即可。

【功效】促进消化，预防便秘。

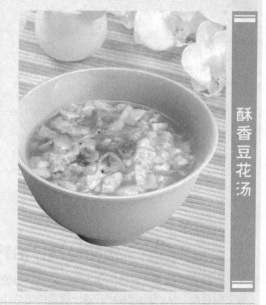

酥香豆花汤

【配方】豆腐400克，蒜苗50克，海米25克，咸鸭蛋黄2个，盐、鸡精各2克，白糖5克，料酒15毫升，香油、葱、姜、鸡汤、植物油各适量。

【制作】1. 将豆腐切成块，用开水焯一下，沥干水分后放入盐、鸡精调味。2. 将海米用清水泡发，洗净切成末；蒜苗、葱、姜洗净切末；咸鸭蛋蛋黄碾成末。3. 锅上火倒油，油热后放入葱姜末煸炒，再倒入豆腐、蒜苗、海米翻炒，加入鸡汤、料酒、白糖、盐、鸡精、香油，收汁出锅时撒入蛋黄末即可。

【功效】补充能量，滋润肠胃，预防癌症。

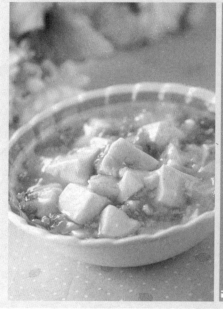

蛋黄豆腐

敛阴润燥，防治高血压

黄豆具有润肠道，助消化的作用，不但有利于减轻便秘给血压带来的压力，同时可避免毒素进入血液循环而影响血液的清洁度，心脑血管疾病患者可经常食用这类有益排便、消除内毒的食物。

 治病食方

香菇黄豆白菜汤

【配方】黄豆150克，白菜400克，香菇(水发)50克，白果30克，姜2克，盐适量。

【制作】1. 黄豆和白菜分别洗干净；白果去壳，放入滚水浸片刻，取出去衣、去心。2. 煲滚适量水，下白果、黄豆、白菜、香菇、姜片，煲滚后改文火煲2小时，下盐调味即可。

【功效】有益消化，稳定血压。

木耳黄豆薏米汤

【配方】黄豆150克，木耳、薏米、白果各30克，姜10克，盐适量。

【制作】1. 木耳用清水浸软后，冲洗干净；白果去壳，放入滚水浸片刻，取出去衣、去心；黄豆和薏米洗干净。2. 煲滚适量水，下木耳、白果、黄豆、薏米、姜片，煲滚后改文火煲2小时，下盐调味即可。

【功效】预防便秘，降低胆固醇。

滋阴补肾，治疗更年期综合征

女性更年期后，容易出现水肿、心悸、心慌、四肢无力、发汗等症状，应该经常食用黄豆等滋阴食品，从而起到滋补肝肾，稳定情绪的作用，有助于提高睡眠质量，减低紧张焦虑等。黄豆是辅助治疗更年期综合征的最佳食物。

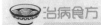 治病食方

黄豆小米粥

【配方】黄豆50克，小米100克，白糖10克。

【制作】1. 将小米、黄豆分别磨碎，小米入冷水盆中沉淀，滗去冷水，用开水调匀；黄豆过筛去渣。2. 锅中加入约1500毫升冷水，烧沸，下入黄豆浆，再次煮沸以后，下入小米，用小火慢慢熬煮。3. 见米烂豆熟时，加入白糖调味，搅拌均匀，即可盛起食用。

【功效】降低血压，强身补肾。

海带黄瓜节瓜汤

【配方】黄豆、猪瘦肉各150克，海带20克，节瓜450克，陈皮、盐各适量。

【制作】1. 海带以清水浸软，洗净；黄豆洗净；节瓜去皮，洗净切块。2. 陈皮浸软，刮去瓤。猪瘦肉洗净、氽烫后再冲洗干净。3. 煲滚适量水，下海带、黄豆、节瓜、猪瘦肉、陈皮，煲滚后以文火煲2小时，下盐调味即可。

【功效】清热化痰，可用于治疗更年期综合征。

健脾开胃，治疗骨质疏松

脾胃湿热容易导致食欲不振、消化不良等，须经常食用黄豆等可以除湿、健脾、利肠胃的食物来保护或改善脾胃的运化及吸收功能，补充充足的营养，防止骨质疏松及营养素缺乏症。

治病食方

山药黄豆猪骨汤

【配方】黄豆 150 克，猪骨 250 克，山药 100 克，葱姜少许，黄酒 20 毫升，盐适量。

【制作】1. 将猪骨洗净敲成碎块；山药洗净去皮，切成碎粒儿。2. 将猪骨放入锅中加葱、姜、黄酒烧开，撇去浮沫，放入泡发好的黄豆，小火煮至豆酥烂，捞出猪骨，加入山药粒烧酥，加盐即可。

【功效】预防便秘，强壮筋骨。

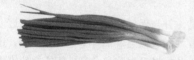

黄豆排骨汤

【配方】黄豆 150 克，排骨 600 克，大头菜 500 克，姜 1 克，盐少许。

【制作】1. 将黄豆放入炒锅中略炒，不必加油，再用清水洗干净，沥干水；大头菜切片，用清水浸透，减去咸味，洗干净。2. 将排骨用清水洗净，斩件，放入开水中滚约 5 分钟，捞起。3. 瓦煲内加入适量清水，先用文火煲至水开，然后放入以上全部材料，待水再滚起，改用中火继续煲至黄豆烂熟，以少许盐调味即可。

【功效】健脾开胃，祛湿消肿，滋养强壮，可用于治疗骨质疏松。

排毒补血，美容瘦身

皮肤的健康与否，时时刻刻反映着机体的健康，只有打通机体内排毒管道、使毒素排得畅，恢复机体的正常功能平衡，才能达到养颜美体的新状态。常吃黄豆及豆制品不但排毒功效极佳，还有助于治疗女性气血不足等症，使面色红润，精力充沛。

治病食方

荸荠黄豆冬瓜汤

【配方】黄豆 75 克，荸荠 12 个，冬瓜 900 克，白果 38 克，猪瘦肉 150 克，姜 2 克，盐适量。

【制作】1. 荸荠洗净，去皮后再冲洗净；黄豆洗净；冬瓜洗净，切厚块；白果去壳，放入滚水内浸片刻，去衣、去心；猪瘦肉洗净，氽烫后再冲洗干净。2. 煲滚适量水，下荸荠、黄豆、冬瓜、白果、猪瘦肉、姜片，滚后改文火煲 2 小时，下盐调味即可。

【功效】美化肌肤，帮助减肥。

罗汉豆腐

【配方】黄豆 500 克，酱油 20 毫升，熟芝麻末 40 克，花椒粉 3 克，植物油少许。

【制作】1. 将黄豆用清水泡透，磨成豆浆，滤去豆渣，盛入锅内，烧开，改用小火，待浆面起油皮时，用粗竹筷将油皮挑起，摊开晾干。2. 将熟芝麻末、酱油、植物油、花椒粉调匀抹在豆皮上，然后裹成长方形块，上笼屉蒸约半小时，使调料浸透油皮，捞出凉凉后，切成小块即可。

【功效】嫩白肌肤，帮助减肥。

黑芝麻

抗衰老的营养源

黑芝麻，既可食用又可作为油料。古代养生学家陶弘景对黑芝麻的评价是"八谷之中，唯此为良"。现代医学已证实了黑芝麻有延年益寿的作用。《本草纲目》称"服（黑芝麻）至百日，能除一切痼疾。一年面光泽不饥，二年白发返黑，三年齿落更生"，因而，黑芝麻也被称为"生命的火花"。

中医属性

《医林纂要》中提到芝麻，"黑色者能滋阴，补胃，利大小肠，缓肝，明目，凉血，解热毒。赤褐者交心肾。"《食疗本草》认为其"润五脏，主火灼，填骨髓，补虚气。"传统医学认为，黑芝麻味甘、性平，入肝、肾经，具有滋补肝肾、生津润肠、润肤护发、抗衰祛斑、明目通乳的功效，可用于血虚视物模糊、耳鸣、津少便秘、面斑、久咳不愈、发枯不泽、乳汁不通、失眠等症。

现代研究

黑芝麻是上好的滋补与保健食品，它不但含有增进大脑营养的重要元素亚油酸、黑芝麻油等不饱和脂肪酸，还含有优质蛋白质，以及能提升大脑和全身机能的B族维生素。黑芝麻中的不饱和脂肪酸与维生素C共同作用，可去除附着在人体血管壁上多余的胆固醇，防治高血压、冠心病、动脉硬化症、高脂血症等心血管疾病。黑芝麻木脂素具有强大的抗氧化作用，可以预防宿醉和肝癌。黑芝麻中铁元素的含量很高，不仅可以补充铁元素，有效预防缺铁性贫血，还可以改善因为缺铁导致的气喘、头晕、疲乏、脸色苍白等潜在性缺铁症状。黑芝麻中含钙量非常高，对骨骼、牙齿的发育都大有益处，可以治疗因缺钙引起的小儿佝偻病、老年骨质疏松症、视力下降等症。黑芝麻所含的维生素非常丰富，其维生素E居植物性食品之首，不但具有强力抗氧化作用，还能促进人体对维生素A的利用，可与维生素C一起维护皮肤的柔嫩与光泽。黑芝麻色素还可以治疗白发。

营养宜忌

1. 将黑芝麻磨碎或切碎后干炒食用，这样吸收效果会更加理想。

2. 患有慢性肠炎、便溏腹泻者不宜食用。

3. 男子阳痿、遗精者忌食。

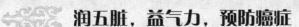

营养治病

润五脏，益气力，预防癌症

黑芝麻有显著的医疗保健作用，可润五脏、强筋骨、益气力等。有助于强壮身体，提高机体免疫力，预防癌症、不良生活习惯病和老化，同时可以提升肝脏功能，预防宿醉和肝硬化。

治病食方

【配方】黑芝麻100克，蜂蜜150毫升，玉米粉200克，面粉500克，鸡蛋2个，发酵粉1.5克。

【制作】1. 将黑芝麻炒香研碎。2. 加入玉米粉、蜂蜜、面粉、鸡蛋液、发酵粉、水和成面团，待发酵后，上屉蒸熟即可。

【功效】有健胃、保肝、促进红细胞生长的作用，可用于防癌抗癌。

黑芝麻玉米糕

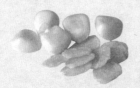

【配方】黑芝麻、黑豆各50克，粳米100克，白糖15克。

【制作】1. 黑豆、粳米分别淘洗干净，黑豆用冷水浸泡3小时，粳米用冷水浸泡半小时，捞出沥干水分；黑芝麻淘洗干净。2. 砂锅中倒入约2000毫升冷水，将黑豆、粳米、黑芝麻依次放入，先用旺火烧沸，然后转小火熬煮至米烂豆熟。3. 加入白糖调味，再稍焖片刻即可。

【功效】提高免疫力，增强体质。

芝麻黑豆粥

美肤护肤，治疗老年性皮肤瘙痒

黑芝麻有美容、滋阴的作用，能促进皮肤内的血液循环，使皮肤得到充分的营养物质与水分，以维护皮肤的柔嫩与光泽。对由于皮脂腺功能减退、分泌油脂过少导致的皮肤干燥、变脆等老年性皮肤瘙痒病有很好的治疗作用。

治病食方

【配方】黑芝麻30克，猪蹄1只，料酒10毫升，葱10克，姜5克，盐、味精各2克。

【制作】1. 将黑芝麻洗净，去杂质；猪蹄洗净，去毛，剁成3厘米见方的块；姜拍松，葱切段。2. 将黑芝麻、猪蹄、姜、葱、料酒同放炖锅内，加入清水，置武火上烧沸，再用文火炖45分钟，加入盐、味精即可。

【功效】补血通乳，美容乌发。

黑芝麻炖猪蹄

【配方】黑芝麻50克，雪梨30克，柠檬20克，鸡蛋1个，红枣、白糖各适量。

【制作】1. 把黑芝麻洗净，放入搅拌机搅匀，成糊状；柠檬切片，红枣去核。2. 煲上火注入清水，先煲红枣，后放雪梨，约10分钟后放入鸡蛋。3. 过片刻，再放黑芝麻，加少许糖，煮成汤即可。

【功效】补血益气，防治老年性皮肤瘙痒。

枣芝麻益肤汤

清热益肾，治疗前列腺疾病

黑芝麻有填精、益髓、补血、补肝、益肾等作用。因肝肾不足而致的眩晕、腰酸腿软、身体虚弱者均可食用，尤其适合用来维持男性前列腺健康。

 治病食方

芝麻牛骨髓粥

【配方】黑芝麻、牛骨髓油各25克，糯米100克，糖桂花10克，白糖5克。

【制作】1.糯米淘洗干净，用冷水浸泡3小时，捞出沥干水分。2.黑芝麻入锅中，用小火炒香，研成粉末。3.锅中倒入冷水，将糯米放入，先用旺火烧沸，搅拌几下，再改用小火熬煮，待粥浓稠时，加入牛骨髓油、白糖稍煮，撒上糖桂花和芝麻粉即可。

【功效】壮筋骨，补肝肾，防治前列腺疾病。

黑芝麻苓菊猪瘦肉汤

【配方】黑芝麻、茯苓各100克，猪瘦肉250克，鲜菊花10克，盐适量。

【制作】1.将黑芝麻洗净，用水略浸捣烂；茯苓洗净；鲜菊花洗净，摘取花瓣；猪瘦肉洗净，切片，用盐腌10分钟。2.把黑芝麻、茯苓放入锅内，加清水适量，武火煮沸15分钟，放入猪瘦肉、菊花瓣，煲至肉熟，放盐调味即可。

【功效】适用于肝肾虚损、精血不足、须发早白、眩晕耳鸣、腰膝酸软、四肢乏力、产后血虚等病症。

润肠通便，治疗便秘

黑芝麻富于油脂，可补充肠中的津液，因此具有润燥滑肠、滋养肝肾的功效。在传统医学临床应用中，常用来治疗津枯血燥、便秘等症。

 治病食方

黑芝麻山药羹

【配方】黑芝麻、山药各50克，白糖10克。

【制作】1.将黑芝麻去杂质、洗净，放锅内用小火炒香，研成细粉。2.山药放入干锅中烘干，打成细粉，与黑芝麻粉混匀。3.锅内加入适量冷水，置旺火上烧沸，将黑芝麻粉和山药粉缓缓加入沸水锅内，同时放入白糖，不断搅拌，煮5分钟即可。

【功效】润燥滑肠，防治便秘。

黑芝麻粥

【配方】黑芝麻10克，大米60克，蜂蜜10毫升。

【制作】1.将黑芝麻炒香。2.将大米淘洗干净，放入锅内，加水适量，置武火上烧沸，再用文火煮八成熟时，加入黑芝麻、蜂蜜、拌匀，煮成粥即可。

【功效】润五脏，壮筋骨，通便；对胃酸过少、便秘以及缺钙引起的各种病症尤佳。

乌发养发，预防脱发

黑芝麻具有补血、润肠、乌发等多种功效，因而一直被作为滋养强壮的食物和药物来应用。在民间常用黑芝麻与何首乌研粉食用，可治疗须发早白、病后脱发、头发干枯等。

治病食方

黑芝麻干丝

【配方】黑芝麻20克，五香豆腐干200克，香菜100克，香油15毫升，酱油10毫升，米醋2毫升，味精2克，盐1克。

【制作】1. 黑芝麻炒熟后研成末；五香豆腐干切成丝；香菜洗净后切成3厘米长的段。2. 将黑芝麻粉末、酱油、米醋、盐、味精和香油同放一碗内调成味汁。3. 将五香豆腐干丝装入盆内，加入香菜段，浇入调好的汁，拌匀即可。

【功效】美肤润发，防止脱发。

首乌黑芝麻粥

【配方】黑芝麻、何首乌各10克，大米100克。

【制作】1. 把大米淘洗干净；黑芝麻洗净、去沙；何首乌润透切片。2. 把大米放入锅内，何首乌、黑芝麻也同放锅内，加水600毫升。3. 把锅置武火上烧沸，再用文火煮45分钟即可。

【功效】补益肾精，降糖降脂。用于治疗糖尿病、高血脂、白发早衰等症。

润养脾肺，治疗咳嗽及哮喘

黑芝麻性味甘平，有润养脾肺、滋养肝肾、润燥滑肠的作用，可用于改善肺阴虚引起的干咳以及老年哮喘、肺结核等。

治病食方

芝麻粉小米粥

【配方】黑芝麻粉、白糖各20克，小米150克。

【制作】1. 小米淘洗干净，用冷水浸泡半小时，捞出沥干水分，放入锅中，加入冷水，先用旺火烧沸，然后转小火熬煮至小米烂熟。2. 加入白糖调好味，缓缓加入黑芝麻粉，搅拌均匀即可。

【功效】润养脾肺，滋养肝肾。

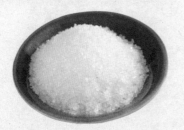

黑芝麻木耳饮

【配方】黑芝麻15克，黑木耳60克。

【制作】1. 将黑木耳分成相等两份，将其中一份放入锅内以文火翻炒，待炒出香味后起锅备用。2. 再将黑芝麻炒出香味，加适量水，同时投入已炒和未炒的两份黑木耳，共煮半小时即可。

【功效】滋阴清热，止咳平喘。

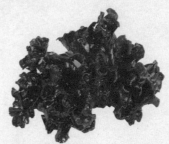

治病食方

黑芝麻杏仁蜜

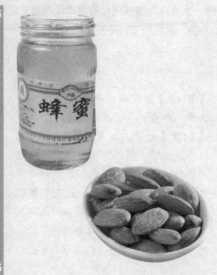

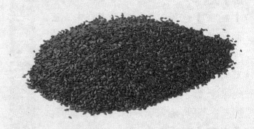

【配方】黑芝麻 500 克，甜杏仁 100 克，白糖 125 克，蜂蜜 125 毫升。

【制作】1. 黑芝麻炒香研末，甜杏仁捣烂成泥，与白糖、蜂蜜共置瓷盆内。2. 将盛好材料的瓷盆上锅隔水蒸 2 小时，离火，冷却即可。

【功效】补肝益肾、润肺止咳，适宜支气管哮喘病人食用。

黑芝麻红枣粥

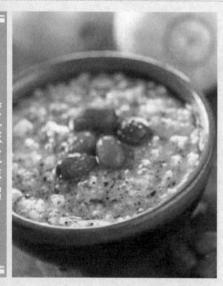

【配方】粳米 150 克，黑芝麻粉 20 克，红枣 8 颗，白糖 30 克，冷水 1500 毫升。

【制作】1. 黑芝麻下入锅中，用小火炒香，研成粉末，备用。2. 粳米淘洗干净，用冷水浸泡半小时，捞出，沥干水分；红枣洗净去核。3. 锅中加入约 1500 毫升冷水，放入粳米和红枣，先用旺火烧沸，然后改用小火熬煮，待米粥烂熟时，调入黑芝麻粉及白糖，再稍煮片刻，即可盛起食用。

【功效】润养脾肺，止咳平喘，生津、润肠、通乳。

中医属性

《本草备要》中讲到，冬瓜能"寒泻热，甘益脾，利二便、水肿，止消渴，散热毒、痈肿"。《神农本草经》认为其"令人悦泽好颜色，益气不饥，久服轻身耐老"。又唐代《食疗本草》中云，冬瓜"热者食之佳，冷者食之瘦人。欲得体瘦轻健者，则可常食之"。

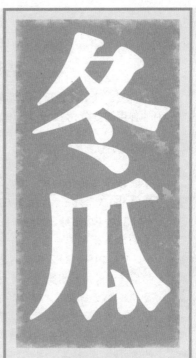

传统医学认为，冬瓜性微寒，味甘淡；入肺、大肠、小肠、膀胱经，有清热解毒、利尿消肿、止渴除烦等功效，可用于治疗肾炎水肿、痔疮疼痛、妊娠水肿、中暑烦渴等症。

现代研究

冬瓜含有多种维生素和人体必需的微量元素，可调节人体的代谢平衡。冬瓜含钠量较低，而钾盐、维生素C的含量较高，对动脉粥样硬化、肾炎、糖尿病、水肿、肝炎等疾病有良好疗效。

冬瓜不含脂肪，含有一种叫丙醇二酸的物质，这种物质能阻止人体内的脂肪堆积，有利于减肥，防治高血压、冠心病、脂肪肝等症。

冬瓜清淡平和，有助于增进食欲；而且炖熟后汤汁美味可口，瓜肉软烂细嫩，能够保护胃黏膜不受粗糙食物的损伤，还有利于肺结核的治疗与恢复。

营养宜忌

1. 冬瓜的嫩瓜有腻滑感，不够爽脆，吃冬瓜宜选老的，且冬瓜连皮一起煮汤，效果更佳。

2. 脾胃虚寒易泄泻者慎用。

3. 久病与阴盛阳虚的人忌食。

冬瓜

食疗减肥佳品

冬瓜，又名东瓜、白瓜、枕瓜，因其盛产于夏季，但表皮却附着一层白粉如冬天的白霜，故而得名。冬瓜具有良好的食用性，在全国各地都是最受欢迎的蔬菜之一。除了食用价值外，中国传统医学很早就对冬瓜的药用价值进行了挖掘，发现其在消脂减肥方面功效显著，冬瓜也因此成为食疗减肥的常用佳品。

营养治病

清热降火，预防中暑

冬瓜味甘、淡，性微寒，具有清热的作用。肝火过盛、体虚燥热的人夏季应经常吃些冬瓜等有利水作用的食物，有助于调节体内水分代谢，排出内热，起到解热祛暑、祛除烦躁的功效。

治病食方

冬莲荷叶鹌鹑汤

【配方】冬瓜1000克，鹌鹑4只，猪瘦肉150克，莲子、红豆各50克，嫩荷叶2块，蜜枣5颗，盐4克，香油适量。

【制作】1. 鹌鹑宰杀清理干净，去其头、爪、内脏，每只斩成两边，连同猪瘦肉一起用开水烫煮一下后漂净；冬瓜洗净，连皮切成大块，其余用料（红豆、蜜枣）分别淘洗干净，莲子去其莲心；荷叶最好是在清早摘取未展开的嫩荷叶。2. 将清水倒进洗净的煲内，将煲置于炉上。3. 煲内水烧开，将以上用料倒进煲内。4. 先用大火煲半小时，再用中火煲1小时，后用小火煲1个半小时即可。5. 煲好后，捞出药渣，放香油、盐调味，咸淡随意。

【功效】解热祛暑。

绿豆冬瓜汤

【配方】冬瓜200克，绿豆100克，葱5克，姜3克，盐2克，高汤500毫升。

【制作】1. 炒锅置旺火上倒入高汤，烧沸后去浮沫，姜洗净拍破，放入锅中；葱去根洗净，打成结放入锅中；绿豆淘洗干净，去掉浮于水面的豆皮，放入汤锅中炖熟。2. 将冬瓜去皮、去瓤，洗净后切块投入汤锅中，烧至熟而不烂时加入盐即可。

【功效】解热祛暑。

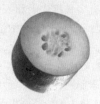

清热利湿，防治高血压

高血压病人常常表现出头晕、面红、目赤、目胀等症状，主要是由于体内肝气过盛所致。肝火旺盛容易使交感神经紧张，从而促使血管收缩，这是造成血压持续升高的主要原因。冬瓜的清热功效很好，可用来预防和治疗高血压等心血管疾病。

治病食方

杜仲煮冬瓜

【配方】冬瓜300克，杜仲25克，料酒10毫升，姜5克，葱10克，盐、鸡精各2克，鸡油25毫升。

【制作】1. 将杜仲除去粗皮，润透，切丝，用盐水炒焦；冬瓜去皮，洗净，切2厘米宽、4厘米长的块；姜拍松，葱切段。2. 将杜仲、冬瓜、料酒、姜、葱同放炖锅内，加水1800毫升，置武火烧沸，再用文火煮35分钟，加入盐、鸡精、鸡油即可。

【功效】补肝肾，利尿化痰，降低血压。适用于慢性肾炎、小便不利、高血压病等症。

止渴生津，治疗糖尿病

冬瓜中的水气充沛，经常食用可以起到止咳消痰、润燥生津的作用，能够有效缓解糖尿病患者烦渴多饮、咽干唇燥、舌红少津、苔黄、脉数等症状，并使津液滋润周身脏器，调节人体的代谢平衡，有效治疗糖尿病。

治病食方

薏米冬瓜脯

【配方】冬瓜1000克，薏米20克，草菇、蘑菇各30克，盐5克，高汤、植物油各50毫升，生粉25克，香油适量。

【制作】1. 冬瓜切成大块，整块用沸水焯一下，捞起沥干水分。2. 将整块冬瓜上蒸盆内，加入高汤，煮熟薏米，上笼蒸35分钟取出。3. 草菇、蘑菇一切两半。4. 把炒锅置中火上烧热，加入油，将草菇、蘑菇下锅略爆，加入盐、清水、生粉、香油，勾好芡，淋在冬瓜脯上即可。

【功效】清热解毒，利水消肿。适用于上消型糖尿病患者。

鲜贝冬瓜球

【配方】冬瓜、鲜贝各200克，鸡蛋清1个，葱、姜末各3克，盐6克，味精5克，料酒5毫升，水淀粉70克，高汤50毫升，植物油60毫升，香油10毫升。

【制作】1. 鲜贝洗净放入碗内，加入鸡蛋清、水淀粉和适量水抓匀上浆；冬瓜用刀削成直径1厘米的圆球，放入沸高汤氽，至熟入味 碗内加高汤、盐、味精、水淀粉调匀成汁。2. 炒锅置中火上，倒入植物油，烧至五成热时放入鲜贝滑熟捞出。3. 锅留底油，旺火烧至七成热时放入葱、姜末爆锅，烹入料酒，随即加入冬瓜球、鲜贝及调好的芡汁，迅速颠翻炒锅，淋入香油即可。

【功效】清火、降压，治疗糖尿病。

凉血止血，治疗牙龈出血

冬瓜具有清热生津、解暑除烦的功效，对热性体质的人来说，经常食用可减轻阴虚内热所带来的各种身体不适，如牙龈出血、口中异味等。

治病食方

虾皮烧冬瓜

【配方】冬瓜250克，虾皮3克，植物油10毫升，盐10克。

【制作】1. 冬瓜洗净，切块；虾皮浸泡，洗净。2. 锅置火上，放油，烧热，下冬瓜快炒，加入虾皮和盐，并可略加水，调匀，盖上锅，烧透入味即可。

【功效】适于孕妇、青少年、老年人及脑血管病、牙龈出血、肾炎、肝炎等患者食用。

白肉片冬瓜

【配方】冬瓜250克，猪后臀尖肉100克，盐10克。

【制作】1. 猪肉放水中煮至五六成烂，凉凉切片，肉汤留用；冬瓜洗净，切0.9厘米厚的片。2. 在肉汤内放入冬瓜，加盐，盖上锅盖，烧至八成烂时，放入白肉片，同煮至入味即可。

【功效】适于孕妇、乳母、儿童、老年人及肾炎、结核病和牙龈出血患者食用。

利水消肿，治疗肝硬化

经常食用冬瓜不仅可补充肝炎患者的多种营养需求，对急性乙型肝炎湿热内蕴型的患者可起到清利湿热、消退黄疸的作用；对乙肝后肝硬化腹水的患者具有一定的利尿消肿功能。

 治病食方

冬瓜丸子汤

【配方】冬瓜、猪瘦肉馅各150克，鸡蛋清1个，姜末、香菜各3克，姜2片，料酒、香油各5毫升，盐2克，味精1克。

【制作】1.冬瓜去皮，切成0.5厘米的薄片。2.肉馅放入大碗中，加入鸡蛋清、姜末、料酒、盐搅拌均匀。3.汤锅加水烧开，放入姜片，调为小火，把肉末挤成丸子，随挤随放入锅中，待肉丸变色发紧时，用汤勺轻轻推动，使之不粘连。4.丸子全部挤好后，开大火将汤烧滚，放入冬瓜片煮5分钟，调入盐、味精把汤味提起来，最后放入香菜，滴入香油即可。

【功效】利水凉血，维持肝脏功能正常。

冬瓜清炖鸭

【配方】冬瓜1个（750克），仔鸭350克，水发香菇50克，姜片12克，葱结1段，高汤250毫升，味精1克，盐适量，料酒少许。

【制作】1.仔鸭洗净，去头、脚、鸭臊，放沸水锅内烫一下，再用清水洗净，装入大汤碗，放入肉汤，上屉，用旺火蒸至八成熟取出。2.冬瓜带皮，留底、去瓤、洗净，立放在汤碗中，然后，将全鸭（连汤）倒入冬瓜空心内，再放入香菇（切小块）、姜片、葱结、盐、味精、料酒，上屉蒸1小时取出，拣去姜片、葱结即可。

【功效】适宜孕妇、乳尽及营养不良、贫血舌炎、心脑血管疾病、肝炎患者食用。

化痰减肥，预防脂肪肝

肥胖，除了与过量的饮食摄入有关，更主要的是由于机体代谢功能不佳造成。大量的脂肪、毒素积蓄在体内，不但易造成肥胖，还会导致肝、脾、胃功能失调，最容易导致脂肪肝的出现。冬瓜是最好的减肥食品，它本身热量很低，并有利水功效，有效消除体内脂肪，维护人体健康。

 治病食方

海藻煮冬瓜

【配方】冬瓜300克，海藻30克，料酒10毫升，姜5克，葱10克，盐、鸡精各3克，鸡油30毫升。

【制作】1.海藻洗净；冬瓜去皮，洗净，切2厘米宽、4厘米长的块；姜切片，葱切段。2.将海藻、冬瓜、姜、葱、料酒同放锅内，加水1200毫升，置武火上烧沸，再用文火煮30分钟，加入盐、鸡精、鸡油即可。

【功效】软坚消痰，利水降压，清热解毒。主治肥胖病、脂肪肝。

泽泻蒸冬瓜

【配方】冬瓜300克，泽泻15克，料酒10毫升，姜5克，葱10克，盐3克，鸡精2克，香油25毫升。

【制作】1.将泽泻研成粉；冬瓜去皮，洗净，切3厘米见方的块；姜切片，葱切段。2.将冬瓜、泽泻粉、料酒、姜、葱、盐、鸡精、香油同放蒸盘内，拌匀腌渍30分钟，除去姜、葱，上武火大气蒸30分钟即可。

【功效】渗湿利水，化痰减肥。主治脂肪肝，也适用于慢性胃炎、肾炎等症。

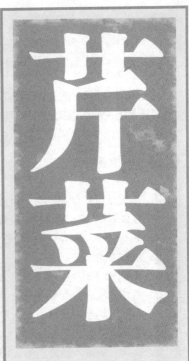

芹菜

延年益寿菜

中医属性

《本草推陈》认为，芹菜能"治肝阳头痛，面红目赤，头重脚轻，步行飘摇等症"。《生草药性备要》中也指出，其可以"补血、祛风、祛湿"。

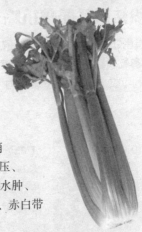

传统医学认为，芹菜性凉，味甘辛，无毒；入肺、胃、肝经，具有清热除烦、平肝、利水消肿、凉血止血等功效，主治高血压、头痛、头晕、暴热烦渴、黄疸、水肿、小便热涩不利、妇女月经不调、赤白带下、瘰疬、腮腺炎等病症。

现代研究

芹菜有很好的药用功能，所含的酸性黄酮类降压、降糖成分，对于原发性、妊娠性及更年期高血压、糖尿病均有治疗功效；还有利于安定情绪，消除烦躁，可用来治疗神经衰弱。芹菜是高膳食纤维食物，能促进人体内脂肪的分解，对瘦身有很好的效果；且膳食纤维经肠内消化作用会产生一种木质素或肠内脂的物质，有较好的防癌抗癌效果。

芹菜含有丰富的硫质，是一种强有力的肠胃"清洁剂"，具有软化粪便、防治便秘的效果。芹菜还含有丰富的铁元素，因而是缺铁性贫血患者上好的食疗蔬菜。

芹菜中含有的"雄甾酮"，可以促进人体激素的分泌，改善性功能障碍和其他生理不调、更年期综合征等。同时，常吃芹菜能减少男性精子的数量，对避孕也有所帮助。

营养宜忌

1. 芹菜最好生吃或凉拌，连叶带茎一起嚼食，可以最大限度地保存营养。

2. 芹菜忌与醋同食，否则易损伤牙齿。

3. 脾胃虚寒、肠滑不固者慎食。

芹菜，又名香芹、药芹、水芹、旱芹等。芹菜是人们最常食用的蔬菜之一，其气味芳香，口感清脆，既可热炒，又能凉拌，深受大家喜爱。芹菜不但营养十分丰富，还具有很高的药用价值，是一种理想的"益寿延年菜"。

营养治病

清热祛风，防癌抗癌

研究表明，癌症的发生半数以上是由外界环境中的致癌物质在体内瘀积、形成热毒引起的，同时还与多种原因造成的机体某些营养物质缺乏密切相关。芹菜有助于清热解毒、养精益气，能够及时补充身体所需要的营养，有利吸收，提高身体抗病能力，预防癌症的发生。

 治病食方

肉末豉香芹菜

【配方】芹菜350克，猪肉末100克，豆豉酱30克，盐2克，花椒5克，酱油5毫升，味精1克，料酒10毫升，植物油40毫升。

【制作】1. 将芹菜择洗干净，顺丝斜刀切成段。2. 炒锅置旺火上，倒入植物油，烧至四成热时放入花椒，炸出香味后将花椒捞出，随即放入豆豉酱、猪肉末煸炒，待变色倒入切好的芹菜快速翻炒几下，烹入料酒，加酱油、盐煸炒几下，加入味精即可。

【功效】清热解毒，提高免疫力。

芹菜炒玉米笋

【配方】芹菜200克，玉米笋100克，酱油10毫升，盐、姜各5克，味精3克，葱10克，植物油50毫升。

【制作】1. 将玉米笋洗净，斜切成薄片；芹菜去叶，留梗，洗净，切3厘米长的节；姜切片，葱切段。2. 将炒锅置武火上烧热，加入植物油烧至六成热时，下入姜、葱爆香，然后下入玉米笋、芹菜、盐、酱油、味精，炒熟即可。

【功效】平肝清热，祛风利湿，降血压，防癌抗癌。

清热利水，防治高血压

高血压是一种不容易彻底治愈的慢性疾病，在药物治疗的同时，若食疗得法，便能够达到事半功倍的效果。芹菜清热、平肝、利水、降血压、降血脂的功效极佳，因此可作为治疗高血压及其并发症的有效药物。

 治病食方

芹菜山楂粥

【配方】芹菜、大米各100克，山楂20克。

【制作】1. 把大米淘洗干净，山楂洗净切片，芹菜洗净切颗粒。2. 把大米放入锅内，加水1000毫升，置武火上烧沸，再用文火煮30分钟，下入芹菜、山楂，再煮10分钟即可。

【功效】生津止渴，降低血压。适用于高血压病风痰上逆型患者。

糖醋芹菜

【配方】芹菜500克，白糖、醋、香油各适量。

【制作】1. 将嫩芹菜去叶留茎洗净，入沸水氽过。2. 待茎软时，捞起沥干水，切寸段，加白糖、盐、醋拌匀，淋上香油即可。

【功效】降压，降脂。孕妇、高血压病患者可常食。

清心除烦，治疗神经衰弱

情绪紧张和精神压力容易造成情绪烦闷、气喘失眠等轻微神经衰弱表现，此时可以食用芹菜等具有安神除烦、清热润燥功用的食物，从而平复体内肝火，缓解口干舌燥、心烦健忘、身体不适等症状。

治病食方

杜仲红枣芹菜汤

【配方】芹菜200克，杜仲15克，红枣10颗，姜、盐各5克，葱10克，植物油30毫升。

【制作】1. 杜仲烘干，打成细粉；红枣去核，切片；芹菜洗净，切4厘米长细段；姜切片，葱切段。2. 把炒锅置武火上烧热，放入植物油，六成热时，下入姜、葱爆香，加入清水600毫升，烧沸，再加入芹菜、红枣、杜仲粉、盐，煮25分钟即可。

【功效】补肝肾，降血压，安神除烦。适用于神经衰弱、失眠、高血压病患者。

黑木耳芹菜粥

【配方】芹菜、大米各100克，黑木耳30克。

【制作】1. 把黑木耳发透，去蒂根，撕成瓣；芹菜洗净，切碎；大米淘洗净。2. 把大米放入锅内，加水1000毫升，置武火上烧沸，再撇去浮沫，加入芹菜、黑木耳，用文火煮45分钟即可。

【功效】除烦润燥，可用于治疗神经衰弱。

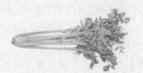

甘凉润燥，改善便秘

一般而言，习惯性便秘的形成与情绪有很大关系，即我们常说的"上火"。此火为"肝火"、"心火"，易导致体循环不畅，肠道失去濡润，形成大便干燥。芹菜可以清热利湿，具有润肠通便的作用，习惯性便秘及痔疮患者应该经常食用。

治病食方

芦荟炒芹菜

【配方】芹菜300克，鲜芦荟叶15克，植物油10毫升，盐3克，姜、葱各5克，鸡精2克。

【制作】1. 将鲜芦荟叶片洗干净，去皮，切成0.5厘米见方的小丁；芹菜洗干净，去叶，切成3厘米长的段；葱洗净，切成细丝。2. 将炒锅置武火上烧热，加入植物油，烧至六成热时，放入姜、葱爆香，再放入芦荟、芹菜、盐、煸炒，熟后放入鸡精即可。

【功效】清热利湿，润肠通便。适用于习惯性便秘及热结便秘等症。

黑木耳炒芹菜

【配方】芹菜150克，黑木耳200克，姜5克，葱10克，蒜15克，盐、杜仲粉各3克，植物油30毫升。

【制作】1. 黑木耳发透去根蒂；芹菜洗净切段；姜切片；葱切段；蒜去皮，切片。2. 炒锅置旺火上，倒入植物油，烧至五成热时放入葱段、姜、蒜片爆香，随即放入芹菜段、木耳、盐、杜仲粉，炒至芹菜断生即可。

【功效】清热利湿，润肠通便。适用于习惯性便秘及热结便秘等症。

养阴生津，防治糖尿病

　　治疗糖尿病应以清热泻火、养阴生津为主，芹菜不但具有这种功能，能缓解病人口苦、口臭、大便干结、舌质红、苔黄等症状，还具有利尿、消肿的作用，有效防治糖尿病。

 治病食方

枸杞炒芹菜

【配方】芹菜300克，枸杞子15克，猪瘦肉100克，料酒10毫升，淀粉20克，姜5克，葱10克，盐3克，鸡蛋清1个，鸡精2克，植物油35毫升。

【制作】1. 将枸杞子去杂质果柄洗净；芹菜去老梗黄叶洗净，切4厘米长的段；姜切丝，葱切段。2. 猪瘦肉洗净，切成4厘米长的丝，放入碗中，加入干淀粉、鸡蛋清，抓匀。3. 将炒锅置武火上烧热，加入植物油，烧六成热时，下入姜葱爆香，再下入猪瘦肉丝、料酒，炒变色，加入芹菜段、枸杞子，炒熟，加入盐、鸡精即可。

【功效】清胃泻火，降血压，降血糖。适用于中消型糖尿病患者食用。

红椒拌芹菜

【配方】芹菜500克，红辣椒100克，姜末10克，盐4克，味精2克，花椒油20克。

【制作】1. 芹菜去叶洗净，切成3厘米长的段，用开水烫一下，捞出凉凉，沥干水分；红辣椒洗净，去籽，切成细丝。2. 芹菜摆在盘中垫底，再将红辣椒丝放在芹菜上面（或者各占盘子的一半，摆成双拼），放入盐、味精、姜末、花椒油拌匀即可。

【功效】滋阴凉血，降低血糖。

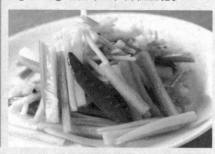

芹菜烧豆腐

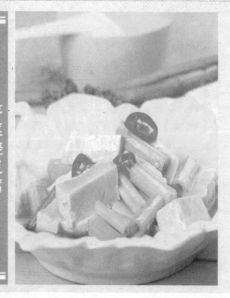

【配方】豆腐300克，芹菜100克，辣椒、盐、酱油、白糖、香油各适量。

【制作】1. 豆腐切大块；芹菜切段；辣椒切圈。2. 锅放油，爆香辣椒、芹菜，加盐、酱油、白糖、水烧开；放入豆腐煮2分钟。3. 淋上香油。

【功效】降低血糖，对高血糖、高血脂患者有益。

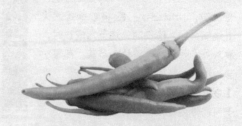

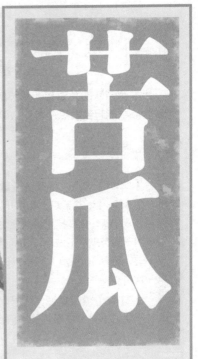

苦瓜

药王 蔬菜中的

中医属性

《本草纲目》云："苦瓜，味苦、性寒、无毒；除邪热、解劳乏、清心明目、益气壮阳。"

传统医学认为，苦瓜味苦，入心、肺经，生则性寒，熟则性温，无毒；生食有清热解毒、沁心明目、消暑止渴等功效，可用于治疗中暑、痢疾、赤眼疼痛诸症；熟食则有补脾固肾、养血滋肝等功效，可用于治疗阳痿、遗精、流感、糖尿病诸症。

现代研究

现代医学和营养学研究证明，苦瓜富含大量苦瓜甙，这是一种类胰岛素的物质，有降低血糖的作用。苦瓜中含有大量的矿物质钾，能促进体内钠盐的排出，可有效降低血压。

苦瓜的果实或种子的萃取物也能促进糖的分解，改善消化道功能，平衡体内的脂肪。苦瓜富含锌、维生素E等多种元素，对促进雄性激素的分泌与调节是很有好处的。

苦瓜含有大量奎宁，有清热解毒作用，常服可辅助治疗风热咳嗽、久咳不愈、眼结膜炎、中暑等症。苦瓜中含有生物活性蛋白质、脂类和B族维生素，对肿瘤细胞有抑制作用。

营养宜忌

1. 苦瓜中富含草酸，长期食用会影响人体对钙的吸收，所以在烹制苦瓜前最好先把它切好放入沸水中浸泡一下，这样可以除去部分草酸，使其副作用降到最低。

2. 苦瓜性凉，脾胃虚寒者不宜食用。

苦瓜，别名凉瓜、癞瓜、锦荔枝，为我们日常食用的一种蔬菜。苦瓜食用方便简单、营养丰富，不仅具有良好的食用价值，而且还有明显的药用功能，素有"药用蔬菜"之称。适当食用苦瓜能起到清热祛火、利尿凉血、防治高血压、防癌抗癌等功效。

营养治病

清热解毒，防治中暑

大多有苦味的蔬菜都有清热的作用。肝火过盛、体虚燥热的人在夏季应经常吃些苦瓜等苦味食品，能起到解热祛暑、祛除烦躁的功效。

治病食方

苦瓜茶

【配方】苦瓜、绿茶各适量。

【制作】1. 将苦瓜上端切开，挖去瓤，装入绿茶，把瓜挂于通风处阴干。2. 将阴干的苦瓜取下洗净，连同茶切碎，混匀，每取10克放入杯中，以沸水冲沏饮用。

【功效】清热解暑，利尿除烦。适用于中暑发热、口渴烦躁等病症。

苦瓜粥

【配方】苦瓜150克，大米100克，盐适量。

【制作】1. 将苦瓜洗净、切丝，放入沸水中汆片刻。2. 大米淘净，放入锅中，加清水适量煮粥，待熟时调入苦瓜、盐，煮至粥熟即可。3. 也可将苦瓜炒熟后与粥同食；每日1剂，连续2～5天。

【功效】清热祛暑，解毒消肿。适用于中暑、暑热烦渴、痈肿疮疖、热毒痢疾等。

解毒排毒，养颜美容

一个人皮肤的好坏与血液及肾功能有着极为密切的关系。肝生血、肾排毒，血液是根本，排毒是保障，而血液的好坏直接表现在皮肤上。苦瓜有助于改善肝功能、帮助肾脏排毒解毒，从而起到养颜美容的功效。

治病食方

猪蹄炖苦瓜

【配方】苦瓜300克，猪蹄2只，姜、葱各20克，盐、味精、植物油各适量。

【制作】1. 猪蹄汆烫后切块，苦瓜洗净、去子、切成长条，姜、葱拍破。2. 锅中油热后，放入姜、葱煸炒出香味后加适量清水，放猪蹄和盐同煮。3. 猪蹄熟时，放入苦瓜稍煮，味精调味出锅。

【功效】促进消化，清热凉血，增加皮肤弹性，减少皱纹。

清汤苦瓜汁

【配方】苦瓜250克。

【制作】1. 苦瓜用清水洗干净放入锅中，加适量水用文火煮至瓜烂。2. 待苦瓜凉透后用纱布滤取汁液饮用。

【功效】可用于青春痘的治疗。

腌苦瓜

【配方】苦瓜100克，酸菜水适量。

【制作】1. 将苦瓜用清水洗净，放入酸菜水中浸泡24小时。2. 取出用清水冲洗一下，切丝炒菜食用。

【功效】可用于治疗面部扁平疣。

润脾补肾，防治阳痿

苦瓜有润脾补肾、润肺化痰、滋养调气、壮阳固精、滋补肝肾的功效，对于患有肾阳虚、肾阴虚、腹水、乳汁缺乏等症的人群有一定的疗效。还可用来治疗阳痿、早泄、遗精、多尿、腰膝酸软等症。

治病食方

山药枸杞煲苦瓜

【配方】苦瓜350克，山药、枸杞子各20克，猪瘦肉50克，葱、姜各适量，鸡汤、盐、味精、白胡椒粉各适量。

【制作】1. 将苦瓜去子之后切成片；山药去皮切成片；葱、姜分别切成末。2. 将猪肉切成片，放入温油锅里，再加入葱姜末一起煸炒，待炒出香味后加入适量的鸡汤，再依次放入山药片、枸杞子以及适量的盐、味精、白胡椒粉，然后用大火煮，待锅开后改用中火煮10分钟放入苦瓜片，小煮一下即可。

【功效】健脾补肾，调节血糖。

上汤金钩苦瓜

【配方】苦瓜、海米、鸡汤、盐各适量。

【制作】1. 苦瓜切条煮熟，海米泡软。2. 鸡汤加热，放入海米、盐调味。3. 将煮好的海米汤浇在苦瓜条上即可。

【功效】补气血、益肾脾、养元气，治疗阳痿、早泄。

苦瓜子粉

【配方】苦瓜子、黄酒各适量。

【制作】1. 将苦瓜子炒熟。2. 把熟苦瓜子研成细末，每次服10克，每日2～3次，用黄酒送服，10天为1疗程。

【功效】主治阳痿。

平衡水火，防治高血压

人们通常将七月称为"长夏"，主要因为七月是湿热为患的天气。湿热天气对于患有高血压等心脑血管疾病的人群极为不利，所以食谱中应配以清热利湿、清火败毒的苦瓜，常吃苦瓜还能有效地防治高血压、冠心病等疾病。

治病食方

苦瓜拌芹菜

【配方】苦瓜、芹菜各150克，芝麻酱、蒜泥各适量。

【制作】1. 先将苦瓜去皮、瓤，切成细丝，用开水烫一下，再用凉开水过一遍，沥干水分。2. 将芹菜、苦瓜同拌，加入芝麻酱、蒜泥调匀即可。

【功效】凉肝降压。适宜肝阳上亢之高血压患者食用。

韭菜苦瓜汤

【配方】苦瓜、韭菜叶各100克，玉米油适量。

【制作】1. 将韭菜叶切碎，苦瓜切成片。2. 玉米油在锅内加热，放入韭菜叶、苦瓜片翻炒，加水煮熟成汤即可。

【功效】主治冠心病、血压和血脂偏高。

培元固本，防癌抗癌

苦瓜具有通脏腑、利消化、祛百毒的功效。好烟酒、少运动、生活无规律者应经常食用苦瓜，能够使内脏得到净化和解毒，抵御病毒和细菌的入侵，消灭变异细胞，提高人体免疫功能，防癌抗癌。

治病食方

苦瓜炖文蛤

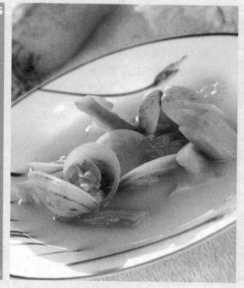

【配方】苦瓜300克，文蛤100克，葱、姜、味精、盐、香油、高汤各适量。

【制作】1. 苦瓜洗净切片，文蛤过水去沙。2. 锅中放高汤，加入苦瓜片、文蛤、葱、姜、味精、盐一起煮。3. 煮至汤浓稠时，调入香油即可。

【功效】补气，杀菌，防癌抗癌。

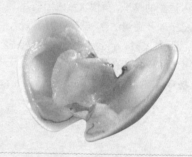

豉香苦瓜

【配方】苦瓜400克，豆豉15克，鲜红辣椒半个，蒜瓣20克，植物油50毫升，盐5克，味精2克。

【制作】1. 将苦瓜洗净、去瓤后切成薄片；豆豉用水泡后洗净、拍碎；鲜红辣椒洗净、切成斜片。2. 炒锅上火，倒入植物油，烧热后爆炒豆豉、蒜瓣、辣椒，再投入苦瓜和少许清水，用中火焖煮至熟透，加入盐和味精调味，拌匀即可。

【功效】清热，杀菌，抗癌。

白果凉瓜

【配方】苦瓜、白果各适量，盐、味精、淀粉、植物油各少许。

【制作】1. 白果洗净，苦瓜洗净切丁。2. 炒锅上火入油，放白果、苦瓜及盐、味精炒熟。3. 最后用淀粉勾薄芡即可。

【功效】清凉散火，防癌。

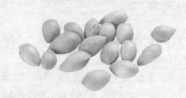

中医属性

《食物中药与便方》中提到，西红柿"清热解毒，凉血平肝"。《陆川本草》中说它"生津止渴，健胃消食，治口渴，食欲不振"。

传统医学认为，西红柿性微寒，味甘酸；入脾、胃、肾经，具有生津止渴、健胃消食、凉血平肝、清热解毒等功效，主治热病津伤口渴、食欲不振、肝阳上亢、胃热口苦、烦热等病症。

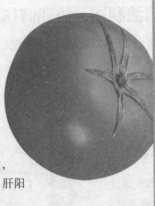

现代研究

西红柿含有对身体有益的多种营养素。西红柿中膳食纤维和果胶可将胆固醇排出体外，能防治高血压。西红柿中的尼克酸有利于保持血管壁的弹性，对防治动脉硬化和冠心病也有帮助。

西红柿含有丰富的维生素等成分，其中的维生素 B_2 能够消炎，而维生素 C 能够抗氧化，可用于治疗口角炎。西红柿中含量高的番茄红素，可抑制某些能致癌的氧自由基生成，防止癌症的发生；还有助于增强体内免疫系统 T 细胞的功能。番茄红素还对多种细菌有抑制作用，同时也具有帮助消化的功能。研究发现，前列腺疾病患者通过补充番茄红素，由前列腺炎、前列腺肥大引起的尿频、尿急、尿痛、小便浑浊、腰酸背痛、性功能障碍得到明显改善。

西红柿还含有谷胱甘肽，也具有降低恶性肿瘤发病率的作用。西红柿中的维生素 C 和谷胱甘肽对蔬菜中的铁有还原作用，能将三价铁还原为二价铁，有利于铁的吸收，贫血的人应该多食西红柿。

营养宜忌

①以沙拉和榨汁的形式食用西红柿，功效更佳。
②西红柿性寒，不宜空腹大量食用。

西红柿

维生素仓库

西红柿，学名番茄，又叫洋柿子，自古以来就被认为是有益健康的食物。在欧美有一句俗语："西红柿红了，医生的脸绿了！"貌似平凡的西红柿，具有多种保健功能，富含多种营养成分，特别是维生素的含量十分突出，也因此被称为蔬菜中的"维生素仓库"。

043

营养治病

清热利尿，降脂降压

高血压患者体质属痰火湿热型，若多嗜烟酒肥腻，容易使血压升高，体内胆固醇沉积。西红柿可清热祛痰、消除湿热，经常食用可以起到清肠胃、解热毒、祛湿利尿、降脂降压的作用。

 治病食方

木瓜西红柿土豆汤

【配方】西红柿400克，木瓜900克，土豆300克，猪瘦肉225克，姜片、盐各适量。

【制作】1. 木瓜去皮、去核后切厚块；西红柿清洗干净，切块；土豆去皮，洗净；猪瘦肉洗净切大块，氽烫后再冲洗干净。2. 煲滚适量水，下木瓜、西红柿、土豆、猪瘦肉和姜片，煲滚后再以文火煲约2小时，下盐调味即可。

【功效】帮助消化，强身养颜，降低血脂，平复血压。

西红柿拌菜花

【配方】西红柿100克，菜花300克，青椒200克，盐、白糖各5克，味精3克，醋5毫升，香油15毫升。

【制作】1. 菜花择洗干净切成小朵，放沸水中焯熟，捞出沥干后放盘内。2. 西红柿洗净、去蒂、切碎，放菜花盘内。3. 青椒去蒂、去子，洗净，放沸水中焯至颜色变深，捞出凉凉切成小块，放菜花盘内。4. 碗内放盐、白糖、醋、味精、香油，调匀后浇在菜花上，拌匀即可。

【功效】预防心血管疾病。

滋阴补肾，治疗前列腺疾病

男性前列腺疾病一般是由于经常饮烈性酒、嗜食辛辣肥腻的食物、着凉受寒或性生活不当等引起的阴阳失衡、经络不畅所致。西红柿具有滋阴补肾、益气活血、清热利湿、提高机体免疫能力的作用，可改善微循环、疏通经络，因此是改善前列腺疾病、提高男性生育能力的理想食品。

 治病食方

西红柿海带芽汁

【配方】西红柿200克，海带芽100克，柠檬汁10毫升。

【制作】1. 海带芽泡软，切段；西红柿去皮，切块。2. 将二者放入果汁机中打汁，最后兑入柠檬汁即可。

【功效】治疗前列腺炎。

芥菜西红柿汤

【配方】西红柿、芥菜、圆白菜各300克，姜2克，盐适量。

【制作】1. 芥菜和圆白菜洗干净；西红柿去子，洗干净。2. 煲滚适量水，下芥菜、圆白菜、姜片、西红柿，煲滚后改中火滚40分钟，下盐调味即可。

【功效】滋阴补肾，提高免疫功能。

凉血平肝，治疗肝炎

　　肝炎是常见的严重传染病之一，以肝内湿热淤积、肝脾功能失调为主因。得了肝炎，除了积极治疗外，从饮食调养方面强化肝功能也非常重要，应配合食用西红柿等具有益气健脾、理气祛湿作用的功能性食品，辅助治疗。

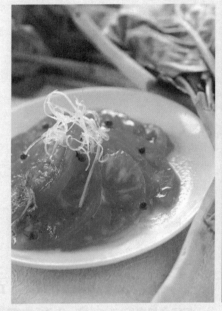

洋葱拌西红柿

【配方】西红柿200克，洋葱150克，盐8克，白糖15克，醋5毫升。

【制作】1. 洋葱剥去外层枯皮，削去鳞茎尖端部分，切成桃尖形小块，放入盆中撒入盐2克，拌匀腌15分钟后，用凉开水洗一遍，捞出沥干放盆中。2. 锅置火上，加入沸水、白糖和剩余的盐，熬至溶化，撇去浮沫，起锅倒入碗中，冷却后加入醋拌匀，放入洋葱浸渍1小时。3. 西红柿洗净放盆内，放入沸水中焯约2分钟，取出用凉开水过凉，撕去外皮，切成12等份，去掉西红柿瓤。4. 将西红柿肉摆在盘中央，成荷花心状，把洋葱块紧围西红柿肉，似荷花瓣，将剩余的白糖撒在"荷花心"上即可。

【功效】杀菌消炎，保护肝脏。

生津止渴，治疗糖尿病

　　西红柿属寒性食物，可以清热泻火、养阴生津，对糖尿病患者的口苦、口干、大便干结、舌红目赤等症状有缓解功效，是防治糖尿病的理想食物。

【配方】西红柿100克，薏米、莲子各20克，葱10克，姜5克，料酒10毫升，植物油50毫升，鸡蛋1个。

【制作】1. 把薏米、莲子发透，莲子去心；西红柿洗净切成薄片；葱切段，姜拍松。2. 薏米、莲子入锅加水，用武火煮熟。3. 把炒锅置中火上烧热，加入植物油，烧至六成热时，打入鸡蛋，两面煎黄，加入清水800毫升，加入熟薏米、莲子，放入姜、葱、料酒和西红柿，煮沸后5分钟即可。

【功效】健胃消食，生津止渴。

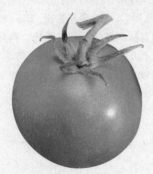

薏米莲西红柿汤

清热解毒，防治癌症

癌症的发病与热毒有关，西红柿具有祛热解毒、益气和中的功效，不但可以促进毒素及体内垃圾物质的排除，减少致癌物质在体内沉积，还能够有效改善内热引起的免疫功能下降，对多种癌症有防治效果。

治病食方

西红柿豆腐羹

【配方】西红柿、豆腐各200克，毛豆50克，白糖、盐、植物油、湿淀粉、味精、胡椒粉各适量。

【制作】1. 将豆腐切片，入沸水稍焯，沥干水分；西红柿洗净，沸水烫后去皮，剁成蓉，下油锅煸炒，加盐、白糖、味精，略炒几下；毛豆洗净。2. 油锅下清汤、毛豆、盐、白糖、味精、胡椒粉、豆腐，烧沸入味，用湿淀粉勾芡，下西红柿酱汁，推匀即可。

【功效】具有健补脾胃，益气和中，生津止渴，防癌抗癌，强壮身体等多种功效。

芝麻酱拌西红柿

【配方】西红柿500克，芝麻酱50克，盐、白糖各10克。

【制作】1. 西红柿洗净，用沸水焯后去皮，切成片，放在盘中；芝麻酱用水调开，调时水要一点点地加进，随加随搅拌，调至浓稠状时，加入盐与糖。2. 调好的芝麻酱淋在西红柿上，随倒随用筷子轻轻拨动西红柿片（不要把西红柿弄碎），使芝麻酱淋匀入味即可。

【功效】清热解毒，养颜美容，减肥去脂。

健胃消食，改善胃肠功能

胃肠疾病大都由于情绪不好、工作过于紧张、天寒受凉或多食不易消化食物所引起，西红柿能够清热、健胃、促消化，有效改善胃肠不适、饱胀、烧心等症状。

治病食方

西红柿优酪饮料

【配方】西红柿50克，芹菜、苹果各30克，柠檬汁10毫升，优酪乳50毫升。

【制作】1. 将西红柿去皮、子，切块；芹菜去叶，切块；苹果去皮、核，切块。2. 所有材料放在一起打成汁，再加入柠檬汁和优酪乳，即可饮用。

【功效】缓解消化不良。适合胃肠虚弱时饮用。

西红柿甜椒汁

【配方】西红柿200克，红甜椒50克，柠檬20克。

【制作】1. 西红柿去皮，切块；红甜椒去子，切块；柠檬去皮。2. 将三者一起放入果汁机中打汁，即可。

【功效】对促进消化、预防动脉硬化非常有效。

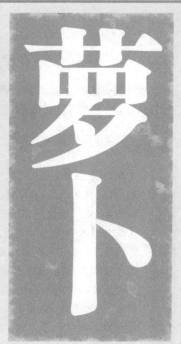

萝卜

大众人参

中医属性

《日用本草》认为，萝卜"宽胸膈，利大小便，熟食之，化痰消谷；生啖之，止渴宽中"。《食疗本草》也云其"行风气，去邪热气"。

传统医学认为，萝卜性寒，味甘辛；入脾、胃、肺经，具有消积滞、化痰热、下气宽中及解毒的功效，主治食积胀满、痰嗽失音、吐血、衄血、消渴、痢疾、便结、偏正头痛、肿瘤等病症。

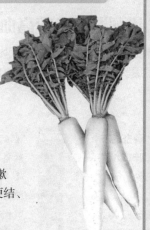

现代研究

萝卜中含有胆碱等物质，有利于防治高血压。萝卜所含的木质素、钼元素和酶等物质，对癌症的防治有重要意义。萝卜不含草酸，使萝卜及与之搭配的其他蔬菜中的钙更加容易吸收。

萝卜中丰富的芥子油、消化酶能促进胃肠蠕动，对于预防消化道癌肿也有很大帮助，还能防治老年人药物性便秘。萝卜中水分、矿物质和其他维生素的含量高，对小便的通畅十分有利。萝卜所含淀粉酶、氧化酶还能促进脂肪的代谢，防止肥胖。

营养宜忌

1. 以吃萝卜时必须细嚼，这样才能使其中的有效成分充分释放，有益吸收。

2. 萝卜不可与人参、西洋参、橘子同食。

萝卜，又名萝白、土瓜、莱菔，在我国的栽培、食用历史悠久，早在《诗经》中就有记载。萝卜既可用于制作菜肴，炒、煮、凉拌俱佳；又可当水果生吃，味道鲜美；还可腌制泡菜、酱菜。萝卜营养丰富，有很好的食用、医疗价值，有"十月萝卜小人参"之说法，萝卜也因此被誉为"大众人参"。

营养治病

清热利湿，治疗高血压

萝卜具有清热、利尿、顺气、养血的功效，对于高血压病人体内肝气过盛，且经常出现的头晕、面红、目赤、目胀等症状有很好的缓解作用，适宜高血压、高血脂及动脉硬化患者经常食用。

治病食方

西红柿萝卜汤

【配方】白萝卜300克，番茄酱50克，西红柿200克，盐3克，味精1克，面粉40克，植物油20毫升。

【制作】1.将白萝卜洗净，切丝；西红柿洗净，切丁。2.将锅置于旺火上，倒入植物油，烧至三成热时拌入面粉，搅匀成糊，再放番茄酱炒出红油，加清水、白萝卜丝，改用小火煮至酥软，最后放入西红柿丁、盐、味精调味，煮沸即可。

【功效】利水，降压，降脂。

醋泡萝卜

【配方】白萝卜500克，红辣椒、盐各40克，醋50毫升，白糖35克。

【制作】1.将白萝卜洗净，横切成5厘米长的段，再将每段竖起切3刀成6等份，但底部连接，不切散，放到盐水里泡40分钟后捞出，用手压出水分，让底部仍保持连接，上部刀口处散开。2.红辣椒横切成细丝，醋、盐和白糖同放一碗内兑成调味汁。3.将腌好的萝卜放入调味汁内浸泡1~2小时后，待调味汁充分浸透到萝卜里，再将红辣椒丝撒入刀口等处，成为优美的图案即可。

【功效】清热，利尿，降脂，降压。

通气解毒，预防癌症

萝卜为寒凉蔬菜，具有很强的健胃、消食、顺气、清热、排毒的作用，有助于消除体内胀气的症状，从而利于提升免疫功能，提高机体细胞活力，预防癌症。

治病食方

萝卜汤

【配方】白萝卜300克，香菜叶20克，盐2克，高汤500毫升，胡椒粉5克，味精1克，淀粉适量。

【制作】1.将萝卜洗净去皮，切成长片，再切5刀相连的连刀片。把萝卜片放入水中漂透，沥干水分后拍干淀粉抖散，上笼屉蒸熟，放水中漂透，再放入清水中浸泡。2.高汤加盐烧开，下萝卜片略煮，捞出入汤盆中。3.高汤烧开后加盐、胡椒粉、味精，打去浮沫，浇在汤盆中，撒上香菜即可。

【功效】顺气，消食，清热，解毒。

排骨煮白萝卜

【配方】白萝卜100克，猪小排骨250克，盐、姜片各5克，味精2克，醋5毫升，葱段10克。

【制作】1.将猪小排骨洗净，剁成段；白萝卜洗净去皮，切成块。2.将锅置于旺火上，倒入清水烧开，下入猪小排骨和醋煮开，撇净浮沫，加入葱段、姜片烧开后，加入白萝卜块，倒入砂锅内，盖上锅盖，改用小火煮2个小时，至猪小排骨肉烂熟离骨，拣去葱段、姜片不用，放入精盐、味精调好口味即可。

【功效】补充体力，预防癌症。

益肾利水，治疗小便不利

小便不利，就其病性来说，有虚实寒热之分；从其症状而论，有小便次数的多寡、尿量的多少及排尿困难与否之别。虽然症状各异，但其产生均由膀胱气化不利导致。萝卜可以护肾利尿、清热生津、舒肝理气，对小便的通畅十分有利。

治病食方

【配方】白萝卜100克，鲜鲫鱼600克，盐10克，葱、姜各5克，植物油50毫升。

【制作】1. 将鲜鲫鱼宰杀后，用清水将鱼洗净，在鱼身两侧各剖两三刀；葱、姜洗净，切好；白萝卜洗净，切成细丝。2. 炒锅内放少许植物油烧热，将鲫鱼放入，两面煎一下，取出。3. 将葱、姜放入煎鱼的油中煸出香味，放入鲫鱼及适量水煮沸；将汤水倒入砂锅中改小火炖煮。4. 待汤煮至奶白色后，加入白萝卜丝煮熟，加盐调味即可。

【功效】护肾利尿。

鲫鱼奶汤砂锅

【配方】白萝卜300克，羊腩肉400克，香菜20克，葱、姜各10克，盐5克，味精2克，料酒30毫升，胡椒粉3克，植物油20毫升。

【制作】1. 将羊腩肉洗净切成粗丝；白萝卜洗净切成丝。2. 炒锅置旺火上，倒入植物油，放入姜片煸炒出香味后倒入开水，加盐、味精、料酒、胡椒粉调味，水烧开后先放入羊肉煮熟，再放入白萝卜，转小火煮至萝卜断生后，撒上葱和香菜即可。

【功效】护肾利尿，清热生津，补充体力。

萝卜羊肉汤

渗湿利水，治疗肥胖

脂肪肝的形成与身体脂肪分布有关，肥胖者中至少有一半患脂肪肝，因而腹部皮下脂肪的厚度可以作为预测脂肪肝的良好指标。经常食用萝卜，有助于渗湿利水，促进脂肪的代谢，防止肥胖。

治病食方

【配方】白萝卜400克，鸡蛋1个，浸发木耳少许，姜片、葱段各5克，盐4克，味精1克，白糖3克，豆粉适量，植物油30毫升。

【制作】1. 将白萝卜煮熟去皮，切成薄片；鸡蛋打散，加豆粉搅成糊状，与萝卜片同拌匀，放入滚水锅中汆一下即捞出。2. 炒锅置旺火上，倒入植物油，烧至七成热时放入萝卜片，放姜片、葱段、白糖、盐、木耳和味精，炒拌均匀即可。

【功效】去脂减肥。

滑炒素肉片

【配方】白萝卜500克，香菜25克，盐5克，味精3克，辣椒油25毫升，香油15毫升。

【制作】1. 白萝卜洗净，切成5厘米长的细丝，将少许盐放入白萝卜丝中拌匀，腌5分钟左右，将水沥干，放盘中；香菜洗净，切成碎末，撒在白萝卜丝上。2. 将辣椒油、香油、盐、味精放在一起调匀，浇到白萝卜丝上，拌匀即可。

【功效】健胃消食，有助于减肥。

辣油白萝卜丝

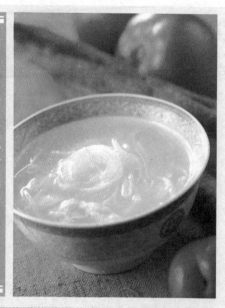

萝卜丝蛋花汤

【配方】白萝卜200克，鸡蛋3个，蒜、葱末各5克，盐3克，味精1克，水淀粉15克，植物油、香油各10毫升。

【制作】1. 将白萝卜洗净切成丝；蒜拍碎切成蓉；鸡蛋打散。2. 炒锅置旺火上倒入植物油，烧至五成热时放入蒜蓉爆香，再倒入白萝卜丝略炒，加水煮沸5分钟后，再倒入鸡蛋液，用味精和盐调味并用水淀粉勾薄芡，淋入香油，撒上葱末即可。

【功效】促进脂肪的代谢，防止肥胖。

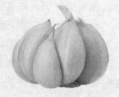

清热杀菌，预防便秘

在便秘期间，可多食用一些偏寒性食物，有助于解毒去火，润肠通便，健胃消食，通气行气。萝卜能促进胃肠蠕动，将有害物质迅速从体内排出，具有很强的行气作用，特别有利于老年人保持大便通畅。

 治病食方

糖醋白萝卜卷

【配方】白萝卜300克，胡萝卜100克，黄瓜皮、白糖各50克，盐5克，醋10毫升，香油20毫升。

【制作】1. 白萝卜洗净削去蒂、皮，放在案板上，平刀片成大薄片；胡萝卜和黄瓜皮洗净切成细丝。2. 把萝卜片、胡萝卜丝、黄瓜皮丝一同放入盆内，加少许盐腌渍，除去卤汁，加入白糖、醋、香油拌匀腌至入味。3. 腌好的萝卜片平铺在案板上，在每片的一边放入少许胡萝卜丝和黄瓜皮丝，卷成1.5厘米粗的萝卜卷，用斜刀把萝卜卷切成象眼块，摆在盘内成花形，浇上少许味汁即可。

【功效】健胃消食，预防便秘。

家居浓汤

【配方】白萝卜、胡萝卜各150克，圆白菜300克，洋葱、蘑菇片、熟鸡丝、火腿丝各50克，盐8克，胡椒粉2克，高汤500毫升，香叶4克，番茄酱40克，黄油15克。

【制作】1. 将圆白菜、洋葱、白萝卜、胡萝卜洗净，切成丝，用黄油炒至嫩黄色，再加入番茄酱、香叶继续煸炒片刻，倒入高汤内，改用小火煮半小时，再加入蘑菇片，放盐、胡椒粉调味。2. 将熟鸡丝和火腿丝分别装入汤碗中，食用时加入调好的浓汤即可。

【功效】促进胃肠蠕动，治疗便秘与痔疮。

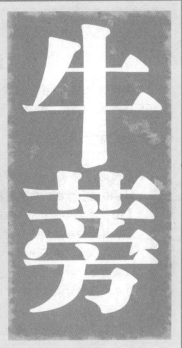

中医属性

《本草纲目》中详载牛蒡能
"通十二经脉，除五脏恶气"、
"久服轻身耐老"。《食疗本草》
中称其"根，作辅食之良"。传
统医学认为，牛蒡性寒，味甘、苦，
无毒，入手太阴经；可清热解毒、
去风湿、宣肺气，尤善清上、中
二焦及头面部的热毒，对风毒面肿、
咽喉肿痛、肺热咳嗽等症最为适宜。

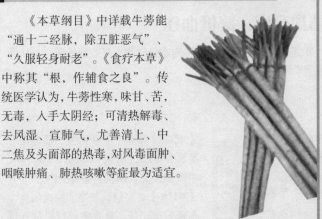

现代研究

　　牛蒡是一种强身健体，防病治病的保健菜。它含有的"菊
糖"，是一种可促进性激素分泌的精氨酸，有助人体筋骨
发达、增强体力及滋阴壮阳、抗衰老的作用。牛蒡含有一
种特殊的抗癌物质——牛蒡酚，同时，牛蒡所含木质素还
可以调节人体细胞活化功能，对防癌抗癌有着重要作用。

　　牛蒡含有木质素和纤维素等多种膳食纤维，通便效果
十分理想。牛蒡含丰富的木质素，可以减弱脂肪在体内聚集，
防止肥胖。同时，牛蒡的糖质在体内不容易转变成葡萄糖，
因此牛蒡对排毒、通便、降脂及减肥都十分有效。牛蒡中
的膳食纤维还具有吸附钠的作用，能将其随粪便排出体外，
使体内钠的含量降低，从而达到降血压的目的。牛蒡中的
钙具有将钠导入尿液并排出体外的作用，也能够降低血压。
牛蒡根中所含有的牛蒡甙有助于血管扩张、血压下降。

　　牛蒡所含丰富的蛋白质、钙、维生素，其中胡萝卜素
的含量是胡萝卜的280倍。这些营养成分可促进新陈代谢，
蛋白质可提高人体免疫力，促进新生细胞生长，具有驻颜
抗衰老的功能。

营养宜忌

　　1. 为了保护牛蒡中的有效成分，在炒制时爆炒几下即
可出锅。

　　2. 牛蒡性寒，患有习惯性腹泻者不宜食用。

牛蒡

蔬菜小霸王

　　牛蒡，又名大力子、牛鞭菜，
是一种以肥大肉质根供食用的蔬
菜，叶柄和嫩叶也可食用。牛蒡
在我国长期作为药用，近年来才
逐渐认识到它的营养、食用及药
理价值。在日本牛蒡早已是寻常
百姓家强身健体、防病治病的保
健菜，营养功效堪比人参，还具
有"蔬菜小霸王"的美名。

营养治病

清热利尿，降低血压

牛蒡具有利尿、消积、祛痰、止泄等功效，可以促进体内水分代谢，有效消除浮肿，从而促进新陈代谢，有利血液循环，可用于调节血压和胆固醇。

 治病食方

蜜汁牛蒡

【配方】牛蒡、白糖各 500 克，麦芽 240 克，酸梅、白芝麻各少许。

【制作】1. 牛蒡切成 3 厘米长的段，加水煮至烂熟；加入酸梅并上、下翻动使之入味，再下白糖用小火续熬至白糖溶化，再拌入麦芽，并常翻动一面焦，待水分收干。2. 食用前拌入少许白芝麻即可。

【功效】清热去火，稳定血压。

牛蒡雪莲花汤

【配方】牛蒡（干）50 克，雪莲花、黑豆各 30 克，香菇 200 克，红枣 3 颗，牛肉 250 克，陈皮、姜各少许。

【制作】1. 将材料洗净，牛肉切片，牛蒡掰成小块。2. 将全部材料放入锅中，加水，用大火煮沸后，改用微火慢炖 60 分钟左右即可。

【功效】补肾益气，强身健体，调节血压。

滋阴壮阳，调节内分泌

性激素掌控着人体一生的健康，分泌不足则使皮肤缺乏弹性，造成肌肤老化，除了易形成痤疮、脱发等问题，还产生经期不顺、手脚冰冷、体质虚寒等症状。牛蒡有健脾胃、补肾壮阳之功效，可促进体内雌、雄激素平衡，对肾虚体弱者有较好的补益作用。

 治病食方

牛蒡香羹

【配方】牛蒡 300 克，香菇、金针菇、虾仁各 50 克，猪瘦肉丝 100 克，香菜、葱各 10 克，醋、料酒各 10 毫升，白糖 15 克，味精 3 克，盐 5 克，香油少许，胡椒粉少许，高汤 1000 毫升。

【制作】1. 牛蒡去皮切丝；香菇泡水切丝。2. 锅内注入高汤，下牛蒡丝、香菇丝、金针菇、猪瘦肉丝，煮开后加入虾仁及葱、醋、白糖、味精、盐、料酒调味，炖至菜烂汤浓，起锅滴入香油，撒香菜、胡椒粉。

【功效】补肾益气，强身健体，调节内分泌，补阴虚，壮阳。

牛蒡炒肉丝

【配方】新鲜牛蒡 300 克，猪里脊丝 100 克，葱、姜末各 10 克，盐 5 克，鸡精 3 克，湿淀粉 20 克，酱油、醋、料酒、植物油、高汤各适量。

【制作】1. 炒锅下植物油，烧至七成热时，放入葱姜末煸炒出香味，烹入醋、料酒，倒入猪里脊丝，炒至变色。2. 放入牛蒡丝、盐翻炒，再加入酱油、高汤炒匀，放鸡精，用湿淀粉勾薄芡即可。

【功效】益气养阴，增强体力。

清热解毒，消除便秘

便秘是火大的表现，牛蒡具有散风、除热、解毒等作用，长期食用能帮助通便、排泄，快速消除体内堆积的有害代谢物，因此可以减弱脂肪在体内的沉积，促进心血管健康，并有利于治疗肥胖。

治病食方

山楂牛蒡瘦身汤

【配方】牛蒡500克，山楂50克，山药300克，胡萝卜、盐各少许。

【制作】1. 牛蒡削皮洗净，切滚刀块，浸在薄盐水中；胡萝卜削皮，切滚刀块；山药切块。2. 山楂以清水快速冲过，和牛蒡、胡萝卜、山药一道入锅，加水煮沸，转小火煮至牛蒡熟软，加盐调味即可。

【功效】刺激肠胃蠕动，促进机体吸收养分，有效改善体能。

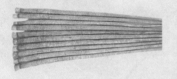

酸甜牛蒡片

【配方】新鲜牛蒡片200克，心里美萝卜25克，带皮黄瓜10克，白糖50克，白醋10毫升，白酱油5克，冰糖15克，玫瑰露酒5毫升。

【制作】1. 新鲜牛蒡片、心里美萝卜和带皮黄瓜切小形片，一起入沸水锅中，焯至断生，沥干水分，入大碗中。2. 碗中放入白糖拌匀（至白糖化尽），放入白醋、白酱油腌一会儿，锅中上火加一勺水，放入冰糖，溶解后倒入玫瑰露酒，烧开后冷却倒入大碗中，拌匀，捞出上盘即可。

【功效】排出体内毒素，防止脂肪过剩。

通经活血，预防癌症

疾病的发生一般由阴阳失衡所致，气血循环不畅必然导致阴阳不平衡，此为百病产生的根源。《本草纲目》中称牛蒡可"通十二经脉"，也就是说它有助于保持经脉畅通、气血畅通，因而可维持人体平衡、调节人体功能，对防癌起着重要的作用。

治病食方

牛蒡花生酱串

【配方】牛蒡700克，花生酱、盐水各适量。

【制作】1. 将牛蒡削皮后，洗净切成5厘米段，浸泡于盐水中，预防变色，再沥干水分，每3段用竹签串连。2. 将牛蒡串放入烤网上烧烤，翻面烤至表皮微干即可刷上花生酱，再继续烧烤至微干入味即可。

【功效】调节人体功能，增强抵抗力。

牛蒡泼蛋

【配方】牛蒡、猪瘦肉各200克，鸡蛋4个，料酒、醋、盐、味精、植物油各适量。

【制作】1. 牛蒡切丝；猪肉切丝；鸡蛋打散。2. 炒锅下植物油烧热，放入猪瘦肉炒至变色，下料酒、醋略炒，放牛蒡炒熟，下盐、味精调味，然后将鸡蛋液泼入锅中，停火，盖上锅盖焖熟（不翻面）即可。

【功效】提高免疫力，驻颜、抗衰老。

凉血祛湿，消除炎症

牛蒡具有清热、凉血、祛湿、解毒的功效，热火旺盛者经常食用，有助于缓解内热所带来的牙龈出血、牙疼、咽喉痛、中耳炎等各种身体炎症。

治病食方

牛蒡萝卜汤

【配方】白萝卜、胡萝卜、牛蒡各100克，香菇300克，盐适量。

【制作】1.白萝卜、胡萝卜均洗净去皮，切块；牛蒡刷除外皮洗净，切块；香菇洗净去蒂，泡软。2.所有材料放入锅中，加入适量水，以大火煮开，转小火继续煮1小时至熟软，再加入盐调味即可。

【功效】清热去火，消炎杀菌。

牛蒡排骨汤

【配方】牛蒡、排骨各250克，香菜、盐、胡椒粉各少许。

【制作】1.牛蒡切片，泡入醋水中以防止变色；排骨（或五花肉）切小块。2.锅内放水煮沸，放入排骨与牛蒡，煮沸后，改用中小火煮20分钟左右，加盐、胡椒粉调味。3.盛入大碗中，撒入香菜即可。

【功效】缓解内热，消除身体炎症。

卤牛蒡

【配方】牛蒡适量，白芝麻少许，白醋、酱油、白糖各适量。

【制作】1.牛蒡洗净用菜瓜布轻刷表皮，横切段后再切成粗丝。2.将牛蒡放入白醋水中，浸泡20分钟后捞出，放入用酱油、白糖、清水兑好的卤汁中。3.将卤汁煮滚后转小火煮，煮至剩下少许汤汁后熄火即可。可放冰箱储存，食用时撒上白芝麻。

【功效】清热，凉血，祛湿，解毒。

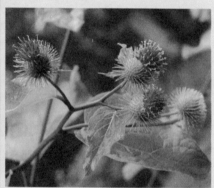

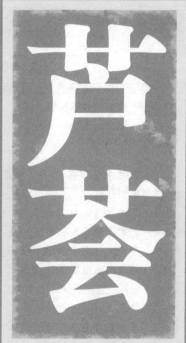

芦荟

家庭保健神

中医属性

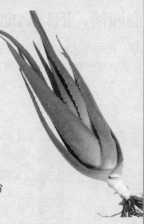

《本草纲目》认为"芦荟气味苦寒，无毒，主治热风烦闷，明目镇心。"《开宝本草》中提到其"主热风烦闷，胸膈间热气，明目镇心，小儿癫痫惊风，疗五疸，杀三虫及痔疮瘘，解巴豆毒"。传统医学认为，芦荟性寒，味苦，入肝、心、脾经，具有消热通便、杀虫疗疳、生肌治伤、抗菌消炎等功效。

现代研究

芦荟是现代医学和营养学公认的保健植物，其中的芦荟素可以促进肝细胞的成长及再生，强化肝脏的解毒作用，使衰弱的肝脏得到恢复。芦荟大黄素能增强血管功能，使血液运行正常，可作为治疗高血压的辅助药物。芦荟泻素有很强的利尿作用，在预防或治疗肾脏及输尿管结石等方面的效果很好。芦荟素与芦荟泻素共同作用，可以调节胃的自律神经，还有抗炎、修复胃黏膜和止痛的作用，有利于胃病的治愈，还能够预防胆道系统疾患。芦荟对胰岛素依存型的糖尿病有特殊疗效，容易使血糖值迅速恢复正常，这已被许多国家的专家证明。芦荟素A是一种罕见的"免疫复活剂"，它的免疫复活作用可提高机体的抗病能力，可治疗各种慢性病如高血压、肺炎、痛风、哮喘、癌症等，加速机体的康复。芦荟含有的熊果叶素，具有消炎清热作用，可使感冒症状减轻。芦荟所含熊果甙和芦荟素有杀菌及解毒的效果，能够有效治疗痤疮，对于烧、烫伤也有很好的抗感染、助愈合的功效。

营养宜忌

1. 直接食用芦荟生叶是最简单有效的服用方法。

2. 体质虚弱者和少年儿童不要过量食用；孕、经期妇女严禁服用。

3. 患有痔疮出血、鼻出血的患者，服用芦荟会引起病情恶化。

芦荟是集食用、药用、美容、观赏于一身的保健性植物，它蕴含多种营养素，与人体细胞所需物质几乎完全吻合，有着明显的食疗和医疗效果。芦荟虽然普通而常见，但对一些医生都束手无策的慢性病、疑难病常常有不可思议的功效，因而获得"家庭保健神"的美誉。

营养治病

凉血通便，治疗高血压

芦荟有助于泻热通便、清热利尿，适用于大小便不畅、四肢浮肿、高血压、黄疸等症，对体内肝气过盛导致的头晕、面红、目赤、目胀等高血压症状有显著的缓解作用。

 治病食方

芦荟黄瓜粥

【配方】芦荟15克，黄瓜40克，粳米150克。

【制作】1. 将芦荟洗净，切2厘米见方的小块；黄瓜去皮、瓤，切2厘米见方的小块；粳米淘洗干净。2. 将芦荟、粳米、黄瓜同放锅内，加入清水500毫升，置武火烧沸，再用文火煮35分钟即可。

【功效】泻热通便，清热利尿。

芦荟无花果粥

【配方】芦荟15克，无花果20克，粳米150克。

【制作】1. 将芦荟洗净，切2厘米见方的块；无花果洗净，切成片；粳米淘洗干净。2. 将芦荟、粳米、无花果同放锅内，加水500毫升，置武火烧沸，再用文火煮35分钟即可。

【功效】清热润肠，开胃驱虫，调节血压。

清热解毒，改善肝功能

人体肝脏有分解与自体排出有毒物质的功能，但肝火旺盛容易导致肝细胞发炎，从而使肝脏的解毒功能退化，造成呕吐、腹痛、食欲不振、面色无光、身体疲劳，两目巩膜发黄等症状。芦荟性寒，味苦，具有解毒、清热、退肝火、消除内热等功能，可改善并促进肝脏的正常功能，减少肝病的发生。

 治病食方

芦荟豆浆粥

【配方】芦荟15克，豆浆100毫升，粳米150克。

【制作】1. 将芦荟洗净，切2厘米见方的块；豆浆装入碗内；粳米淘洗干净。2. 将芦荟、粳米同放锅内，加水500毫升，置武火烧沸，再用文火煮35分钟，加入豆浆，煮熟即可。

【功效】润肠通便，清肺化痰，排毒养肝。

芦荟海参粥

【配方】芦荟15克，海参60克，粳米150克，料酒10毫升，姜3克，葱6克，盐、鸡精各2克，香油25毫升。

【制作】1. 将芦荟洗净，切2厘米见方的块；海参去肠杂，洗净，切成丁状；姜切粒，葱切花；粳米淘洗干净。2. 将粳米、芦荟、海参、姜、葱、料酒同放锅内，加入清水500毫升，置武火烧沸，再用文火煮35分钟，加入盐、鸡精、香油即可。

【功效】润肠通便，养阴润燥。

祛湿通便，排毒养颜

油脂分泌旺盛，脸上长痘，一般由于体内"湿""热"造成，日常饮食中宜多食用凉性、平性食物，即所谓"清热去湿毒"。芦荟可以润肠通便、清热排毒，经常食用能够美肤润颜，改善皮肤粗糙，消除痤疮，淡化黑斑、雀斑，起到美容养颜的功效。

治病食方

芦荟肉皮冻

【配方】芦荟叶肉50克，猪肉皮1000克，茯苓20克，白附子、白僵蚕、桃花各5克。

【制作】1. 猪肉皮洗净切成小条，芦荟切成丁。茯苓、白附子、白僵蚕、桃花四味装袋扎好。2. 将芦荟丁、肉皮和药袋同入锅内，加适量水，小火同煮约2小时，取出药袋，将肉皮汤倒入盆内，放冰箱冷藏室，凝结成肉皮冻即可。

【功效】缓解便秘，美化肌肤。

芦荟香蕉粥

【配方】芦荟15克，香蕉100克，粳米150克。

【制作】1. 将芦荟洗净，切3厘米见方的块；粳米淘洗干净；香蕉去皮，切2厘米长的段。2. 将芦荟、香蕉、粳米同放锅内，加水500毫升，置武火烧沸，再用文火煮35分钟即可。

【功效】润肠通便，滋阴润肠，清热解毒。适用于便秘，热病烦渴等症。

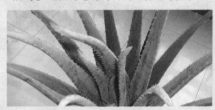

清热消炎，治疗感冒

芦荟具有消炎、清热等作用，对缓解感冒的咽喉红肿、痰多等症状最为有效。服用芦荟，能有效消除身体炎症，并对咳嗽、头痛、发烧等症状都有很好的治疗作用。

治病食方

青苹果芦荟汤

【配方】芦荟100克，青苹果200克，冰糖20克。

【制作】1. 将苹果削皮，切成小块。2. 将芦荟洗净，切成小段。3. 将苹果、芦荟一齐入锅，加适量水，煎煮15分钟，调入冰糖即可。

【功效】补中益气，生津健胃，清热消炎。

芦荟梨粥

【配方】芦荟50克，梨40克，粳米150克。

【制作】1. 将芦荟洗净，切2厘米见方的块；梨去皮、核，切2厘米见方的块；粳米淘洗干净。2. 将芦荟、粳米、梨同放锅内，加水500毫升，置武火烧沸，再用文火煮35分钟即可。

【功效】清心润肺，化痰止咳。

清热利尿，排除结石

芦荟有很强的利尿作用，能使尿量增加，促进输尿管的蠕动，加速尿中矿物质排出体外，还可以冲走小粒的结石。另外，芦荟对于因结石造成的泌尿道黏膜损伤，有消炎和促进修复的作用。芦荟无论是预防或治疗肾脏及输尿管结石，都能取得较好的效果。

 治病食方

芦荟菠菜粥

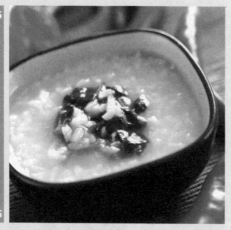

【配方】芦荟15克，菠菜100克，粳米150克。

【制作】1. 将芦荟洗净，切2厘米见方的块；菠菜洗净，切3厘米长的段；粳米淘洗干净。2. 将芦荟、菠菜、粳米同放锅内，加水500毫升，置武火烧沸，再用文火煮35分钟即可。

【功效】滋阴润燥，润肠通便。

芦荟白菜粥

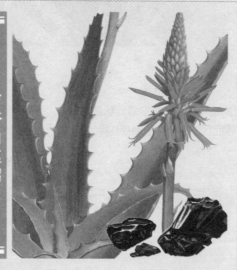

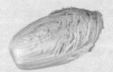

【配方】芦荟15克，粳米150克，白菜100克。

【制作】1. 将芦荟洗净，切2厘米见方的块；白菜洗净，切成丝；粳米淘洗干净。2. 将芦荟、白菜、粳米同放锅内，加水500毫升，置武火烧沸，再用文火煮35分钟即可。

【功效】润肠通便，清热解毒。适用于大便不畅，小便不利，口干烦渴等症。

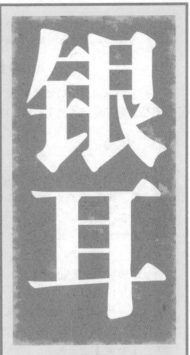

银耳

长生不老药

中医属性

《饮片新参》认为，银耳"清补肺阴，滋液，治劳咳。"《本草诗解药性注》提及"此物有麦冬之润而无其寒，有玉竹之甘而无其腻，诚润肺滋阴要品"。传统医学认为，银耳性平，味甘，入心、肺、肾、胃经，有滋阴清热、润肺止咳、养胃生津、益气和血、补肾强心、健脑提神、消除疲劳等功效，常用于治疗虚劳咳嗽、痰中带血、虚热口渴、大便秘结、妇女崩漏、神经衰弱、心悸失眠、老年慢性支气管炎、肺原性心脏病等，对白细胞减少症、慢性肾炎、高血压病、血管硬化症也有一定疗效。

现代研究

银耳具有较高的营养价值和药用价值，其含有的酸性异多糖，能滋阴润肺、养胃补肾，能提高人体的免疫力，对老年慢性支气管炎，肺源性心脏病有显著疗效；还能明显促进肝脏蛋白质及核酸合成，提高肝脏的解毒功能。

银耳中所含丰富的硒元素，可以提高人体对肿瘤的抵抗力。银耳含有较多的磷，有助于恢复和提高大脑功能，并预防软骨病的发生。银耳维生素 D 含量较多，有保护血管、降血压、降血脂等作用。

银耳还含有大量的膳食纤维，有助于促进胃肠加速蠕动，预防各种疾病。银耳的果胶能够减少脂肪吸收，有减肥的作用，同时可增加血液的黏稠度，具有防止出血的作用。

营养宜忌

1. 煮熟后的银耳宜尽快食用，隔夜的银耳汤则最好弃之不食。

2. 银耳能清肺热，故外感风寒者忌用。

3. 冰糖银耳含糖量高，睡前不宜食用。

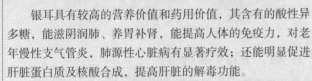

银耳，又名白木耳、白耳、雪耳，因其色白如银、形如人耳而得名。银耳是一种野生稀有菌类，既为名贵的营养滋补佳品，又是扶正强壮的补药。由于野生天然银耳产量极低，而且稀少，营养价值又高，因而被历代皇家贵族所珍视，将其奉为"延年益寿之品""长生不老良药"。

营养治病

润肺止咳，治疗慢性支气管炎

患支气管炎、支气管炎扩张、肺结核的病人在夏季容易犯病，应食用银耳配合治疗。银耳具有滋润而不腻滞的药用特点，在临床上可用于治疗虚劳咳嗽、痰中带血、虚热口渴等症状。

治病食方

银耳炒菠菜

【配方】银耳100克，菠菜50克，葱、蒜各10克，盐、姜各5克，植物油30毫升。

【制作】1.银耳发透，去蒂、撕成瓣状；菠菜洗净，切成5厘米长的段，用沸水焯透捞起，沥干水分；姜、蒜切片，葱切花。2.锅置武火上，入油烧至六成热时，下入葱、姜、蒜爆香，加入银耳、菠菜、盐炒熟即可。

【功效】滋阴止咳。

银耳润补汤

【配方】银耳50克，猪瘦肉250克，蚝豉6粒，盐少许，甜苦杏20克。

【制作】1.银耳用水浸发；猪瘦肉洗净；甜苦杏、蚝豉洗净。2.将以上全部材料下煲，放1500毫升水煲2小时，放入盐即可。

【功效】润肺，除痰，止咳。

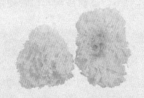

生津止渴，治疗糖尿病

银耳，性味甘淡平，具有滋阴润肺、养胃生津等功能，可用于治疗热病伤津导致的口渴、便秘、舌干红等，对脾胃阴虚为主的糖尿病患者有特殊治疗作用。

治病食方

银耳绿豆粥

【配方】银耳15克，绿豆100克。

【制作】1.绿豆淘洗干净，用冷水浸泡3小时；银耳用冷水浸泡回软，择洗干净。2.绿豆入锅，加适量水，上旺火烧沸，转小火慢煮40分钟，再下入银耳煮3分钟离火。3.粥自然冷却后，装入碗中，用保鲜膜密封，放入冰箱，冷冻20分钟即可食用。

【功效】养胃生津，抑制血糖升高。

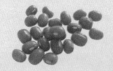

茉莉银耳

【配方】水发银耳50克，茉莉花3克，香油、盐、味精、素高汤、料酒、葱花、姜末各适量。

【制作】1.将银耳洗净，去杂质，撕成小块，用清水继续泡发；茉莉花拣去花蒂，洗净。2.将炒锅放在火上，锅热后，加香油适量，炸葱花、姜末，加素高汤、料酒、盐、味精等，再加入洗好的银耳，烧开后撇去浮沫，撒上茉莉花即可。

【功效】滋阴润肺，养胃生津。

滋阴补液，防暑降温

夏季炎热的气候往往使人大汗淋漓，汗液的流失常常使人头晕眼花，肢体乏力。要补充大量的体液，除了多喝水外，还应该经常食用银耳等有滋阴补液功效的食物，能起到滋阴、润肺、养胃、生津等作用。

治病食方

枇杷银耳粥

【配方】银耳、枇杷各30克，粳米100克，冰糖10克。

【制作】1. 粳米淘洗干净，用冷水浸泡发好，捞起，沥干水分。2. 枇杷冲洗干净，撕去外皮，切成两半，剔去果核。3. 银耳用温水浸泡涨发，择洗干净，大者撕碎。4. 取锅加入冷水、银耳、粳米，用旺火煮沸后，改用小火熬煮，至粥将成时，加入枇杷、冰糖，再煮两三沸即可。

【功效】滋阴补肾，清肺益气。

银耳粥

【配方】银耳5克，红枣5颗，粳米60克，冰糖适量。

【制作】1. 将银耳放温水中泡发4小时，除去蒂头、杂质，撕成瓣块；红枣洗净；粳米淘净；冰糖粉碎成屑。2. 将银耳、红枣、冰糖、粳米一同放入锅内，加水适量，置武火上浇沸，再用文火煨熬至银耳、粳米熟透即可。

【功效】滋阴润肺，清热补脑。

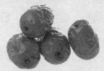

清热润燥，治疗便秘

发生便秘的原因很多，由肠胃热重所致较为常见。阴虚体质的人，如果睡眠不好，容易加重肠胃"湿热"，从而造成便秘。若食用银耳，便可使大肠滑润，促进排便。但应注意银耳所能治的便秘仅限于阴虚火旺者。

治病食方

银耳银杏汤

【配方】银耳60克，银杏果（白果）12个，红枣6颗，冰糖30克。

【制作】1. 银耳用清水浸发；白果去壳后浸洗；红枣去核洗净。2. 锅中加入清水，烧到水滚后，放入所有食材，煮至白果熟透时，放入冰糖即可。

【功效】排毒，滋阴，润肺。

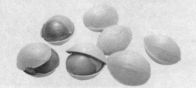

银耳炒香菇

【配方】银耳20克，香菇40克，料酒10毫升，姜5克，葱10克，盐4克，味精3克，植物油35毫升。

【制作】1. 将银耳用温水发2小时，去蒂头，撕成瓣状；香菇洗净，切成薄片；姜切片，葱切段。2. 将炒锅置武火上烧热，加入植物油，烧六成热时，下入姜、葱爆香，随即下入香菇、银耳、料酒，炒熟，加入盐、味精即可。

【功效】滋阴，润肺，排毒，减肥。

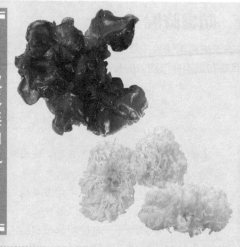

双耳蒸肉丸

【配方】水发银耳、水发木耳各20克，猪肉馅400克，红、绿柿子椒粒、葱末各少许，鸡蛋1个，盐3克，味精2克，香油、水淀粉各10毫升，料酒15毫升。

【制作】1.肉馅加鸡蛋清、盐、味精、香油、料酒、葱末、水淀粉搅拌成馅；木耳、银耳切成丝。2.将此肉馅做成丸子，分别蘸上木耳丝、银耳丝，放在盘中，入蒸锅蒸5分钟取出，撒上红、绿柿子椒粒即可。

【功效】治疗便秘。

益气和血，润泽肌肤

人到中年之后，皮肤日渐干枯，容易形成皱纹、面色灰滞、暗淡，日常应多食用植物性补血食物及含油脂食物，如黑芝麻糊、葡萄干等加以改善；晚间可适量食用银耳，能养胃生津，滋阴润燥，补肾强心，健脑提神。日夜滋养，对改善肤质，红润气色，极为合宜。

 治病食方

银耳素烩

【配方】水发银耳、油菜心各250克，胡萝卜150克，水发冬菇100克，盐4克，味精2克，胡椒粉5克，水淀粉10毫升，植物油20毫升。

【制作】1.将胡萝卜洗净，切成3厘米长、2厘米宽的长形薄片。2.油菜心剔净筋皮，和冬菇同时洗干净。3.将胡萝卜片、油菜心、冬菇一同放入开水锅中稍煮，捞出。4.锅中放油烧热，添水，随即把油菜心、盐、味精、胡椒粉等调料一同放入锅中烧开，稍煮，将油菜心等捞在盘中，码放好。5.银耳放入锅中，烧开，用水淀粉勾芡淋入盘中即可。

【功效】滋养皮肤，红润气色。

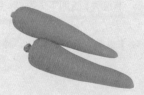

枸杞银耳冰糖汤

【配方】银耳80克，枸杞子、冰糖各30克。

【制作】1.将银耳浸泡后，去蒂洗净。2.将枸杞子洗净，与银耳一同放入汤锅，加适量水以文火煨熟。3.倒入冰糖，滚沸溶化，即可食用。

【功效】益气和血，补肝滋阴。

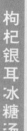

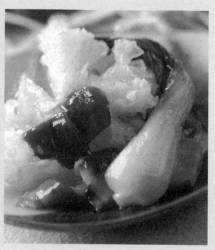

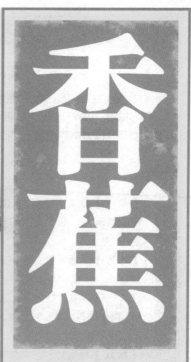

香蕉

水果中的『脑黄金』

中医属性

《本草求原》中提到，香蕉"止渴润肺解酒，清脾滑肠，脾火盛者食之，反能止泻止痢"。《食疗本草》又曰，香蕉"生食破血，合生疮，解毒酒。干者解肌热烦渴"。

传统医学认为，香蕉性寒，味甘；入肺、大肠经，具有清热生津、润肠解毒、养胃抑菌、降压等功效，主治热病伤津、烦渴喜饮、便秘、痔血等病症。

现代研究

香蕉具有多种保健功能。首先，香蕉被称为水果中的"钾元素仓库"，钾元素可以帮助维持人体细胞内液体和电解质的平衡状态，并且借此调节血压和心脏功能，可帮助预防心血管疾病，还可减少中风、癌症的发生概率。

香蕉是富含淀粉类多糖的有益水果，燥咳若没有发热现象，可用香蕉来治疗。香蕉中含有果胶，有润燥通便的功效，还能够减少人体对脂肪的吸收，预防肥胖。香蕉含有丰富的矿物质，可预防精神疲劳，对增强记忆力大有帮助。

香蕉中的羟色胺物质，能降低胃酸，修复胃壁；同时能调节、减轻人的不良情绪，促使人的情绪变得舒缓、愉悦，对情绪低落、狂躁、抑郁有一定的缓解作用，对缓解时差带来的困倦也极为有效。

营养宜忌

1. 将香蕉的果柄切片冲水，有助于降脂降压。
2. 香蕉性质偏寒，胃痛腹凉、脾胃虚寒的人应少吃。
3. 香蕉含糖量高达20%，所以糖尿病患者应该控制食用。

香蕉，又名甘蕉、蕉子，是世界上最古老的栽培果木之一，我国早在战国时期的《庄子》和屈原的《九歌》中就有关于香蕉的记载。作为水果中的"脑黄金"，香蕉又被称为"智慧之果"。在欧洲，香蕉因为能够舒缓忧郁，也被称为"快乐之果"。

营养治病

清心安神，治疗抑郁症

心情烦躁或工作紧张容易使身体处于心火盛、肝火旺的状态，此时食用香蕉，能够清热利水、祛湿排毒、提神醒脑、安神养心，有助于缓解失眠早醒、食欲不振、体重减轻、困倦乏力、头痛头晕、性欲减退等症状，对抑郁症也有一定的治疗作用。

 治病食方

香蕉蛋羹

【配方】香蕉100克，鸡蛋4个，高汤250毫升，盐5克，味精1克，大油10克。

【制作】1. 将香蕉去皮，压制成细泥，加高汤、味精、盐，调匀。2. 把鸡蛋打入一汤钵中，搅散后，加入香蕉高汤，调和均匀，调入熟大油，置蒸笼中，用旺火蒸熟即可。

【功效】健脑益智，平复情绪。

香蕉鱼卷

【配方】香蕉500克，春卷皮4张，三文鱼肉4块（约重300克），盐、胡椒粉、植物油各适量，香槟酒、鱼子酱各少许，干葱粒50克，鱼汤150毫升。

【制作】1. 将香蕉去皮压成蕉蓉；鱼块用盐及胡椒粉腌过。2. 将每张春卷皮内涂上植物油，分别先铺上一层香蕉蓉，再放上一个鱼块，包成卷，放入烤箱内，用中火烤7～10分钟，取出，放盘中。3. 将香槟酒、鱼汤、干葱粒、鱼子酱煮浓，淋在鱼卷周围即可。

【功效】润肺，除痰，止咳。

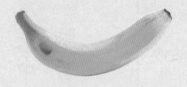

清热解毒，防癌抗癌

癌症的发生大都由于致癌物质在体内淤积，形成热毒所致。香蕉可以清热解毒、润燥通便、养精益气，能够及时排除体内毒素并补充身体所需要的营养，有利吸收，能提高身体抗病能力，从而预防癌症的发生。

 治病食方

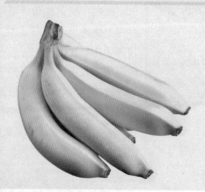

什锦香蕉羹

【配方】香蕉300克，橘子、苹果、鸭梨各50克，湿淀粉、白糖各适量。

【制作】1. 把各种水果去皮、去核，均切成小丁，放入盆中。2. 锅置火上，加入清水和各种果丁，煮沸，加入白糖，用湿淀粉勾芡即可。

【功效】健体润肤，延缓衰老，防癌抗癌。

清热泻火，治疗便秘

香蕉具有滋润肠燥、通便泄热、滋润肺燥、止咳生津的功能，是老少咸宜、家庭常用之滋阴润燥食品。肝火过盛、体虚燥热、容易便秘的人应经常吃些香蕉，有利排出内热，治疗痔疮及长期性便秘。

治病食方

蜜汁香蕉

【配方】香蕉500克，白糖50克，蜂蜜15毫升，桂花酱2克，香油2.5毫升，淀粉、植物油各适量。

【制作】1. 剥去香蕉外皮，切成滚刀块，在淀粉中拖过；炒锅放中火上，注入植物油，烧至七成热，逐块下香蕉，炸至发黄捞出。2. 另用炒锅上火，放香油、白糖，炒至鸡血色时，放清水、蜂蜜、桂花酱稍搅，再放进香蕉，搅至汁浓即可。

【功效】通便降压，缓解便秘。

夹沙香蕉

【配方】香蕉500克，豆沙100克，白糖75克，面粉150克，发粉25克，植物油750毫升（实耗75毫升）。

【制作】1. 将香蕉去皮，切成7厘米长的段，除去心中的硬肉，把豆沙嵌入蕉心。2. 把面粉、发粉加清水调成糊。3. 锅置火上，放油，烧至七成热，把香蕉段放入面糊内拖一拖，逐个下油锅，炸至浮出油面呈金黄色，捞出装盆，撒上白糖即可。

【功效】清热利水，祛湿排毒，治疗习惯性便秘。

润燥止咳，治疗支气管炎

气候干燥、暑热等易引发气喘、喉咙痛、多痰等支气管炎症状，香蕉具有降火、润肺、清凉、止咳、滋补、美容等功能，对咳嗽、呼吸道感染有特殊疗效。燥热咳嗽若没有发热现象，食用香蕉即可治愈。

治病食方

香蕉冰糖汤

【配方】香蕉800克，冰糖80克，陈皮2克。

【制作】1. 将香蕉逐只剥去皮，切成3段。2. 把陈皮用温开水去白，再用清水洗净，切成丝状，放入沙煲内，加清水适量，用旺火烧至水开，放入香蕉。再煲沸，改用文火，煲15分钟，加入冰糖，煲至冰糖溶化即可。

【功效】润肠通便，润肺止咳。

香蕉粥

【配方】新鲜香蕉250克，冰糖、粳米各100克。

【制作】1. 先将香蕉去皮，切成丁；粳米淘洗干净，以清水浸泡120分钟后捞出沥干。2. 将锅放火上，倒入适量清水，加入粳米，用旺火煮沸，再加入香蕉丁、冰糖，改用小火熬30分钟即可。

【功效】养胃止渴，补脾润肺，滑肠通便，润肺止咳。

杀菌消炎，治疗皮肤外伤感染

香蕉能起到清暑解毒、杀菌消炎、镇痛除烦、化湿利尿的作用。对人体具有消炎解毒之功效，可用于治疗皮肤外伤感染、手足皲裂等症。

 治病食方

高丽香蕉

【配方】香蕉500克，精面粉25克，湿淀粉35克，白砂糖100克，鸡蛋清3个，熟芝麻15克，大油70克。

【制作】1. 将香蕉剥去皮，切成4厘米长的滚刀段；鸡蛋清放入碗中，加入精面粉、湿淀粉调匀，拌成蛋粉糊。2. 锅置火上，放入大油，烧至三成热，将香蕉放进蛋粉糊中蘸匀，下油锅，炸一分钟，捞出。待油烧至八成热时，再放入香蕉，炸呈金黄色，捞出，沥净油。3. 另取锅上火，倒入清水，加进白砂糖，待糖溶化、熬至起鱼眼泡时，放入炸好的香蕉。4. 待香蕉均匀地沾满糖汁后，起锅，装入盘中，撒上白砂糖和熟芝麻即可。

【功效】杀菌消炎，清暑解毒，镇痛除烦。

香蕉梨排

【配方】香蕉600克，梨、面包糠各100克，浓缩橙汁100毫升，鸡蛋1个，淀粉35克，植物油800毫升（约耗70毫升）。

【制作】1. 香蕉去皮，切去两头，切为4段，用工具挖洞；梨切成细条，插入香蕉内，制成10个香蕉梨生坯。2. 将生坯拍上淀粉，放蛋液中拖蘸蛋液后，再放面包糠中，使其周身沾满面包糠，用手握实。3. 锅置火上，添入植物油，烧至四成热，放入生坯，炸至内部熟透、外部金黄时捞出，蘸橙汁食用。

【功效】清暑解毒，杀菌消炎，泻火除烦，化湿利尿。可用于治疗皮肤外伤感染、手足皲裂等症。

奶油香蕉

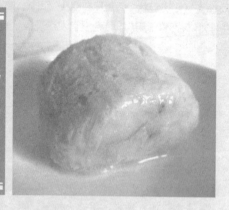

【配方】香蕉350克，奶油100克，白砂糖150克，柠檬汁50克。

【制作】1. 将香蕉剥去皮，并捣成泥；将白砂糖加适量清水，上火煮化后过滤，再倒入香蕉泥中；将柠檬汁也倒入香蕉泥中。2. 奶油搅打成雪花状，放入香蕉泥中，搅拌均匀，凉凉后送入冰箱冷冻，温度控制在3℃左右，半小时后即可食用。

【功效】消炎解毒，利尿化湿。

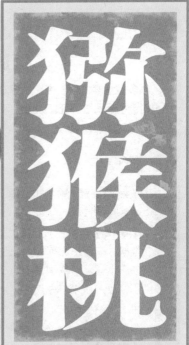

猕猴桃

水果金矿

中医属性

《食疗本草》认为，猕猴桃能"去烦热，止消渴"。《开宝本草》中提及其"止暴渴，解烦热"、"压丹石，下石淋。热空反胃者，取汁和姜汁服之"。

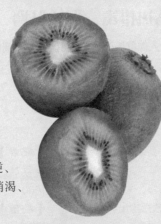

传统医学认为，猕猴桃味甘、酸，性寒；入脾、胃经；具有解热止渴、抗癌、胃降逆、通淋等功效。适用于烦热、消渴、黄疸、石淋、痔疮等病症。

现代研究

猕猴桃为果中珍品，具有诸多营养及医学价值，它所含有的猕猴桃碱具有直接抗癌和间接抗癌的双重作用，还能提高免疫功能。猕猴桃富含的果胶不溶于水，能有效降低血液中胆固醇等脂类物质；维生素 C 也可降低血液中的胆固醇；果胶和胆囊中的胆固醇结合排出，能有效地预防胆结石的发生；果胶还可使肠道中的铅沉淀，有利于肝功能的恢复。猕猴桃成熟后会生成蛋白水解酶，能把肉类的纤维蛋白质分解成氨基酸，可阻止蛋白质凝固，预防胃部不适。猕猴桃中含有较多利尿效果理想的钾，很适合浮肿、小便不通的人食用；钾元素还可以增加血管弹性、降低血压，减轻心脏工作负荷。猕猴桃中含有血清促进素，具有稳定情绪、镇静心情的作用。猕猴桃所含的天然肌醇，有助于脑部活动，也能帮助忧郁之人走出情绪低谷。

猕猴桃含有能够营养头发的多种氨基酸、泛酸、叶酸及酪氨酸，并含有合成黑色颗粒的铜、铁等矿物质，具有美发护肤等多种功能。

营养宜忌

1. 猕猴桃的食用时间以饭前、饭后 2 个小时较为合适，不宜空腹吃。

2. 食用猕猴桃后不要马上喝牛奶或吃其他乳制品，否则易引起腹胀、腹痛、腹泻。

3. 脾胃虚寒的人应少食，否则易导致腹痛、腹泻。

猕猴桃，又名羊桃，毛梨，连楚，李时珍在《本草纲目》中曾有"其形像梨，其色如桃，而猕猴喜食，故有其名"的说法，猕猴桃的名字由此而来。猕猴桃既可用于治疗内科、外科、妇科疾病，又可用于保健、抗衰老，它就像一座奉献给人类的天然药库，享有"水果金矿"的美誉。

营养治病

清热排毒，保护肝肾

很多重金属，如砷、铅、汞等对人体健康有害，过量摄入会造成胃、肠、肝、肾等器官的病变，严重时会引起肾脏坏死、尿毒症等。猕猴桃能起到强心、益智、补血、健脾等作用，适当食用，利于肝肾功能的恢复。

治病食方

西米猕猴桃粥

【配方】鲜猕猴桃 100 克，西米、白糖各 50 克。

【制作】1. 鲜猕猴桃冲洗干净，去皮取瓤。2. 西米洗净，浸泡回软后捞出，沥干水分。3. 取锅加入约 500 毫升冷水，放入西米，先用旺火烧沸，再改用小火煮半小时，加入猕猴桃，再继续煮 15 分钟，加入白糖调味即可。

【功效】排毒护肝肾。

猕猴桃烩水果

【配方】猕猴桃 500 克，桂圆罐头、鲜荔枝、菠萝罐头各 100 克，橙汁 1000 毫升，红樱桃 1 个。

【制作】1. 将桂圆、菠萝切成小块；鲜荔枝去壳、核；猕猴桃洗净，去皮，切成小块。2. 将以上各料放入钵中，加入橙汁、红樱桃，轻轻搅拌均匀，放入冰箱内冰凉，即可食用。

【功效】强心，益智，补血，健脾。

生津养阴，降脂降压

猕猴桃甘酸性寒，具有解热、止渴、生津、滋阴、降脂、通淋等功效，可以治疗烦热、消渴、黄疸、呕吐、腹泻、高脂血症、高血压等疾病，热性体质的人应经常食用。

治病食方

猕猴桃羹

【配方】猕猴桃、香蕉各 200 克，苹果 60 克，白糖、湿淀粉各适量。

【制作】1. 将猕猴桃、苹果、香蕉分别洗净，切成小丁。2. 将猕猴桃丁、苹果丁、香蕉丁放锅内，加适量水煮沸，再加白糖，用湿淀粉勾稀芡即可。

【功效】清热解毒，生津止渴。适用于烦热、消渴、食欲不振、消化不良、石淋等病症。

猕猴桃西芹汁

【配方】猕猴桃、西芹、菠萝各 100 克，蜂蜜 15 毫升。

【制作】1. 西芹洗净，切成小段；猕猴桃去皮取瓤，切成小块；菠萝切成块。2. 猕猴桃块、西芹段、菠萝块放入榨汁机中，加入凉开水一起榨取汁液。3. 将榨好的蔬果汁倒入杯中，加入蜂蜜搅拌均匀，即可直接饮用。

【功效】降低血压。

润燥通便，治疗肥胖

实性体质的人排毒功能差，脏腑积热，容易郁积毒素，适合经常吃有排毒功能的水果，如猕猴桃等，帮助排毒去火、润燥通便，减少体内脂肪的沉积，并能减少胆固醇，预防肥胖。

治病食方

【配方】猕猴桃、香蕉各 100 克，绿茶粉 6 克，蜂蜜 10 毫升。

【制作】1. 将猕猴桃去皮取瓤，对半切开；香蕉剥皮，果肉切成块。2. 将猕猴桃瓤、香蕉块倒入榨汁机中，搅打成汁。3. 杯中加入凉开水，倒入绿茶粉，下入蜂蜜调匀，即可直接饮用。

【功效】改善便秘，加速排毒。

猕猴桃香蕉汁

【配方】猕猴桃 300 克，苹果 100 克，薄荷叶 30 克。

【制作】1. 将猕猴桃去皮取瓤，切成小块；苹果洗净后去核去皮，也切成小块。2. 薄荷叶洗净，放入榨汁机中打碎，过滤干净后倒入杯中。3. 猕猴桃块、苹果块也用榨汁机中搅打成汁，倒入装薄荷汁的杯中拌匀，即可直接饮用。

【功效】改善便秘，抑制肥胖。

猕猴桃青果薄荷汁

清热祛火，预防中暑

中暑一般是由于环境温度过高，空气的湿度大，人体内热量不易散发，热量积存过多，从而导致的体温调节中枢失控。此时除了注意防暑降温之外，尤其要注意在饮食方面的保健。猕猴桃具有很好的生津、止渴、清热、解暑的作用，是高温和野外作业人员应该经常食用的水果。

治病食方

【配方】猕猴桃（去皮核）250 克，冰糖适量。

【制作】1. 将猕猴桃洗净，去皮核，切成小块，置于碗中，放入冰糖。2. 上笼蒸至猕猴桃肉烂熟，取出即可食用。

【功效】生津养阴。适用于缓解咽喉疼痛、心烦口渴等病症。

冰糖猕猴桃

【配方】猕猴桃、牛肉各 300 克，苹果 100 克，蒜适量，白糖 10 克，生抽 10 毫升。

【制作】1. 将猕猴桃去皮，苹果去核，蒜去皮，用搅拌器搅碎，加白糖和生抽调成汁，将切好的牛肉片放入腌渍 6 小时。2. 腌制好的牛肉放入炒锅内干炒，肉熟透后，将另外的猕猴桃去皮，切成片，与牛肉同炒片刻即可。

【功效】生津止渴，清热解暑。

猕猴桃牛肉片

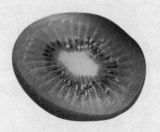

清热通淋，预防结石

胆结石是胆汁因种种原因无法保持液状，而结成沉淀在胆囊及胆管上形成的，这与个人体质有关，肥胖、摄入油腻食物过多、饮食不规律也是重要的促成因素。预防结石，应该多吃猕猴桃等具有利尿、通便、排毒、消炎作用的水果，从而有效预防胆结石的发生。

治病食方

猕猴桃蜜瓜炒虾仁

【配方】猕猴桃 500 克，蜜瓜、柠檬各 100 克，草莓 60 克，香菜少许，鲜虾 400 克，红辣椒 10 克，高汤、盐适量，淀粉（豆粉或粟米粉）少许。

【制作】1. 将猕猴桃、蜜瓜剥皮切片；柠檬半个切片，半个榨汁；鲜虾去背上黑线肠，去壳，用热油略炒（或略煮去壳）。2. 锅置火上，放入高汤，加盐、淀粉、猕猴桃片、蜜瓜片和少许柠檬汁，再加虾仁炒匀。3. 把草莓、柠檬片、香菜、红辣椒围放碟边（或加入同炒）伴食。

【功效】治疗积食难消、胆石病等。

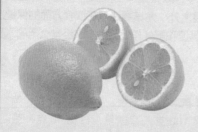

猕猴桃鸡柳

【配方】鲜猕猴桃、鸡脯肉各 400 克，白糖 100 克，盐、味精、胡椒粉各适量，料酒 15 毫升，鸡蛋清 2 个，湿淀粉 25 克，香油 500 毫升（约耗 75 毫升）。

【制作】1. 将鸡脯肉剔净筋膜，切成 2 毫米厚的柳叶片，用适量盐、胡椒粉、味精、料酒拌匀，腌一下；鸡蛋清和湿淀粉调匀成糊；将猕猴桃洗净去皮，一个切成和鸡柳相似的条状，一个挤汁。2. 锅置火上，倒入香油，烧至六成热，将鸡柳挂匀蛋糊，下入油锅中，炸至外酥内嫩时捞出，沥净油，装入盘中。3. 另取锅上火，倒入香油，烧热，放入白糖，熬化，倒入猕猴桃汁和猕猴桃柳，迅速颠翻，勾入湿淀粉薄芡，起锅，浇在盘中的鸡柳上面即可。

【功效】利尿，通便，排毒，消炎。

猕猴桃蜜瓜炒虾仁

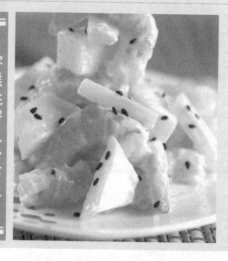

【配方】猕猴桃 250 克，蜜瓜 150 克，柠檬 150 克，草莓 100 克，香菜 50 克，鲜虾 400 克，红辣椒 30 克，盐 5 克，高汤适量，芡粉（豆粉或粟米粉）少许。

【制作】1. 将猕猴桃、蜜瓜剥皮切片；柠檬半个切片，半个榨汁；鲜虾去背上黑线肠，去壳，用热油略炒（或略煮去壳）。2. 锅置火上，放入高汤，加盐、芡粉、猕猴桃片、蜜瓜片和柠檬汁，再加虾仁炒匀。3. 把草莓、柠檬片、香菜、红辣椒围放碟边（或加入同炒）伴食。

【功效】利尿、排毒、预防结石。

第三篇

最能补气的八种营养食物

◎栗子◎红薯◎山药◎香菇◎红枣◎牛肉◎蜂蜜◎人参

栗子

山中药，树上饭

栗子，又名板栗，其果实、果壳、栗树皮、叶、根均可入药，滋补功能堪比人参、当归，能够医治多种疾病，且价廉易得，故备受历代医家推崇，被誉为"山中药"。栗子热量很高，在古代还被用来代替饭食，直到现在，栗子仍被誉为"树上饭""铁杆庄稼"，身价不减当年。

中医属性

《本草纲目》有云："栗气温，无毒，益气厚肠胃，令人耐饥。治肾虚，腰腿无力，疗筋骨断碎。"又云："栗可治肾虚，倘腰脚乏力，日食十余粒，并以猪腰煮粥助之，久必强健。"

传统医学认为，栗子性温，味甘；入脾、胃、肾经，具有养胃健脾、补肾强筋、活血止血的功效，主治反胃不食、泄泻痢疾、吐血、衄血、便血、筋伤、骨折、瘀肿、疼痛、瘰疬肿毒等病症。

现代研究

栗子中含有丰富的不饱和脂肪酸、多种维生素和矿物质，能有效预防和治疗高血压、冠心病、动脉硬化等心血管疾病。栗子中类胡萝卜素的含量较高，因此有很好的抗氧化、预防癌症的作用，还有降低胆固醇、防止血栓，以及防止病毒、细菌侵袭的作用。

现代医学研究证明，矿物质在血液和前列腺液中的含量多少，直接与前列腺的抗菌、杀菌能力有关，栗子所含的矿物质很全面，可用于辅助治疗前列腺炎。栗子中含有大量的泛酸，能够治疗泛酸缺乏引起的各种症状。

栗子所含的淀粉糖类，有助于消除疲劳、恢复体力，还具有一定的平喘作用。栗子含有丰富的维生素C，能够维持牙齿、骨骼、血管、肌肉的正常功能，可以预防和治疗骨质疏松症，缓解腰腿酸软，筋骨疼痛、乏力等症状，并能延缓人体衰老，是中老年人理想的保健果品。

营养宜忌

1. 栗子不宜与牛肉一同食用，以免引起呕吐。
2. 食用栗子要适量：生吃过多，难以消化；熟食过多，易阻滞肠胃。

营养治病

补虚益气，预防癌症

栗子有助于健脾、益气、养胃、强筋、健骨、补虚，防止病毒、细菌侵袭，提高机体免疫功能，因此有很好的预防癌症的作用，还能降低胆固醇、防止血栓形成。

治病食方

桂花甜栗泥

【配方】栗子300克，桂花糖15克，白糖450克，湿淀粉25克。

【制作】1. 先将栗子蒸熟，取起用刀碾成蓉状，再将桂花糖放在汤碗里。2. 锅上火，注入开水，加入白糖，待溶解后把栗子蓉放入搅匀，待滚，用湿淀粉推芡，倒入汤碗内即可。

【功效】提高机体免疫力，预防癌症。

核桃栗子羹

【配方】栗子、核桃仁各50克，冰糖10克。

【制作】1. 将核桃仁用净锅炒香；栗子去皮，炒香，切两瓣，放入锅内，加水300毫升，置大火烧沸，再用小火煮1小时。2. 将冰糖打成屑，放入炒锅内，加水50毫升，置火上熬成糖汁，将糖汁放入核桃栗子羹内，搅匀即可。

【功效】健脾，益气，强筋，补虚。

温肺平喘，治疗慢性支气管炎

秋冬季节气管炎、支气管炎患者易发病，可多吃一些温肺、健脾、止咳、平喘、祛痰的食品，如栗子、百合、海带、紫菜等。同时避免食用生冷、过咸、辛辣、油腻及烟、酒等刺激性的物品，以免加重病情。

治病食方

栗子烧猪肉

【配方】栗子300克，猪瘦肉650克，姜15克，葱、酱油、料酒、鸡汤各适量，盐5克，白糖3克，植物油250毫升（实耗50毫升）。

【制作】1. 栗子用刀划破皮，下沸水中煮，剥去外壳和内衣；姜、葱洗净，姜切片，葱切长段；猪肉洗净，切成方块。2. 锅置火上，放入油，烧至七成热时，下栗子，油炸进皮，约3分钟捞出。3. 锅内留底油，下姜片、葱段、肉块，炒香，再加鸡汤，用大火烧开，打去浮沫，改用小火，慢炖至肉五成熟时，下栗子、盐、白糖、酱油、料酒，烧至肉烂即可。

【功效】养胃健脾，滋阴润燥。

栗子煲老鸭汤

【配方】栗子300克，老鸭1只（1000克），陈皮10克，姜3片，盐适量。

【制作】1. 栗子连壳擦洗干净。2. 鸭洗净剁块，下锅略氽，取出，用水洗去油分。3. 陈皮浸软刮去瓤。4. 水煲滚，将栗子、老鸭、陈皮、姜加入滚水中，改为小火煲3小时，加盐调味。

【功效】温肺健脾，止咳平喘。

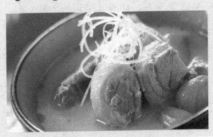

益气健脾，防治胃肠道功能紊乱

栗子是滋补功效极强的干果品种，具有益气健脾、厚补胃肠的作用，能供给人体较多的热能，并能帮助脂肪代谢，保证机体基本营养物质供应。经常适量食用栗子，可防治胃肠运动及分泌功能失调导致的食欲不振、腹泻、腹痛、腹胀、便秘等症状。

 治病食方

糖烧栗子

【配方】栗子 750 克，蜂蜜 50 毫升，白糖 200 克，大油 500 克（约耗 100 克）。

【制作】1. 将栗子放入开水锅中煮 20 分钟，捞出，去壳取肉，切片。2. 锅置旺火上，放入大油，烧至七成热，将煮好的栗子下锅，炸 20 分钟，起锅，倒进漏勺，沥去油。3. 将过油栗子装入大碗，加清水、白糖，上屉，旺火蒸 1 小时。4. 将蒸烂的栗子和糖浆一并下锅煮沸，再倒入蜂蜜推匀即可。

【功效】开胃消食，适用于厌食症。

栗子核桃煲凤爪

【配方】栗子、猪瘦肉各 200 克，鸡爪 300 克，核桃仁 50 克，冬菇 25 克，红枣 5 颗，姜 3 片，盐适量。

【制作】1. 鸡爪去脚衣，斩去爪尖，洗净，猪瘦肉洗净，用水焯过；栗子洗净，去衣；红枣去核。2. 冬菇去蒂，洗净；核桃仁洗净。3. 所有材料放入煲内，加水。4. 大火煮沸后，转小火煲 2 小时，加盐调味即可。

【功效】健脾，益气，养胃。

补肾强筋，治疗前列腺炎

栗子有养胃、健脾、补肾、强筋、活血、止血之功效。药王孙思邈认为："栗，肾之果也，肾病宜食之。"现代医学也认为，栗子具有补肾气、强腰膝、延缓人体衰老的功能，可用于辅助治疗男性前列腺炎。

 治病食方

焖栗子

【配方】栗子 1500 克，芹菜 150 克，熏板肉皮 200 克，黄油 100 克，清汤 500 毫升，盐 5 克。

【制作】1. 将栗子剖丁字口，入炉，烤至裂口时取出，剥去皮，洗净；芹菜择洗干净，切成 4 厘米长的段。2. 锅置火上，放入栗子肉、熏板肉皮、黄油、芹菜、盐、清汤，煮沸，转小火焖熟，捞出栗子肉及芹菜，盛入盘内即可。

【功效】补肾壮阳，治疗前列腺炎。

栗子香菇

【配方】栗子、香菇各 200 克，红、绿柿子椒各适量，盐 2 克，味精适量，蚝油 5 毫升，沙拉油 30 毫升，葱花、姜末、蒜末各少许。

【制作】1. 将香菇、栗子用水焯。2. 锅上火入底油，放葱、姜、蒜爆香，放入香菇、栗子及调料（除味精）、清水翻炒，小火烧至汤汁渐干，撒味精炒匀；再放入红、绿柿子椒即可。

【功效】养胃，健脾，补肾，活血。

滋阴补气，治疗高血压

栗子可以滋阴补气、补血安中、养颜美容、润肺止咳、固肠止泻，并能辅助其他药材增长药效，可用于治疗过敏性紫癜、自汗、尿血等，特别适宜高血压病肝肾阴虚型患者食用。

治病食方

腐竹炒栗肉

【配方】栗子肉150克，水发腐竹200克，湿淀粉15克，熟植物油40毫升，盐、味精、白糖、酱油、高汤各适量。

【制作】1. 腐竹切块；锅置旺火上，放油，烧热后投入栗子肉、腐竹，添入高汤。2. 栗子肉熟后，加入盐、味精、白糖、酱油，烧开，用湿淀粉勾芡，淋入香油，调匀即可。

【功效】降血压，适用于高血压病患者。

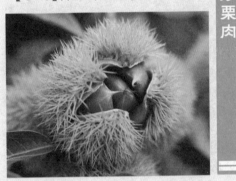

栗子莲藕煲

【配方】栗子300克，鲜莲藕250克，葡萄干150克，盐5克，味精2克。

【制作】1. 将莲藕表面洗净，用刀背刮去薄膜后，切薄片，藕节须切除。栗子去壳、去膜后备用。2. 将莲藕、栗子与水入煲放到炉火上加热至沸后，改中火煲40分钟。3. 加入葡萄干，再煲5分钟，加入盐、味精即可。

【功效】抑制血压升高。

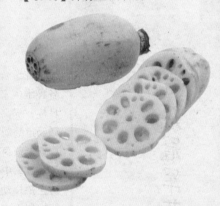

红薯

抗癌冠军菜

红薯，学名甘薯，又名白薯、番薯等，在我国广泛种植和食用，是世界公认的粮菜兼用、价廉物美、老少咸宜的健身长寿食品。红薯是很好的抗癌食物，被称为抗癌之星。红薯含有人体所需的很多营养物质，被世界卫生组织评选为"十大最佳蔬菜"的冠军，营养学家称红薯为"营养最均衡食品"。

中医属性

据《本草纲目》、《本草纲目拾遗》等古代文献记载，红薯可"补虚乏，益气力，健脾胃，强肾阴"，使人"长寿少疾"。《随息居饮食谱》中提及红薯"煮食补脾胃，益气力，御风寒，益颜色。凡渡海注船者，不论生熟，食少许即安"。

传统医学认为，红薯性平，味甘；入脾、胃、大肠经，具有和血补中、宽肠通便、益气生津等功效，主治痢疾下血、习惯性便秘、血虚、月经失调、小儿疳积等症。

现代研究

红薯营养十分丰富，含有大量的糖、蛋白质、脂肪和各种维生素及矿物质，能被人体有效地吸收，防治营养不良症，提高人体免疫力。熟红薯膳食纤维增加，能有效刺激肠道蠕动，促进排便。生红薯皮下渗出的一种白色液体，含有紫茉莉甙，具有缓下作用，可用于治疗习惯性便秘。

红薯中的黏蛋白能够抵抗自由基，保持血管壁的弹性，防止粥样动脉硬化的发生。红薯中富含多种类胡萝卜素，能抑制上皮细胞异常分化，消除有致癌作用的氧自由基，阻止致癌物与细胞核中的蛋白质结合，可预防多种癌症。

营养宜忌

1. 多吃红薯易滞气、烧心、吐酸水、腹胀和排气，最好与米、面搭配食用，缓解不适。

2. 糖尿病、溃疡病、疟疾以及腹胀患者应少食。

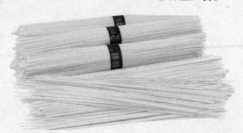

营养治病

补中生津，防癌抗癌

红薯具有补气强精、滋补肝肾、抗衰老、止消渴、暖身体、抗肿瘤的功效，可改善机体免疫功能，提高抗病能力，经常食用，具有预防癌症、祛病延年的功效。

【配方】黄心红薯、胚芽米各 50 克，粳米 100 克，白糖 10 克。

【制作】1. 粳米、胚芽米淘洗干净，用冷水浸泡半小时，捞出，沥干水分；黄心红薯洗净，去皮切成小块。2. 锅中加入约 1000 毫升冷水，将粳米、胚芽米放入，用旺火烧沸后放入薯块，改用小火熬煮成粥，下入白糖拌匀，即可盛起食用。

【功效】防癌抗癌。

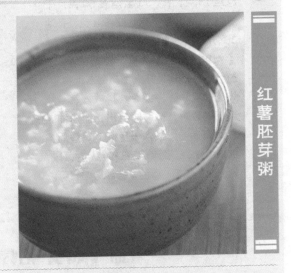

红薯胚芽粥

益气理肠，治疗习惯性便秘

肺脾气弱、中气不足、传导无力容易出现大便困难，虽有便意而难于排出，并伴有肢体困倦、气短懒言等症状。可适当食用红薯等具有补气健脾、宽肠通便功效的食物，从而有效调理肠胃，缓解便秘。

【配方】红薯 200 克，红枣 15 颗，蜂蜜 20 毫升。

【制作】1. 红薯洗净削去外皮，切碎；红枣洗净，去核，切片。2. 将红薯和红枣片放入锅内，加入冷水，用旺火煎熬至水剩下一半时，加入蜂蜜调匀，改用小火煎 10 分钟。3. 将煎煮好的液汁倒入大杯，放凉后即可饮用。

【功效】益气通便。

红薯红枣汁

【配方】红薯 1000 克，鸭梨 60 克，瓜子仁、葡萄干各 20 克，冰糖 80 克，糖桂花适量。

【制作】1. 将红薯去皮后，用小刀修成 6 厘米长的橄榄形，投入沸水锅中略汆一下；鸭梨切丁。2. 砂锅置火上，放入冰糖和适量的清水烧沸，加入红薯，盖好盖，用小火煨 40 分钟，下入鸭梨丁、瓜子仁、葡萄干，再用小火煨 20 分钟，撒入糖桂花即可。

【功效】缓解便秘。

冰糖红薯砂锅

宽肠通便，降脂减肥

红薯可以补脾胃、益气力、宽肠胃，有益排泄，防止体内脂肪及有害物质沉积。经常食用能预防心血管系统疾病，防止动脉粥样硬化，使皮下脂肪减少，避免过度肥胖。

 治病食方

香辣薯丝

【配方】红薯400克，香菜段100克，葱丝75克，青、红椒丝各50克，干辣椒15克，盐5克，味精3克，香油3毫升，植物油50毫升。

【制作】1. 红薯去皮，切成6厘米长的丝。2. 炒锅置旺火上，倒入植物油，烧至七成热时将红薯丝抖散入锅，炸至色呈金黄且酥脆时捞出，沥净油。3. 锅留底油，放入干辣椒节煸香后，放入葱丝、红薯丝、青红椒丝、香菜段，调入盐、味精、香油，翻炒均匀即可。

【功效】益气力，宽肠胃。

绣球薯圆

【配方】红薯400克，熟笋丝20克，熟火腿丝、冬菇丝、绿菜丝、熟鸡丝各15克，大油25克，盐、水淀粉各适量。

【制作】1. 红薯去皮，用盐水浸泡片刻，上笼蒸熟后用刀面压捩成泥，加少许盐。2. 将五丝拌匀后放盘内，用水将薯泥挤成乒乓球大的薯圆，放在五丝上来回滚动，使其沾满五丝，放在盘里蒸5分钟取出。3. 炒锅上火，放入油、盐和少许水，烧开后用水淀粉勾芡，浇在薯圆上即可。

【功效】有助于减肥。

益气补肾，治疗肾虚腰痛

冬季寒冷，进补不易产生火气，是最好的补阳补气季节。但并非每个人都有进补的需要，"补"是补不足，有不足才需要补，男宜补气壮阳，女则补气养血。红薯有益气壮阳、填精补肾的作用，适用于虚弱无力、腰膝酸软、畏寒怕冷、夜尿频多等肾阳不足的人群。

 治病食方

红薯排

【配方】甜红薯250克，白糖150克，奶油、面粉各100克，鸡蛋2个，料酒、香料未、冰糖末各适量。

【制作】1. 将甜红薯煮熟，去皮，打成浆，用漏斗过滤；白糖、奶油、鸡蛋、料酒、香料等调匀，再加入红薯浆调和，面粉加水调和均匀，擀成面皮，放入盆内。2. 将红薯等铺在面皮上，再把面切成条，摆棋子块，入炉烘烤，至熟取出，撒上一层冰糖末即可食用。

【功效】和血补中，开胃健脾，宽肠通便，提高免疫力。

拔丝红薯

【配方】红薯500克，熟芝麻25克，植物油500毫升，白糖150克。

【制作】1. 将红薯去皮，切成滚刀块，用七成热的油炸成浅黄色，红薯熟后捞出。2. 将炒锅置于火上，加入清水100毫升，开后下入白糖，用手勺不断搅炒，待白糖起花（糖的颜色以浅黄色为度），把炸好的红薯块放入，翻炒均匀，使糖花均匀地挂在红薯块上，取芝麻撒在红薯上，迅速装盘，盘子事先抹上油，以免粘盘。3. 快速上桌，同时带上一碗凉水，供蘸食。

【功效】益气补肾。

补气养血，益肤美容

女性进入更年期，卵巢功能减退，神经功能发生紊乱，易于激动或抑郁，且皮肤干燥或少光泽，眼睑出现黑眼圈等，在饮食上应多吃一些红薯，可宽肠和胃，补气养血，延缓面部皮肤衰老。

治病食方

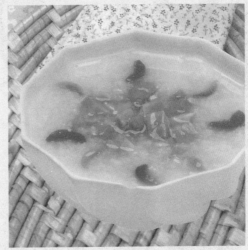

红薯樱桃粥

【配方】红薯150克，大米50克，红樱桃20克，绿樱桃20克，糖3克。

【制作】1. 将红薯洗净，去皮，切丁；大米淘洗干净；红、绿樱桃洗净，一切为四。2. 将大米放入锅中，倒入清水；水开后，放入红薯和红、绿樱桃，熬成粥。3. 调入糖即可。

【功效】补气、养血、养颜。

果珍薯丁

【配方】红薯400克，白糖100克，果珍粉10克，干淀粉50克，植物油50毫升。

【制作】1. 红薯去皮，切成1厘米见方的丁，放盆中，加入干淀粉拌匀。2. 炒锅置旺火上，倒入植物油，烧至七成热时将红薯丁放入锅中，炸至外酥内熟时捞出，沥净油。3. 炒锅重置火上，加入少许清水，加入白糖，以小火熬至糖浆色呈浅黄且冒大泡时，将锅端离火口，投入炸好的红薯丁，撒入果珍粉，待红薯丁均匀地粘裹上糖液时即可。

【功效】宽肠和胃，补气养血。

红薯芥菜黄豆汤

【配方】红薯380克，芥菜300克，黄豆75克，猪瘦肉100克，姜2克，盐适量。

【制作】1. 红薯去皮洗干净，切厚块；洗干净芥菜和黄豆；洗干净猪瘦肉，余烫后再冲洗干净。2. 煲滚适量水，放入红薯、芥菜、黄豆、猪瘦肉和姜片，水滚后改文火煲约90分钟，下盐调味即可。

【功效】调理肠胃，治疗便秘，预防暗疮。

山药

白人参

山药，又名淮山药、薯药、山芋。山药在我国已有3000多年的栽培历史，作为上等的保健食品及中药材料，它具有极高的营养价值，对人体的治疗、保健功效是许多药材无法替代的，素有"白人参"的美称。许多古典医籍都对山药做了很高的评价，将其视为物美价廉的补虚上品。

中医属性

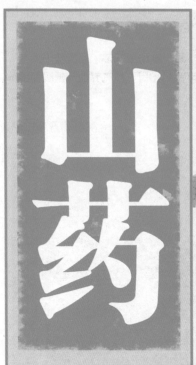

《本草再新》有曰，山药"健脾润肺，化痰止咳，开胃气，益肾水，治虚劳损伤，止吐血遗精"。

传统医学认为，山药性平、味甘，入肺、脾、肾经，具有健脾补肺、固肾益精、聪耳明目、助五脏、强筋骨、长志安神、延年益寿等功效，主治脾胃虚弱、倦怠无力、食欲不振、久泄久痢、肺气虚燥、痰喘咳嗽、肾气亏耗、腰膝酸软、下肢痿弱、消渴尿频、遗精早泄、带下白浊、皮肤赤肿、肥胖等病症。

现代研究

山药的保健功能很多，所含的黏蛋白可以滋润黏膜，保护胃壁，对慢性胃炎有较好的治疗及预防作用。山药含有淀粉酶、多酚氧化酶等，是有利于脾胃消化、吸收功能的物质，临床上常用治脾胃虚弱、食少体倦、泄泻等病症。

山药中富含蛋白质、维生素和膳食纤维，具有补脾开胃作用，常食滋补强壮效果明显，对低血压患者有益；凡肾亏遗精，妇女白带多、小便频数等症，亦可经常服用。山药内含有的淀粉酶消化素，能分解蛋白和糖，有减肥轻身的作用。

另外，山药中的黏蛋白能预防心血管系统的脂肪沉积，避免血管粥样硬化过早发生，降低心脏负担，防治冠心病；还能避免胰岛素分泌过剩，使血糖得到良好的控制。

营养宜忌

1. 为了更好地发挥治病效用，应将山药磨泥后直接食用。

2. 山药有收涩的作用，大便燥结者不宜食用。

3. 女性食用山药过量会导致月经紊乱，每次应少量食用。

营养治病

补脾益胃，治疗慢性胃炎

胃炎患者饮食应注意定时定量，并选取性味平和、刺激性小的食物，有助于养成良好的饮食习惯。山药的性味较平和，具有补脾益胃功能，经常食用，对慢性胃炎有较好的预防及治疗作用。

治病食方

山药炒荠菜

【配方】鲜山药300克，荠菜30克，料酒10毫升，姜5克，葱10克，盐3克，鸡精2克，植物油35毫升。

【制作】1. 山药去皮，切成4厘米长的丝；荠菜去黄叶，洗净；姜切丝，葱切段。2. 将炒锅置武火上烧热，加入植物油，烧六成热时，下入姜、葱爆香，再下入山药、荠菜、料酒炒熟，加入盐、鸡精即可。

【功效】健脾，保护胃壁，治疗慢性胃炎。

山药炖苦瓜

【配方】山药、苦瓜各100克，料酒10毫升，姜5克，葱10克，盐3克，味精2克，大油35克。

【制作】1. 将山药块、苦瓜块、料酒、姜、葱同放炖锅内，加适量水用武火烧沸。2. 再用文火炖煮35分钟，加入盐、大油、味精即可。

【功效】补气，健胃。

补益气血，治疗低血压

血压偏低大多由于气血不足或阳气不足，均可归结为体虚所造成，恰当食用一些具有补气养血作用的食物，并加强营养，可改善体质。山药能够补脾开胃，滋补强壮效果明显，经常食用对低血压患者有益。

治病食方

山药肉丸汤

【配方】山药粉50克，猪瘦肉泥150克，姜末、葱花各10克，料酒10毫升，盐、味精各3克，高汤适量。

【制作】1. 将姜、葱、山药粉放入肉泥内，加入盐拌匀，制成肉丸。2. 将制成的肉丸用高汤煮熟，加入味精即可。

【功效】补脾胃，益气血。适用于低血压症患者。

山药三米粥

【配方】山药粉50克，大米、玉米粒、高粱米各30克，白糖20克。

【制作】1. 将大米、玉米粒、高粱米淘净，煮50分钟。2. 加入山药粉、白糖搅匀，再烧沸即可。

【功效】健脾和胃，补益气血。低血压症、胃下垂患者食用尤佳。

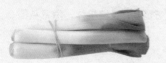

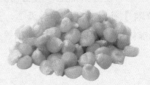

整肠理气，治疗腹泻、痢疾

慢性肠炎是指小肠和大肠的慢性炎症，容易造成肠的吸收功能弱化，大便中常常带有许多没有吸收完的食物，并且经常腹痛和慢性腹泻。山药有利于脾胃的消化、吸收功能，是一味平补脾胃的药食，可用于治疗脾胃虚弱造成的慢性腹泻、痢疾等病症。

 治病食方

山药红枣粥

【配方】山药50克，大米150克，红枣6颗，红糖20克。

【制作】1. 将红枣去核，山药去皮切片，与大米同放锅内，加适量水烧沸。2. 用文火煮30分钟，加入红糖搅匀。

【功效】补脾胃，止泻。对脾虚肠炎患者尤佳。

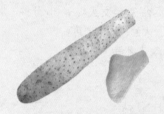

青酥山药

【配方】山药500克，白糖125克，淀粉100克，植物油750毫升，醋30毫升。

【制作】1. 将新鲜山药蒸熟后去皮，切片，用植物油炸至金黄。2. 将炸山药片放入另一锅里，加入清水、白糖，用文火烧5~6分钟后，加醋、味精，用淀粉勾芡即可。

【功效】健脾胃，补肺肾。适宜脾胃虚弱、腹泻患者食用。

滋肾益气，治疗遗精

成年男子偶有遗精属正常生理现象，但如遗精过频，则属病理现象，且遗精时常伴有不同程度的头晕、耳鸣、心慌、失眠、腰部隐痛、精神萎靡、形体消瘦等症状。山药有强健机体，滋肾益精的作用。凡肾亏遗精、小便频数、妇女白带多等症，皆可经常食用。

 治病食方

一品山药

【配方】山药粉500克，面粉150克，核桃仁、大油各10克，果脯适量，蜂蜜15毫升，白糖100克，淀粉少许。

【制作】1. 将蜂蜜、白糖、大油和淀粉搅在一起，加热制成蜜糖。2. 将山药粉与面粉加水调匀，揉成面团，按成饼状，撒上核桃仁、果脯，蒸20分钟；出锅后在圆饼上浇一层蜜糖。

【功效】补肾滋阴，强身健体。适用于肾虚体弱、消渴、尿频、遗精等症。

山药蛋黄粥

【配方】山药500克，鸡蛋3个，糯米粉100克，白糖15克。

【制作】1. 糯米粉用温水搅拌成浆；山药去皮洗净，剁细过筛；鸡蛋打入碗内，捞出蛋黄，用冷水调匀。2. 锅中倒入冷水，放入山药末，煮沸两三次后将鸡蛋黄均匀加入，等待再次煮沸，加入糯米粉浆调匀煮熟，然后加入白糖，搅拌均匀即可。

【功效】强健机体，滋肾益精。

滋阴润肺，治疗咳嗽

咳嗽是呼吸系统受到刺激时产生的一种防御性反射活动。轻微的咳嗽能帮助清除气管内痰液与异物，会自然缓解，一般不需服用止咳药；强烈而频繁的咳嗽，尤其是干咳，可影响休息和睡眠，甚至引起并发症。山药有润滑、滋润、镇静呼吸中枢的作用，故能益肺气、养肺阴、止咳平喘，治疗肺虚痰嗽久咳等。

治病食方

【配方】山药(鲜品)、冬瓜各100克，料酒10毫升，姜5克，葱10克，盐、鸡精各2克，大油20克。

【制作】1. 将山药块、冬瓜块、料酒、姜、葱同放炖锅内，加适量水用武火烧沸。2. 文火炖35分钟，加入盐、味精、大油即可。

【功效】健脾，平喘。

山药炖冬瓜

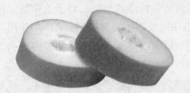

【配方】山药50克，红花6克，白萝卜20克，大米100克。

【制作】1. 将大米、白萝卜片、红花、山药片同放锅内，加适量水用武火烧沸。2. 再用文火煮35分钟即可。

【功效】消积，健脾，祛瘀，化痰。

山药红花白萝卜

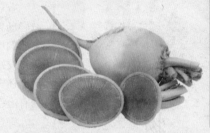

健脾利尿，缓解肥胖

山药具有健脾、生津、活血、化淤、消积、减肥的作用，能减少皮下脂肪沉积，避免出现肥胖。减肥者可以把山药作为主食，这样既可避免因节食对人体功能造成破坏，又有利于达到减肥目的。

治病食方

【配方】山药20克，豆腐50克，大米100克。

【制作】1. 将大米、山药片、豆腐丁同放锅内，加适量水用武火烧沸。2. 再用文火煮35分钟即可。

【功效】健脾，利尿，减肥。

山药豆腐粥

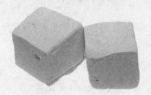

【配方】山药50克，蘑菇20克，大米100克。

【制作】1. 将大米、蘑菇片、山药片同放锅内，加水800毫升，置武火上烧沸。2. 再用文火煮35分钟即可。

【功效】抗老，降压，减肥。

山药蘑菇粥

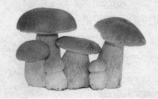

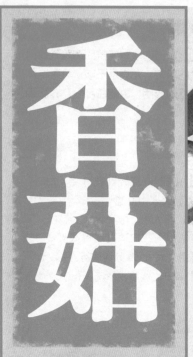

香菇

植物皇后

香菇又名香菌、香蕈，是世界上最著名的食用菌之一。我国是世界上最早栽培香菇的国家。有道是"山珍香菇，海味燕窝"，生长在崇山峻岭之中的香菇，滋味鲜美，营养丰富，为家庭膳食与宴席上最受欢迎的山珍，而且具有十分可贵的医学价值，得到"植物皇后""食用菌之王""菇中之秀"等多项美称。

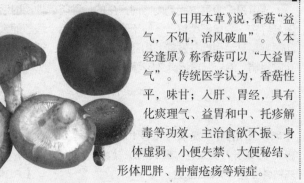

中医属性

《日用本草》说，香菇"益气，不饥，治风破血"。《本经逢原》称香菇可以"大益胃气"。传统医学认为，香菇性平，味甘；入肝、胃经，具有化痰理气、益胃和中、托疹解毒等功效，主治食欲不振、身体虚弱、小便失禁、大便秘结、形体肥胖、肿瘤疮疡等病症。

现代研究

香菇含有的香菇多糖、核糖核酸和 β－葡萄糖酶，能减轻肠胃负担、促进食欲、缓解胃痛；还能有效抑制肿瘤细胞的增殖，进而起到防癌抗癌的功效，对于治疗肝硬化也有较好的效果。香菇中的核酸物质对胆固醇有溶解作用。香菇还含有降血脂的胆碱，对高血压、细小动脉硬化患者均有治疗效果。

香菇含有多种甾醇类、多糖类以及各种维生素，氨基酸与微量元素，具有镇静、安神、消炎作用，能增强记忆力，改善睡眠。香菇含有丰富的 B 族维生素，对防止贫血、改善神经功能、防止各种黏膜皮肤炎症都有一定的好处，特别是维生素 B_2 可以抑制胆固醇的增加，并有减肥的功效。

香菇中的麦角甾醇，可增强人体抵抗力，并有助于儿童骨骼和牙齿的成长，有利于防止老年人患骨质疏松症。麦角甾醇经日光照射会转化成维生素 D，对增强抵抗力有帮助，可预防感冒。香菇含有的水溶性多糖具有增强免疫力、抑制肿瘤等生理活性，可用于治疗各种慢性炎症。香菇中的蘑菇核糖核酸，可防治单纯疱疹病毒、巨细胞病毒引起的各类疾病。香菇中富含的膳食纤维对防治便秘、消脂十分有效，对预防结肠癌和直肠癌也有一定作用。

营养宜忌

1. 香菇的有效成分多为水溶性，因此煮成汤并且连同汤汁一起食用效果更好。

2. 患有顽固性皮肤瘙痒症者忌食香菇。

3. 香菇为"发物"，脾胃寒湿气滞者慎食。

营养治病

益肾利水，治疗慢性肾炎

　　香菇具有益气、补肾、利尿、消炎等功效，可用于治疗各种慢性炎症，对慢性肾炎效果尤佳。对于慢性肾炎引发的水肿、尿的异常改变（蛋白尿、血尿及管型尿）和高血压等症状有缓解作用，更可抑制尿毒症的发生。

治病食方

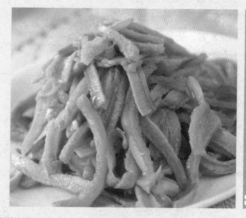

【配方】香菇100克，熟鸡肉300克，香菜30克，盐、味精各4克，胡椒粉2克，香油10毫升。

【制作】1. 香菇去掉蒂，洗净切丝，入开水中烫熟捞出，凉凉后沥干水分；香菜洗净切成段。2. 熟鸡肉切成丝，放入盘中，加香菇丝、盐、味精、胡椒粉、香油，拌调均匀，撒上香菜段即可。

【功效】补肾，利尿。

香菇拌鸡丝

补气养血，治疗妇女产后缺奶

　　产妇乳汁不足可能由多种因素引起，如精神过度紧张、哺乳方法不当、身体虚弱等。如因产妇身体较差或贫血引起的缺奶，应加强营养，加以香菇制成的菜肴，补气养血，下奶增乳，可辅助治疗妇女产后乳汁不足等。

治病食方

【配方】香菇50克，猪腰半副，薏米200克，黄芪4克，葱10克，盐3克，米酒12毫升。

【制作】1. 薏米洗净，在冷水中浸泡3小时；香菇洗净去蒂，泡水，香菇水留下；葱洗净切末。2. 猪腰洗净去除白膜，先切花，再切片，放入滚水中略烫捞出。3. 薏米、香菇放入锅中，加入香菇水及冷水煮至烂熟，再加入黄芪煮至入味，最后加入猪腰及盐、米酒略煮，撒上葱末即可。

【功效】补气养血，下奶增乳。

香菇猪腰粥

【配方】香菇60克，精猪排400克，荷叶1张，葱末20克，盐2克，蚝油15毫升，酱油5毫升，料酒10毫升，植物油20毫升。

【制作】1. 将荷叶用温水泡开，剪圆形铺在碗中；香菇洗净切丝。2. 猪排骨剁2厘米长的段，用凉水冲泡5分钟，放入装有荷叶的碗内，加入盐、蚝油、酱油和料酒，拌匀后入蒸锅蒸20分钟捞出，撒上香菇丝、葱末。3. 起锅倒入植物油烧热，淋在排骨上即可。

【功效】补气养血。

香菇蒸排骨

安神益智，治疗失眠

失眠是最常见的睡眠障碍，指各种原因引起的睡眠不足、入睡困难、早醒等，患者常有精神疲劳、头昏眼花、头痛耳鸣、心悸气短、记忆力不集中、工作效率下降等表现。香菇有镇静、安神、消炎的作用，能增强记忆力，改善睡眠质量。

 治病食方

味脆"鳝"

【配方】大朵干香菇40克，姜汁、白醋各5毫升，糖、淀粉各50克，番茄酱20克，植物油25毫升，五香粉3克，香油3毫升。

【制作】1. 干香菇事前泡水沥干，用剪刀依环状剪成10～15厘米左右的长条状。2. 将剪好的香菇外表均匀地沾裹上淀粉，放入油锅中以中温炸至金黄色捞出。3. 重新起锅热油，再把姜汁、水、番茄酱、白醋、糖、五香粉加入，混合均匀，调煮至沸腾。4. 在调味料汁上淋入香油，放入香菇条拌炒，即可排盘。

【功效】增强记忆力，改善睡眠质量。

冬菇鸡粒粥

【配方】香菇20克，鸡脯肉100克，粳米200克，香葱10克，盐2克，味精、胡椒粉各1克，淀粉5克，味精3克，香油3毫升。

【制作】1. 粳米淘洗干净，用冷水浸泡半小时，捞出沥干水分。2. 鸡脯肉洗净切粒，加入盐、味精、淀粉腌渍15分钟。3. 香菇泡发回软，洗净切小丁；香葱洗净切末。4. 锅中加入冷水，将粳米放入，先用旺火烧沸，转小火熬煮45分钟，再加入鸡肉粒、香菇及盐、味精、胡椒粉、香油，搅拌均匀，再煮10分钟，撒入葱末即可。

【功效】镇静，安神。

消食化积，治疗胃痛

造成胃痛的原因有很多，常见由急性肠胃炎、消化性溃疡及消化不良所引起。饮食积滞、消化不良的主要表现为胃脘胀痛，呕吐食物，吐后痛减等。香菇对改善胃肠的消化功能非常有利，能促进食欲，缓解胃痛，可用来治疗食积不化等症。

 治病食方

笋菇菠菜汤

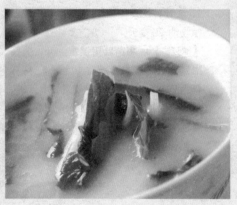

【配方】香菇、嫩笋各50克，菠菜250克，盐、香油各适量。

【制作】1. 菠菜洗净，切成约6厘米长的段；笋切片；香菇浸透切丝。2. 将菠菜、笋片、香菇同放入锅中，加水、盐盖好盖，煮沸约1分钟，淋上香油即可。

【功效】改善消化不良。

润肺杀菌，防治感冒

常吃香菇可以防感冒，这是因为普通感冒主要由病毒、细菌引起的肺部、呼吸道发炎，而香菇具有补虚益气、抗感杀菌、开胃进食、消食化痰的作用，不但可以预防感冒，对于感冒引起的各种炎症也有缓解作用。

治病食方

【配方】香菇、口蘑、鸡肉馅各50克，粳米适量，葱末5克，沙拉油、料酒、酱油各2毫升，盐1克，味精3克，高汤300毫升。

【制作】1. 粳米淘洗干净，用冷水浸泡半小时，沥干水分后放入锅中，加入高汤和冷水煮沸，再转入小火熬煮成粥。
2. 口蘑洗净切片；香菇泡发回软，洗净去蒂，切片；鸡肉馅加沙拉油、料酒、酱油炒熟。3. 将粥放入锅中，加入口蘑、香菇片及盐、味精、高汤，煮约15分钟，再加入炒好的鸡肉馅，搅拌均匀，撒上葱末即可。

【功效】开胃，杀菌，抗感冒。

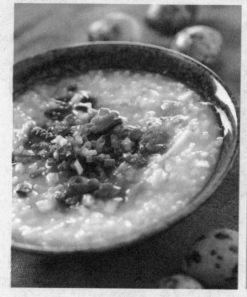

口蘑香菇粥

【配方】水发香菇125克，豆腐200克，青笋50克，豌豆尖30克，蘑菇25克，牛奶100毫升，盐15克，白糖20克，水淀粉8毫升，胡椒粉、味精各5克，高汤200毫升，植物油20毫升。

【制作】1. 将豆腐去皮，用刀背剁蓉放碗内和牛奶拌匀，加盐、味精、水淀粉调匀，上笼屉用旺火蒸，上汽后改用小火蒸10分钟，起笼。2. 将香菇、蘑菇、青笋、豌豆尖洗净，蘑菇切薄片，青笋切菱形片。
3. 炒锅放油烧热，下高汤、香菇、蘑菇、青笋，烧开煮熟，加盐、胡椒粉、白糖、味精，推转，勾芡，浇于豆腐糕上即可。

【功效】缓解感冒引起的各种炎症。

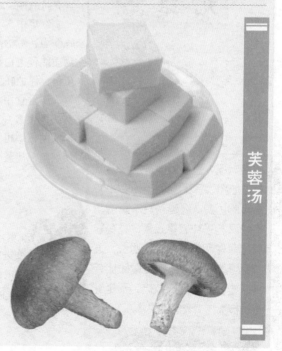

芙蓉汤

红枣

天然维生素丸

红枣，又叫刺枣、良枣，其皮薄肉厚，甘甜适中，为秋冬进补之佳品，在我国种植已有3000多年的历史。红枣含有丰富的营养物质和多种微量元素，具有独特的保健和药用价值。据说，连续吃红枣的病人，恢复健康比单纯吃维生素药剂快数倍，于是红枣也被称为"天然维生素丸"。

中医属性

《神农本草经》中提及，红枣可"平胃气，通九窍，补心气、少津液、身中不足，和百药"。《日华子本草》言其能"润心肺，止嗽。补五脏，治虚劳损，除肠胃癖气"。

传统医学认为，红枣性平，味甘；入脾、胃、心经，具有补脾和胃、益气生津、养血安神、调营卫、解药毒的功效，主治胃虚食少、脾弱便溏、倦怠乏力、血虚萎黄、神志不安、心悸怔忡、营卫不和、妇人脏燥等病症。

现代研究

红枣含有丰富的蛋白质以及铁、钙、磷等人体不可缺少的矿物质，其中钙对防治骨质疏松有重要作用，富含的铁对防治贫血有重要作用。红枣中所含的黄酮类物质——葡萄糖甙有镇静、催眠和降压作用，同时能抑制中枢神经，具有防治神经衰弱的功能。

红枣中含有大量环磷酸腺甙，可扩张血管，增强心肌收缩力，对治疗心血管疾病有一定的好处。红枣中的糖类物质能促进白细胞的生成，降低血清胆固醇，提高血清白蛋白，保护肝脏。

经常食用鲜枣的人很少患胆结石，这是因为鲜枣中丰富的维生素C，使体内多余的胆固醇转变为胆汁酸，结石形成的概率也就随之减少。维生素C和有机酸还能抑制肿瘤细胞，甚至可使肿瘤细胞向正常细胞转化。

营养宜忌

1. 红枣用水煮后食用，可避免生吃所引起的腹泻，还不会改变进补的药效。
2. 红枣不可过量食用，否则会有损消化功能。
3. 不能吃腐烂的红枣，否则会出现头晕、视力障碍等中毒反应，重者危及生命。

营养治病

补益脾胃，改善肠胃功能

红枣能健脾养胃、补中益气，对治疗脾胃虚弱及肠胃功能失调导致的腹泻、消化不良、便秘、倦怠无力等症有益。经常食用还能增进食欲，治疗饮食不慎所引起的胃炎，缓解胃胀、呕吐等症状。

治病食方

红枣布丁

【配方】红枣 30 颗，淡乳 500 毫升，白砂糖 100 克，玉米粉 150 克，盐适量，五香粉少许。

【制作】1. 红枣洗净，上火煮熟，捞出，去皮，去核，枣汁留用。2. 将盐、白砂糖、玉米粉一起用冷水调稀倒入枣汁中，上火煮一下，边煮边搅，再慢慢地倒入淡乳，加入枣肉。3. 煮沸离火，加五香粉，凉凉即可。

【功效】补益脾胃，帮助消化。

枣菇蒸鸡

【配方】红枣 20 颗，香菇 50 克，净鸡肉 150 克，湿淀粉 6 克，酱油、盐、料酒、白糖、葱段、姜丝、蒜片、香油、鸡清汤各适量。

【制作】1. 将鸡肉洗净，切成肉条；红枣、香菇洗净。2. 将鸡肉条、香菇、红枣放入碗内，加入酱油、盐、白糖、味精、姜丝、料酒、鸡清汤、葱段、蒜片和湿淀粉拌匀，上笼蒸约 15 分钟，蒸熟取出，用筷子拨开，推入平盘，淋上香油即可。

【功效】补中益气，改善肠胃功能。

补中益气，治疗贫血

女性由于生理原因易患贫血，需要补血调理，此时最适合食用红枣。红枣为滋补佳品，食疗药膳中常加入红枣补养身体、滋润气血，提升身体的元气，增强免疫力。

治病食方

姜枣桂圆

【配方】红枣 25 颗，桂圆肉 250 克，鲜姜汁 20 毫升，蜂蜜适量。

【制作】1. 将红枣洗净，用温水浸泡；将桂圆肉洗净；将泡红枣的水和洗桂圆的水澄清过滤待用。2. 将红枣、桂圆肉同放入锅中，放入澄清过滤的水，不足时，再加清水，煎煮至七成熟时，加入姜汁及蜂蜜，煮沸调匀即可。

【功效】滋补健体，抗衰老。

枣芪鹿肉汤

【配方】红枣 15 颗，黄芪 50 克，鹿肉 100 克，盐、料酒、味精、姜片、葱段、熟植物油、肉汤各适量。

【制作】1. 将鹿肉洗净，切片；黄芪用冷水洗净，切段；红枣洗净，去核。2. 锅置火上，放入肉汤，烧沸，加入盐、料酒、味精、姜片、葱段、植物油，放入鹿肉、黄芪、红枣共煮，煮至鹿肉烂熟即可。

【功效】补五脏，调血脉。

滋阴益气，治疗心血管疾病

　　肠燥便秘，气血瘀塞容易造成机体的新陈代谢缓慢，导致胆固醇、脂肪等有害物质在体内积存，降低血液纯度，对血管造成损害，这是患心血管疾病的主因。红枣能够益气、补血、滋阴、润燥，对高血压有很好的食疗功效，适宜心血管病患者经常食用。

 治病食方

黑木耳红枣瘦肉汤

【配方】红枣20颗，猪瘦肉50克，黑木耳10克，酱油、味精、盐、料酒各适量，香油少许。

【制作】1. 将黑木耳用清水泡发，择去杂质；红枣洗净，去核；猪瘦肉洗净，切片，用酱油、盐、料酒腌10分钟左右。2. 锅置火上，放入清水、木耳、红枣，烧开，然后放入猪瘦肉片，滚至熟，放入盐、味精，调好味，淋入香油即可。

【功效】补脾，降压。

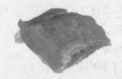

芹枣汤

【配方】红枣20颗，芹菜100克，盐3克，味精2克，葱段10克，植物油20毫升。

【制作】1. 将芹菜择洗干净，切段；红枣洗净，去核。2. 锅置火上，加入植物油，烧热，放葱段爆香，加入芹菜煸炒，放入适量水、红枣、盐、味精，煮至熟即可。

【功效】清热平肝，健脾养心。

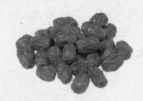

养血柔肝，预防肝病

　　慢性肝炎多由急性型、丙型、丁型肝炎久治不愈发展而成，一旦确诊，除积极配合医生进行药物治疗以外，饮食力求清淡、易于消化，再配合吃一些保肝食物。红枣能养血安神、舒肝解郁、养肝排毒、增强体力，可以选一些食疗方如红枣煮鸡肝等长期食用，对肝脏有益。

 治病食方

红枣煮鸡肝

【配方】红枣、大料各20颗，鸡肝250克，酱油、料酒、盐、葱段、姜片各适量。

【制作】1. 红枣洗净，用温水泡软，用小刀划去核。2. 鸡肝入开水锅中焯一下，滤去血水，捞出，用凉水冲洗干净。3. 不锈钢锅置于火上，放入清水、鸡肝、大料、酱油、料酒、盐、葱段、姜片，煮30分钟，至肝烂熟即可。

【功效】补肝养血。主治慢性肝炎。

红枣金针菇汤

【配方】红枣20颗，水发金针菇100克，料酒5毫升，盐3克，味精2克，姜片10克，植物油10毫升。

【制作】1. 水发金针菇洗净，去杂质；红枣洗净。2. 取有盖的炖盅，倒入澄清的金针菇浸泡水，加入金针菇、红枣、料酒、盐、味精、姜片、清水和少许植物油，用牛皮纸封好，上笼蒸1小时左右，出笼，起盅即可。

【功效】增强人体防病、抗病能力。

养血安神，治疗抑郁症

女性孕期、更年期容易出现躁郁症，表现为哭泣不安、心神不宁等，适当食用红枣，可起到养血安神、舒肝解郁、安定神志的功效。红枣还有助于治疗抑郁症，特别是产后抑郁症、更年期综合征等。

治病食方

【配方】金丝蜜枣 30 克，桂圆肉 50 克，桂花糖 100 克。

【制作】1. 金丝蜜枣放入锅中，洗净入水煮 1 小时，过筛成泥，重新放入锅中，煮枣的原汁倒入锅中，放入桂花糖。2. 桂圆肉用温水泡软，用凉水冲洗干净，放入枣泥锅内，煮 20 分钟即可。

【功效】健脑，养血，通血。主治神经衰弱等症。

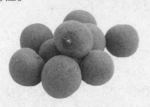

枣泥桂圆羹

【配方】红枣 20 颗，肉排骨 500 克，姜片、白糖各 5 克，酱油 25 毫升，盐 1 克，料酒 5 毫升，味精、香油、高汤、植物油、湿淀粉各适量。

【制作】1. 排骨剁成均匀的块状，入沸水中余一下，捞出；红枣洗净，泡软，去核。2. 锅置火上，倒入植物油，烧热，下入姜片爆香，再放入排骨块煸炒，待煸出香味后，加入酱油、料酒、白糖、盐，接着加适量高汤，改用小火。3. 煨至排骨九成熟时，下红枣，焖 20 分钟，再换大火收汁，加入味精，用湿淀粉勾薄芡，淋少许香油拌匀即可。

【功效】补益脾胃，养血安神。

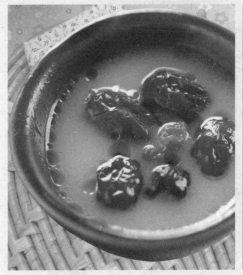

红枣烧排骨

牛肉

肉中骄子

牛肉是一种常见的肉食，仅次于猪肉，为我国的第二大肉类食品。牛肉味道十分鲜美，营养组成接近人体需要，易被人体吸收，对增长肌肉、增强力量特别有效，是最理想的滋补健身肉食，一直以来备受人们的青睐，素有"肉中骄子"的美名。

中医属性

《医林纂要》中有曰："牛肉味甘，专补脾土，脾胃者，后天气血之本，补此则无不补矣。"《本草拾遗》提及牛肉可"消水肿，除湿，补虚，令人强筋骨、壮健"。

传统医学认为，牛肉性温味甘，有暖中补气、滋养御寒、补肾壮阳、强筋骨、补脾胃等功效，凡身体衰弱，或久病体虚、营养不良、筋骨酸软、中气下陷、气短、贫血、面色萎黄、头昏目眩之人均宜食用。

现代研究

牛肉中富含丙氨酸、亚油酸和维生素 B_{12}，可促进人体肌肉组织新陈代谢；牛肉中的维生素 B_6 能够促进蛋白质的新陈代谢和合成，从而有助于体虚者身体的恢复；而锌与谷氨酸盐和维生素 B_6 共同作用，能增强人体的免疫力。而牛肉中的锌能够修复肌体损伤，增加肌肉力量。

牛肉中含有丰富的钾和胶原蛋白，对心脑血管系统、泌尿系统有着至关重要的作用。牛肉中的镁易被人体充分利用，有助于糖尿病的治疗。牛肉中的铁是亚铁血红素，可以充分被人体吸收，预防贫血。牛肉中含有多种氨基酸和脂类，可产生较高的热量，可用于胃寒痛的辅助食疗。

营养宜忌

1. 牛肉汤不仅味道鲜美，营养丰富，还是治疗慢性腹泻、脱肛、面浮足肿的良药。

2. 用牛肉与大米煮粥，对脾胃虚弱的恢复大有裨益。

3. 牛肉、栗子二者同属温热食品，不宜同食，否则易引起腹胀、消化不良。

营养治病

补气血，化瘀阻，预防冠心病

　　冠心病一般是由于心脏冠状动脉血管壁有大量胆固醇沉积而形成的，而人体血浆脂质的浓度是依靠自身调节和饮食因素两方面决定。牛肉是高蛋白、低脂肪的食物，可以滋养心肾、补气养血、化解气血瘀塞，经常食用能降低冠心病、动脉硬化等的发生概率。

治病食方

参枣炖牛肉

【配方】牛肉300克，人参、葱各10克，红枣10颗，姜、盐各5克，植物油、高汤各适量。

【制作】1. 把牛肉洗净，切薄片；人参润透切片；红枣洗净、去核；姜切丝，葱切段。2. 炒锅置武火上，加入植物油，烧至六成热时，加入姜、葱爆香，放入高汤，烧沸下入牛肉、盐、红枣、人参，文火炖45分钟即可。

【功效】补益气血，预防冠心病。

红豆炖牛肉

【配方】牛肉500克，红豆250克，料酒10毫升，姜5克，葱10克，盐、鸡精、胡椒粉各3克，鸡油30毫升。

【制作】1. 将红豆去泥沙，洗净；牛肉洗净，切3厘米见方的块；姜切片，葱切段。2. 将红豆放入炖锅内，加入清水，再加入姜、葱、料酒、牛肉，置武火烧沸，再用文火炖45分钟，加入盐、鸡精、鸡油、胡椒粉即可。

【功效】利水，补气，养血。

活血养气，预防癌症

　　牛肉是公认的滋补食物，具有健脾、益气、养胃、强筋、健骨、补虚等功效，能够促进血液循环，使全身能量充足，有助于建立健康的免疫系统，增强抵抗力，预防肿瘤的生成。

治病食方

胡萝卜枸杞煮牛肉

【配方】牛肉200克，胡萝卜100克，山楂15克，枸杞子12克，姜5克，葱10克，植物油50毫升。

【制作】1. 山楂洗净，去核切片；枸杞子洗净去杂质；牛肉洗净切4厘米见方的块；胡萝卜洗净切3厘米见方的块；姜切片，葱切段。2. 锅置武火上，加入植物油，烧至六成热时，加入姜、葱爆香，下入牛肉、胡萝卜、山楂、枸杞子、盐，再加水400毫升，用文火煮1小时即可。

【功效】益气，养胃，强筋，健骨。

青豆炒牛肉末

【配方】牛肉末200克，青豆100克，洋葱粒60克，甘笋50克，蒜蓉20克，料酒20毫升，白糖5克，酱油、蚝油各15毫升，水淀粉30克，植物油40毫升。

【制作】1. 炒锅置旺火上，倒入植物油，烧至五成热时爆香蒜蓉后，加牛肉末炒散，盛出。2. 锅留底油，烧热后加入洋葱粒、甘笋、青豆炒熟，加入酱油、白糖、料酒、蚝油拌匀，加入水淀粉勾芡即可。

【功效】提高免疫力。

补中益气，治疗胃痛

　　牛肉有补中益气、滋养脾胃的作用，寒冷的冬季，常吃牛肉有暖胃作用，是寒冬补益佳品。食用牛肉也可以产生较高的热量，具有缓解焦躁情绪，缓和疼痛的功效，因此牛肉可用于胃寒痛的辅助食疗。

 治病食方

黄芪牛肉粥

【配方】牛肉、粳米各100克，黄芪10克，精豆粉20克，胡椒粉、味精、盐各2克，姜3克，葱末5克。

【制作】1. 牛肉洗净，除去筋膜，和姜一起绞烂，加入豆粉、胡椒粉、盐、味精调匀。2. 黄芪用干净纱布包起来，扎紧袋口。3. 粳米淘净，用冷水浸泡半小时后入锅，倒入冷水，用旺火烧沸一段时间，加入黄芪布包，改用小火熬煮至粳米烂熟时，捞出布包，加入牛肉馅、姜片搅散，继续用中火熬煮。4. 至牛肉熟软时，加入葱末、味精调好味，再稍焖片刻即可。

【功效】补中益气，滋养脾胃。

姜汁牛肉饭

【配方】鲜牛肉150克，粳米200克，姜汁、酱油、植物油各适量。

【制作】1. 将牛肉洗净，切碎剁成肉馅，放入碗内，加入姜汁，拌匀后，放入酱油少许、植物油适量，再拌匀。2. 将粳米淘净，放入盆内，上笼用武火蒸40分钟，揭开盖，将姜汁牛肉倒入饭面上，继续蒸15分钟即可。

【功效】补中益气，抗衰老，强筋健骨。适宜胃寒患者食用。

强筋健骨，缓解肌肉酸痛

　　体力劳动者、运动员等从事繁重劳动和运动者，应该经常食用牛肉，不但能够舒经活络，强筋健骨，还可以补充身体过多的消耗，帮助肌肉生长。对风湿疼痛、虚损、消渴、脾弱不运、痞积、水肿、腰膝酸软等症也有缓解作用。

 治病食方

芡实炖牛肉

【配方】牛肉300克，芡实30克，料酒10毫升，姜5克，葱10克，盐3克，鸡精3克，鸡油30毫升，胡椒粉3克。

【制作】1. 将芡实洗净，去杂质；牛肉洗净，切3厘米见方的块；姜切片，葱切段。2. 将芡实、牛肉、姜、葱、料酒同放炖锅内，加水，置武火烧沸，再用文火炖35分钟，加入盐、鸡精、鸡油、胡椒粉即可。

【功效】舒经活络，强筋健骨。

红枣桂枝炖牛肉

【配方】牛肉100克，胡萝卜200克，红枣10颗，桂枝9克，料酒10毫升，葱10克，姜5克，盐3克，高汤1000毫升。

【制作】1. 把红枣洗净去核，桂枝洗净；牛肉洗净，切块；胡萝卜洗净，也切块；姜拍松，葱切段。2. 把牛肉、红枣、桂枝、胡萝卜、料酒、葱、姜、盐放入炖锅内，加入高汤。3. 把炖锅置武火上烧沸，再用文火炖1小时即可。

【功效】缓解肌肉酸痛。

健脾安中，治疗糖尿病

牛肉能够补气益血、健脾安中、降低血糖，且其含有的营养丰富，易被人体吸收，有助于增强体力、均衡营养，可用于治疗糖尿病引发的气血虚弱、消瘦、少食消渴、精神倦怠等症。

治病食方

【配方】腌牛肉片 300 克，蒜蓉、姜片各 5 克，料酒 5 毫升，葱段 10 克，味精、胡椒粉各 3 克，香油 3 毫升，水淀粉 10 克，酱油 10 毫升，高汤 50 毫升，蚝油 8 毫升，植物油 60 毫升。

【制作】1. 将蚝油、酱油、香油、味精、胡椒粉、水淀粉、高汤调成芡汁。
2. 炒锅置旺火上，倒入植物油，烧至五成热时放入腌牛肉片过油，至九成熟时捞出，沥净油。3. 炒锅重置火上烧热，放入葱段、姜片、蒜蓉炒出香味，放入炒好的牛肉片，烹入料酒，用水淀粉勾芡，淋入芡汁，炒匀即可。

【功效】补气益血，降低血糖。

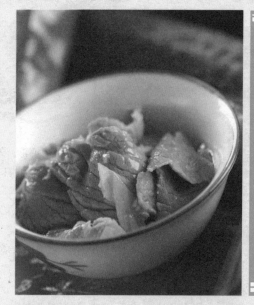

蚝油牛肉

【配方】牛肉 200 克，笋片 150 克，葱段 15 克，姜 2 片，盐 2 克，料酒 10 毫升，水淀粉 7 克，植物油 70 毫升，胡椒粉 1 克，香油少许。

【制作】1. 将牛肉洗净，剔去筋膜，切成薄片。2. 将笋片加盐焯过，倾在漏勺里，滤去水分。3. 炒锅放油，将牛肉放入锅中过油至熟，倾在漏勺里，利用锅中余油，把葱段、姜片煸出香味，然后把笋片、牛肉等放入锅中，撒入料酒、胡椒粉、香油，用水淀粉勾芡，炒匀即可。

【功效】适用于气血虚弱、消瘦、少食消渴、精神倦怠、糖尿病等症。

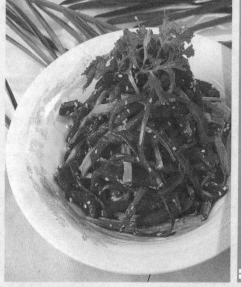

笋炒牛肉

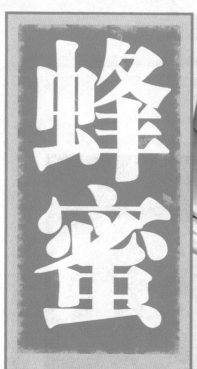

蜂蜜

甜蜜的良药

蜂蜜是蜜蜂采集植物的花蜜，经过充分酿造而贮藏在巢内的有甜味的黏稠液体。蜂蜜不仅是人类古老而传统的医疗保健药品，而且也是食用价值很高的天然营养食品，其珍稀的成分、神奇的功效已广为人知，成为日常生活中一味"甜蜜的良药"。

中医属性

《本草纲目》认为，蜂蜜能"和营卫，润脏腑，通三焦，调脾胃"。《药品划义》曰："蜂蜜采百花之精，味甘主补，滋养五脏，体滑主利，润泽三焦，生用通利大肠，老年便结，更宜服之。"

传统医学认为，蜂蜜性甘味平，入脾、肺、大肠经，可补中缓急、润肺止咳、滑肠通便，用于脾胃虚弱、倦怠食少、脘腹作痛、肺虚久咳及燥咳、咽干，以及肠燥便秘，还可解毒；外用治疗疮疡、烫伤、褥疮等病症；蜜制药丸可补中、调味。

现代研究

蜂蜜中含有机体生长发育所需要的多种营养物质。现代研究证明，蜂蜜中70%～80%是糖类，其中又以葡萄糖和果糖为主，这两种糖都可以不经过消化作用而直接被人体所吸收利用。蜂蜜还含有与人体血清浓度相近的多种无机盐、淀粉酶、转化酶、葡萄糖氧化酶、过氧化氢酶等，酶能帮助人体消化、吸收和物质代谢，非常适宜老年人食用。

蜂蜜中含有大量的维生素，其中以B族维生素和维生素C为最多，可以增强对疾病的抵抗力，即使在已经患有传染病的情况下，也会帮助减轻病情，促进康复。蜂蜜中的芳香物质是由100多种分子组成的复杂化合物，主要来自蜜源植物花瓣或油腺分泌的挥发性香精油及其酸类，能防止皮肤干裂，使皮肤白嫩光滑、面色红润，抑制衰老。

蜂蜜中富含的钾、铁、镁等矿物质，有助于增强脑力和体力，起到帮助消化、调节神经、改善睡眠、营养心肌、平衡血压、养生抗衰等作用，对胃肠疾病、呼吸道疾病、肝脏病、心脏病以及贫血、神经衰弱等疾病均有良好的辅助治疗作用，尤其适用于老人、儿童或营养不良者。

营养宜忌

1. 饮酒之后，含服浓蜂蜜，能加速酒精分解，消除酒后头痛，减少酒精对肝的损害。
2. 蜂蜜放在口里含服，可治疗咽喉炎，对缓解工作劳累、熬夜之后的火气上升有奇效。
3. 痰湿内蕴、中满痞胀、肠滑泄泻者忌服蜂蜜。

营养治病

安五脏，益中气，治疗癌症

蜂蜜不仅是优质的滋补佳品，而且具有一定的医疗作用，可安五脏、益中气，止痛、解毒、清热、润燥，长期服用能增强人体抗病能力，维持人体正常的免疫功能，起到抗癌的作用。

治病食方

蜜汁红薯砂锅

【配方】蜂蜜30毫升，红薯1200克，鸭梨50克，金糕、瓜子仁、葡萄干各10克，冰糖70克，糖桂花适量。

【制作】1. 将红薯去皮后，用小刀修成8厘米长的橄榄形，投入沸水锅中略汆一下；鸭梨和金糕切丁。2. 砂锅置火上，放入冰糖、蜂蜜和适量的清水烧沸，加入红薯，盖好盖，用小火煨半小时，下入鸭梨丁、金糕丁、瓜子仁、葡萄干和蜂蜜，再小火煨15分钟，撒入糖桂花即可。

【功效】增强人体抗病能力。

蜜制榛子粥

【配方】蜂蜜20毫升，榛子仁、粳米各100克。

【制作】1. 将榛子仁冲洗干净。2. 粳米淘洗干净，用冷水浸泡半小时，捞出，沥干水分。3. 取锅加入冷水、榛子仁、粳米，先用旺火煮沸，再改用小火熬煮至粥成，用蜂蜜调味即可。

【功效】益气，止痛，解毒，清热，润燥。

蜜汁甜藕

【配方】蜂蜜50毫升，莲藕750克，糯米150克，蜜莲子25克，白糖200克，湿淀粉15克，蜜桂花5克。

【制作】1. 将藕洗净，切去藕节一端；将糯米用清水淘洗干净，再浸泡两小时左右，捞起晾干；藕孔内灌入糯米，边灌边用筷子头顺孔向内戳，使糯米填满藕孔。2. 藕放入笼屉，在旺火上蒸30分钟，取出，用清水浸泡两分钟，取出撕去藕皮晾干，切去另一端藕节，从中割开，切成1厘米厚的块，整齐地摆入碗内，加入白糖，再放入笼屉，在旺火上蒸10分钟，待糖溶化透味时取出，扣入盘内。3. 将炒锅置旺火上，下清水、白糖、蜂蜜、蜜桂花、蜜莲子烧沸，用调稀的湿淀粉勾芡，起锅浇在藕块上即可。

【功效】防癌抗癌。

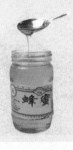

益肾补虚，降低血压

蜂蜜能补虚、润燥、解毒、利水，改善胃肠功能，缓解神经衰弱、高血压、冠心病、动脉硬化、肝脏病、便秘等病情，高血压患者如果能坚持每日早晚各饮用一杯蜂蜜水，对维持正常血压很有益处。

治病食方

蜜汁山药

【配方】蜂蜜 50 毫升，山药 400 克，白糖 100 克，香油 30 毫升，桂花酱 10 克，植物油 70 毫升。

【制作】1. 将山药洗净，放笼屉蒸透后捞出，去皮，切成滚刀长片；炒锅置旺火上，倒入植物油，烧至七成热时放入山药，炸 3～5 分钟捞出。2. 锅留少许底油，烧热后放入白糖，炒成鸡血红色，加入开水、蜂蜜、香油烧沸，加桂花酱，用漏勺捞出渣子，再放小火上，将汁熬煮浓（约 5 分钟），倒入山药，颠翻几下，使蜜汁裹满山药，并盛汤盘中，多余蜜汁全部倒入盘中即可。

【功效】补虚，润燥，解毒，利水，降压。

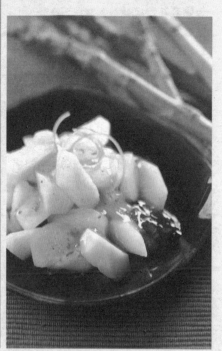

蜂蜜桃拌西红柿

【配方】蜂蜜汁 60 毫升（蜂蜜 40 毫升加温开水 20 毫升调匀），西红柿 300 克，桃 150 克，黄瓜 50 克。

【制作】1. 西红柿洗净后，放开水中烫一下，剥去表皮。2. 每个西红柿均匀地切成 6 个橘子瓣形。3. 黄瓜皮的表面刻一个圆圈，并在其中挖几个小孔，使之形似莲蓬，然后将这块带孔的圆片挖下来备用。4. 将所剩黄瓜削成一个圆柱形，将挖下的圆形黄瓜皮放在柱形顶上，并放在盘子中央。5. 将桃一分为二，将有切面的一侧夹住黄瓜。6. 将西红柿瓣围在桃周围，第一层放 6～8 瓣，第二层将西红柿瓣放在第一层的两瓣之间，按此方法共放 4～5 层。将蜂蜜汁浇在原料上即可。

【功效】缓解便秘，抑制血压升高。

芝麻蜂蜜粥

【配方】蜂蜜 20 毫升，粳米 100 克，黑芝麻 30 克。

【制作】1. 黑芝麻下入锅中，用小火炒香，出锅后趁热擂成粗末。2. 粳米淘洗干净，用冷水浸泡半小时，捞起，沥干水分。3. 锅中加入冷水，放入粳米，先用旺火烧沸，然后转小火熬煮至八成熟时，放入黑芝麻末和蜂蜜，再煮至粳米烂熟，即可盛起食用。

【功效】防治高血压。

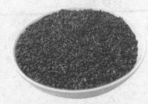

和胃通便，治疗胃及十二指肠溃疡

胃病患者应注意饮食定时定量，并经常食用性味平和、健胃消食的食物。蜂蜜对胃肠功能有调节作用，可使胃酸分泌正常，使胃痛及胃烧灼感消失，并增强肠蠕动，显著缩短排便时间，有助于养成良好的生活习惯。胃及十二指肠溃疡患者常服用蜂蜜，也有辅助治疗作用。

治病食方

芦笋柠檬汁

【配方】蜂蜜15毫升，芦笋100克，柠檬150克，苹果醋6毫升。

【制作】1. 将芦笋洗净切丝，放入锅中用旺火烧沸，然后改小火煮15分钟，滤出芦笋汁，放凉。2. 柠檬去皮，果肉切块，放入榨汁机中搅打汁。3. 将芦笋汁与柠檬汁、苹果醋及适量凉开水混合均匀，用蜂蜜调好味，即可饮用。

【功效】促进消化，缓解胃溃疡。

白果奶羹

【配方】蜂蜜15毫升，白果30克，白菊花4朵，雪梨100克，牛奶200毫升。

【制作】1. 白果去壳，用开水烫去衣，去除白果心。2. 白菊花洗净，取花瓣；雪梨削皮，取梨肉切粒。3. 将白果、雪梨放入锅中，加入冷水，先用旺火烧沸后，再改用小火炖至白果烂熟，加入菊花瓣、牛奶，煮沸，用蜂蜜调匀即可。

【功效】健胃消食。

活血养心，延缓衰老

人的面部是血脉最为丰富的部位，心脏功能盛衰都可以从面部的色泽上表现出来。心气旺盛，心血充盈，则面部红润光泽；如果心气不足，面部供血不足，皮肤得不到滋养，面色就会萎黄无华。经常饮用蜂蜜，可以起到补中、益气、活血、安神的作用，能够美化肌肤，延缓衰老。

治病食方

酥蜜粥

【配方】蜂蜜15毫升，粳米100克，酥油25克。

【制作】1. 粳米淘洗干净，用冷水浸泡半小时，捞出，沥干水分。2. 锅中加入冷水，将粳米放入，先用旺火烧沸，然后转小火熬煮45分钟。3. 待粥将成时，加入酥油、蜂蜜，搅拌均匀，继续焖5分钟，即可盛起食用。

【功效】改善面色。

黄瓜玫瑰饮

【配方】蜂蜜20毫升，西红柿、黄瓜各300克，鲜玫瑰花50克，柠檬汁10毫升。

【制作】1. 西红柿去皮，切成小块；黄瓜洗净，去蒂去子；鲜玫瑰花漂洗干净。2. 西红柿块、黄瓜、玫瑰花放入榨汁机中，加入凉开水，搅打成汁。3. 将汁液倒入杯中，与柠檬汁、蜂蜜混合在一起，搅拌均匀，即可饮用。

【功效】红润肤色，延缓衰老。

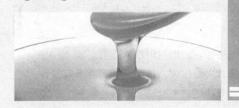

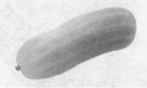

人参

百草之王

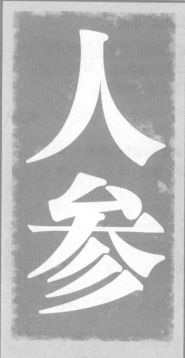

人参是一种名贵的中药材，盛产于我国东北的长白山地区。野生者名"山参"，栽培者称"园参"，鲜参洗净后干燥者称"生晒参"，蒸制后干燥者称"红参"，加工断下的细根称"参须"。作为滋补药膳的圣品，无论是人参的药物成分，还是药理作用，都充分证明了它是当之无愧的"百草之王"。

中医属性

《本草纲目》曰："人参治男妇一切虚证。"《本草正》又曰："人参，气虚血虚俱能补。故凡虚而发热，虚而自汗，虚而眩晕，虚而困倦，虚而惊惧，虚而短气，虚而遗泄，虚而泻痢，虚而头疼，虚而腹痛，虚而欲食不运，虚而痰涎壅滞，虚而咳血吐血，虚而淋沥便闭，虚而呕逆躁烦，虚而下血失气等症，是皆必不可缺也。"传统医学认为，人参性温，味甘微苦。可补气生直，健脾益胃，强心提神。

适宜身体瘦弱，劳伤虚损，气血不足，喘促气短，食少倦怠，大便滑泄，慢性腹泻之人食用；可治疗体虚导致的惊悸，健忘，头昏，贫血，神经衰弱，男子阳痿，女子崩漏等症。

现代研究

人参具有特殊的营养补益价值和良好的治疗作用。它富含的肽和氨基酸能够增加机体免疫球蛋白的含量，增强网状内皮系统的吞噬能力，增强肿瘤患者免疫系统的监视功能，从而抑制肿瘤的发展。并能增加白细胞，防止因化疗所致的白细胞减少，还能促进健康人淋巴细胞的转化。

人参具有促进核糖核酸、脱氧核糖核酸和蛋白质合成的作用，能增强机体的免疫能力，提高机体的代谢水平。因此，对于抵抗衰老和改善老年人头晕、脑鸣、健忘、疲乏等症状，均有较好的效果。人参能够降低血中胆固醇和甘油三酯的含量，并能抑制血小板凝结，使高密度脂蛋白增加，从而起到预防和延缓动脉粥样硬化的良好作用。因此，对于高脂血症、冠心病、心绞痛、心肌梗死等老年病，都有一定的治疗作用；它还可以不同程度地减轻或消除这类疾病所造成的头昏、头痛、胸闷、气短、心前区疼痛等症状。

营养宜忌

1. 人参可用来佐膳，但忌用铁锅煎煮。
2. 人参有强壮兴奋作用，体质健壮者皆不宜服食。
3. 在食用人参期间，一般忌吃山楂、萝卜，忌饮茶。

营养治病

益气养阴，治疗糖尿病

　　益气养阴是针对气阴两虚而言的。气阴两虚一般表现为热性病，常见于多种慢性消耗性疾病，如肺结核、糖尿病等。人参有益气养阴、生津止渴等作用，可以改善糖尿病患者的一般症状，如口渴思饮、多汗、周身疲乏等，有助于减少尿糖、降低血糖。服用人参后，还可以减少胰岛素的用量。

治病食方

人参鸡肉汤

【配方】人参10克，淮山15克，红枣15颗，老母鸡1只，料酒、姜、葱、味精、盐各适量。

【制作】1. 将老母鸡宰杀，去毛及内脏，洗净切块。2. 人参、淮山、红枣洗净；姜切片；葱切段。3. 锅置火上，加适量清水，放入鸡块、人参、淮山、红枣、姜、葱、料酒及少许盐，用旺火煮沸后，改用文火煮至鸡肉熟透，加入味精、盐调味即可。

【功效】温中益气，活血调经。

人参麦冬瘦肉汤

【配方】人参10克，猪瘦肉500克，生地黄、麦冬各30克，红枣适量。

【制作】1. 人参、生地黄、麦冬、红枣（去核）洗净。2. 猪瘦肉洗净，切块。3. 把全部用料放入锅内，加清水适量，武火煮沸后，文火煲1小时，调味即可。

【功效】增液润燥，养胃生津。适用于热病伤津，症见口渴、便秘、舌干红，或老人阴液不足诸症，或糖尿病渴饮者。

温中健脾，治疗胃病

　　人参可"补五脏之阳"，"调中益气"，能温暖脾胃，可祛虚寒，主治脘胀腹痛、呕吐腹泻、食少便溏、倦怠乏力、舌淡苔白等，改善消化系统功能。对于慢性胃炎伴有胃酸缺乏或胃酸过低者，服用人参制成的药膳，可使食欲增强，症状减轻乃至消失。

治病食方

人参鲜鱼汤

【配方】人参12克，鲜鱼400克，姜、葱、盐各适量。

【制作】1. 鱼刮净鳞，去鳃和肠肚，洗净，切成两段。2. 人参冲过水，盛入汤锅，加4碗水煮沸，改小火熬高汤，约熬20分钟。3. 姜洗净，切丝；葱洗净，切段。4. 将鱼放入锅中，下姜丝，改中火煮至鱼熟嫩，加葱段、盐，再煮沸一次即可。

【功效】补中益气，调和胃气，促进神经传导。

洋参猪血豆芽汤

【配方】西洋参15克，新鲜猪血、大豆芽（去根和豆瓣）各250克，猪瘦肉200克，姜2克，盐少许。

【制作】1. 将所有材料用清水洗干净。2. 西洋参和猪瘦肉切成片状；姜去皮切片。3. 瓦煲内放入适量清水，用猛火煲至水滚，然后放入全部材料，改用慢火继续煲1小时左右，加入盐调味，即可食用。

【功效】可养神、补血，暖胃，有助于保持精力充沛。

补气生血，治疗贫血症

气血相依，互为根本，人参是理想的补气生血药，能刺激造血功能旺盛。常见的人参养荣丸、人参归脾丸、八珍丸等，都是良好的养血补血方剂。因此，人参可用于治疗血、气亏损而致的面色无华、口唇淡白、头晕眼花、手足麻木、脉细无力等症。

 治病食方

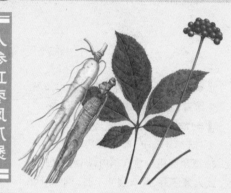

人参红枣凤爪煲

【配方】人参100克，红枣适量，凤爪300克，姜10克，盐20克，味精15克，白糖5克。

【制作】1. 凤爪砍去爪，姜去皮切片，红枣洗净，人参切段。2. 瓦煲注入清水，加入凤爪、红枣、姜、人参煲40分钟。3. 调入盐、味精、白糖，用小火同煲5分钟即可。

【功效】补气生血。

益气补肾，治疗男性疾病

古今大量有关益肾壮阳的良方，如全鹿丸、茸桂百补丸、参茸卫生丸等，人参均在方中起着益气补肾助阳的作用。人参的确可以影响调节性功能的高级神经中枢部位，呈现促性激素样作用，还能增进精子的活动能力，对因神经衰弱所引起的皮层性的脊髓性阳痿，也有一定治疗效果。

 治病食方

养生减肥保健茶

【配方】人参、何首乌、北沙参各15克，白糖适量。

【制作】1. 人参、何首乌、北沙参加水适量，煎熟即可。2. 每日1剂，分3～4次饮用，可酌加白糖调味，或炖汤代茶饮。

【功效】补肾养胃，生津填精，活血通脉，抗老祛病。

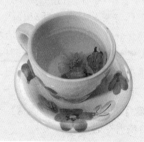

人参营养饭

【配方】人参2根，大米100克，红枣、栗子、红豆、黑豆各适量。

【制作】1. 人参洗净后按适度切块；大米洗净放在水里泡30分钟后沥干水分。2. 红枣去核后切丝，栗子切厚块。3. 红豆和黑豆泡水待软，红豆煮开。4. 往锅里放米和准备好的材料后加水做饭。5. 待米汤开后用微火焖好即可。

【功效】益肾壮阳。

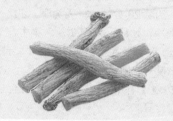

第四篇

最能补血的六种营养食物

◎花生◎胡萝卜◎葡萄

◎乌贼◎猪血◎当归

花生

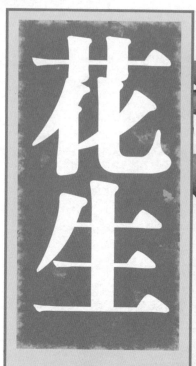

长生果

花生，学名落花生，又名地果、唐人豆。花生长于滋养补益，延年益寿，所以民间又称其为"长生果"。花生的营养价值比粮食高，甚至能与鸡蛋、牛奶、肉类等动物性食品媲美，于是人们将它与黄豆一样称为"植物肉""素中之荤"。

中医属性

《滇南本草图说》认为，花生"补中益气，盐水煮食养肺"。《药性考》中提及其可"生研用下痰。炒熟用开胃醒脾，滑肠，干咳者宜餐。滋燥润火"。

传统医学认为，花生性平，味甘；入脾、肺经，具有扶正补虚、悦脾和胃、润肺化痰、滋养调气、利水消肿、止血生乳、清咽止疟等功效，主治营养不良、食少体弱、燥咳少痰、咯血、皮肤紫斑、脚气、产妇乳少等病症。

现代研究

花生中的卵磷脂不仅能益智，还可延缓老化；花生中的不饱和脂肪酸含量在50%以上，有降低胆固醇的作用，对于预防动脉硬化、高血压和冠心病等心脑血管疾病十分有益。花生红衣中所含有的儿茶素对人体具有很强的抗老化的作用。

炒熟的花生中钙含量极高，可以促进骨骼的生长发育。花生的蛋白质中含十多种人体所需的氨基酸，可促使细胞发育和增强大脑的记忆能力，预防老年痴呆症。花生红衣中含有使凝血时间缩短的物质——白藜芦醇，不但可用于防治血友病，同时具有强大的抗氧化作用，是肿瘤类疾病的化学预防剂，也是动脉硬化、心脑血管疾病的化学预防剂。

营养宜忌

1. 将花生连红衣一起与红枣配合食用，既可补虚，又能止血，最宜用于身体虚弱的出血病人。

2. 花生炒熟或油炸后，性质热燥，不宜多食，而在花生的诸多吃法中以炖食最佳。

3. 花生能增进血凝、促进血栓形成，故血黏度高或有血栓的人不宜食用。

营养治病

补血益气，防治血友病

血友病是由于先天性凝血因子缺乏，以致凝血活酶生成障碍的出血性疾病。花生具有补血止血、强体益气的功效，适用于气血两虚所致的缺乏食欲、短气乏力等，对多种出血性疾病不但有止血的作用，而且对原发病有一定的治疗功效。

治病食方

花生烤麸粥

【配方】花生米、香菇各20克，粳米150克，大麦米75克，烤麸50克，盐2克，鸡粉3克，葱末5克。

【制作】1. 粳米淘洗干净，用冷水浸泡半小时，大麦米洗净，浸泡3小时，各自沥干水分；烤麸涨发回软，洗净切块；花生米用冷水浸泡回软；香菇用温水泡发回软，去蒂，洗净，切片。2. 锅中加入粳米、大麦米和约2000毫升冷水，上旺火烧沸，再下入烤麸块、花生米、香菇片等材料，转小火慢煮1小时。3. 粥内加入盐和鸡粉，搅拌均匀，待粥黏稠时，撒上葱末，即可盛起食用。

【功效】补血止血，排毒，抗氧化。

花生猪骨粥

【配方】花生米、粳米各100克，猪骨300克，香菜50克，大油20克，胡椒粉2克，香油5毫升，盐3克。

【制作】1. 粳米淘洗干净，用冷水浸泡半小时，捞出，沥干水分；猪骨洗净，敲断成小块；花生米放入碗内，用开水浸泡20分钟，剥去外皮；香菜择洗干净，切成小段。2. 把锅置火上，放入猪骨块、大油和适量水，用旺火烧沸后，继续烧煮约1小时，至汤色变白时，捞出猪骨，下粳米和花生米，用旺火烧沸，改小火继续熬煮约45分钟；煮至米粒开花、花生米酥软时，放盐、香油搅拌均匀，撒上胡椒粉、香菜段，即可。

【功效】补血益气，用于防治血友病。

活血润燥，预防癌症

花生的清热、活血、润燥，调理肠胃功能，有助于将肠道中的有害物质排出，减少毒素残留，从而降低致癌物质在体内的积存，降低肠癌发生的概率。

治病食方

卤花生

【配方】带壳花生、腌雪里蕻卤汁各500克。

【制作】1. 带壳花生淘洗干净，将每个花生捏开口，放入腌雪里蕻的卤汁中浸泡2天。2. 将带壳花生捞出放锅中加适量的水，置炉火上用旺火烧开，改用中火煮半小时，将煮熟的花生捞出沥干水分即可。

【功效】调理肠胃功能。

花生米拌黄瓜

【配方】花生米200克，黄瓜500克，盐8克，味精3克，花椒油、香油各20毫升。

【制作】1. 黄瓜洗净，去两头，切成丁。2. 花生米放水中浸泡一下，放锅中煮熟，捞出凉凉后去掉红衣，放入黄瓜丁中。3. 加入盐、花椒油、香油、味精拌匀即可。

【功效】补血益气，用于防治血友病。

益气养血，滋补靓发

女性，尤其是处于经期、孕期、产后和哺乳期的女性应该常吃、多吃花生，因为这些时期的女性失血和消耗营养较多，花生红衣能够补脾胃之气，达到养血止血的目的。同时，花生红衣还有生发、乌发的效果，使因血亏造成的头皮、发质得不到滋养而形成的脱发、白发得到改善，能使头发更加乌黑靓丽。

 治病食方

郁李仁花生粥

【配方】花生米、粳米各100克，郁李仁20克。

【制作】1. 郁李仁研成粉；花生洗净；粳米淘洗干净。2. 郁李仁、花生米、粳米同放炖锅内，加水500毫升，置武火上烧沸，再用文火煮35分钟即可。

【功效】润肠通便，养血补脾。

红枣花生浓汤

【配方】花生米100克，红枣15颗，红糖适量。

【制作】1. 红枣洗净，用温水浸泡，去核；花生米略煮一下，冷后剥衣。2. 将红枣和花生衣放在锅内，加入煮过花生米的水，再加适量的清水，用旺火煮沸后，改为小火焖半小时左右；捞出花生衣，加红糖溶化，收汁即可。

【功效】强体益气，补血止血。

滋补气血，通乳催乳

花生不但能够为产妇提供丰富的营养，而且性质温和，可以健脾暖胃、益气养血、活血化瘀、补虚通乳，适用于产后乳汁缺乏。还能够帮助产妇补血、散寒和补充热量，对产妇的身体恢复十分必要。

 治病食方

花旗参薏米花生汤

【配方】花生米75克，花旗参片19克，薏米38克，猪瘦肉300克，姜2克，红枣、盐各适量。

【制作】1. 洗干净花旗参、薏米和花生米；红枣去核洗净；洗干净猪瘦肉，汆烫后再冲洗干净。2. 煲滚适量水，放入花旗参片、薏米、花生米、猪瘦肉、红枣和姜片，水滚后改文火煲约2小时，下盐调味即可。

【功效】清热提神，通乳，养颜润肤。

花生红枣粥

【配方】花生米、红豆各50克，粳米100克，红枣5颗，白糖10克。

【制作】1. 红豆、花生米洗净，用冷水浸泡回软；红枣洗净，剔去枣核；粳米淘洗干净，用冷水浸泡半小时，捞出，沥干水分。2. 锅中加入约1500毫升冷水，放入红豆、花生米、粳米，旺火煮沸后，放入红枣，再改用小火慢熬至粥成，以白糖调味即可。

【功效】通乳催乳。

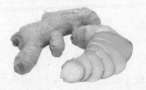

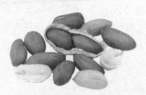

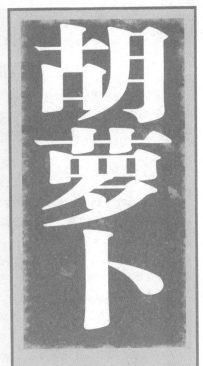

胡萝卜

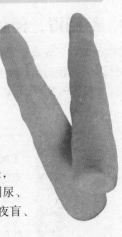

人体的
保护神

中医属性

《本草纲目》中指出，胡萝卜可以"下气补中，利胸膈肠胃，安五脏，令人健食"。《随息居饮食谱》又称："葫芦派，皮肉皆红，亦名红芦菔，然有皮肉皆黄者。辛甘温。下气宽肠，气微燥。"

传统医学认为，胡萝卜性微寒，味微苦甘辛；入肝、胃、肺经，具有下气补中、补肝益肺、健脾利尿、驱风寒等功效，主治小儿疳积、夜盲、胸膈痞满。

现代研究

胡萝卜中含有九种氨基酸，其中人体必需的氨基酸占五种。临床实践证明，胡萝卜有降压、降血糖、强心的作用，因此可作为冠心病人及糖尿病人的食疗食品。长期吸烟的人，每日饮半杯胡萝卜汁，对肺部有保健作用。

胡萝卜中富含的维生素A、维生素C和胡萝卜素可调节视网膜感光物质合成，缓解视疲劳，预防干眼病和夜盲症的发生。胡萝卜素经消化分解后变成加倍的维生素A，能促进儿童的牙齿和骨骼发育；分解脂肪，消除肥胖；对皮肤干燥、牛皮癣等症也有很好的改善作用。胡萝卜中的β–胡萝卜素具有清除氧自由基的功能，可达到非常明显的抗癌效果。胡萝卜所含的槲皮素、山素酚等成分能增加冠状动脉血流量，降低血脂，促进肾上腺素的合成。胡萝卜中的木质素，有提高机体抗癌免疫力和消灭癌细胞的作用。胡萝卜含有的大量果胶可以与有毒物质结合，改善消化系统，抵抗导致疾病、老化的自由基。胡萝卜富含的膳食纤维，也具有利膈、宽肠、减肥、通便、防癌的作用。

营养宜忌

1. 胡萝卜应搭配油脂来烹食，而且一定要煮熟了食用才更有利于营养吸收。

2. 胡萝卜不宜与人参同服，否则容易降低人参的补气效果。

胡萝卜，又名红萝卜、黄萝卜、小参、菜人参，因其来自胡地，味似萝卜，因而被称为胡萝卜。胡萝卜是一种难得的果、蔬、药兼用之品，对人体具有多方面的保健功能，具有延年益寿之功效，被誉为"人体的保护神"。

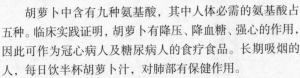

营养治病

补气血，益肠胃，预防癌症

便秘有很多诱因，饮食、疾病、药物、精神等因素都可能导致便秘。经常性便秘容易使体内堆积有害物质，阻碍机体正常的新陈代谢，从而容易导致免疫功能下降，增加患肠癌、肺癌等的危险。胡萝卜能补气血，润肠通便，可改善气血两亏导致的便秘、健忘等症。

 治病食方

香油炖胡萝卜

【配方】胡萝卜300克，香油30毫升，姜5克，葱10克，盐、鸡精各3克，植物油35毫升，清汤适量。

【制作】1. 将胡萝卜洗净，去皮，切3厘米见方的薄片；姜切片，葱切段。2. 将炒锅置武火上烧热，加入植物油，烧至六成热时，加入姜、葱爆香，加入清汤，烧沸，下入胡萝卜煮熟，加入盐、鸡精、香油即可。

【功效】润肠通便，明目健脾。适用于肠燥便秘、消化不良、咳嗽、夜盲症等。

核桃莴苣炒胡萝卜丁

【配方】胡萝卜200克，核桃仁30克，莴苣20克，姜5克，葱10克，盐3克，鸡精2克，植物油35毫升。

【制作】1. 将核桃仁用植物油炸香；莴苣去皮，切丁；胡萝卜去皮，切丁；姜切片，葱切段。2. 将炒锅置武火上烧热，加入植物油，烧至六成热时，下莴苣、胡萝卜丁、核桃仁、姜、葱、盐、鸡精，炒熟即可。

【功效】补气血，益智能，润肠通便。

养血明目，防治干眼症

肝脏与眼睛具有非常密切的关系。如果肝脏湿热重，眼睛便会浑浊而黄；如果肝火很旺，则易目赤且发炎；如果肝气亏，就易患近视眼等等。胡萝卜具有健脾和胃、补虚益肝、养血明目、清热解毒等作用，可保护肝脏，辅助治疗眼角膜干燥、夜盲症等眼部疾病。

 治病食方

胡萝卜炒猪肝

【配方】胡萝卜100克，猪肝250克，盐、料酒、姜、菱粉、植物油各适量。

【制作】1. 将猪肝洗净切片，放于大碗内，加盐、料酒、姜、菱粉拌匀；胡萝卜洗净切片。2. 炒锅置于旺火上，倒油于锅内，烧热，将胡萝卜放入锅内煸炒，然后倒入猪肝翻炒几下即可。

【功效】补虚益肝，辅助治疗营养不良、坏血病、夜盲症。

荸荠炖胡萝卜

【配方】胡萝卜400克，荸荠200克，鸡油30毫升，姜10克，盐4克，味精3克，葱15克。

【制作】1. 将荸荠去皮，一切两半，洗净；胡萝卜去皮，洗净，切3厘米见方的块；姜拍松，葱切段。2. 将荸荠、胡萝卜、姜、葱同放炖锅内，加入鸡油、水，置武火上烧沸，再用文火炖35分钟，加入盐、味精即可。

【功效】健脾，化滞，明目，壮骨。

补虚健胃，治疗消化不良

肠道可以迅速排除毒素，但是如果消化不良，就会造成毒素囤积在肠道，易被重新吸收。胡萝卜可以祛热生津、补虚健胃、清热利肠，有效降低血液中毒素的浓度，加速其排出。

治病食方

煮胡萝卜条

【配方】胡萝卜 500 克，黄油 50 克，盐 5 克，白糖 25 克，胡椒粉、味精各 2 克。

【制作】1. 将胡萝卜刮皮，洗净，切成长 3 ～ 4 厘米、粗 0.7 厘米左右的条。2. 锅置火上，放入适量清水，烧开，下入胡萝卜条，翻煮几下，放盐、白糖，改用中、小火继续煮 10 ～ 20 分钟，煮至胡萝卜熟透入味，捞出，沥水。3. 把煮好、沥干的胡萝卜条放在碗内，撒上味精，余下的白糖、盐、胡椒粉，淋入溶化的黄油，拌匀即可。

【功效】润肠通便，美容润肤。

胡萝卜土豆汤

【配方】胡萝卜、土豆各 60 克，嫩豆腐、腰果各 50 克，橄榄油适量，盐、芹菜、枸杞子、黑胡椒、水淀粉各少许。

【制作】1. 胡萝卜、土豆去皮；芹菜切段；嫩豆腐切小块。2. 锅内倒入橄榄油烧热，加入胡萝卜及土豆炒至熟软，盛出，倒入果汁机中，再加水及腰果榨成汁。3. 胡萝卜土豆汁倒入锅中，加入豆腐、芹菜煮开，再加入盐、黑胡椒调味，最后加入水淀粉勾薄芡，投入枸杞子稍煮即可。

【功效】消除胀气，改善消化不良，调理肠胃不适。

活血益中，治疗高血压

患高血压症容易导致肾动脉硬化，形成肾缺血，这样又加重了高血压，形成"恶性循环"。经常食用胡萝卜等可以活血下气、壮阳补肾、清热解毒的食物，有助于增加血流量，降低血脂。

治病食方

香菜拌胡萝卜丝

【配方】胡萝卜 500 克，香菜 50 克，盐、味精、白糖、红油、醋、香油各适量。

【制作】1. 胡萝卜洗净，刮去表面粗皮，切成细丝，用盐拌匀腌一下；香菜洗净，切成碎末。2. 将盐腌过的胡萝卜丝用清水淘洗一下，沥干放碗中。3. 把香菜碎末撒在胡萝卜丝上。4. 将红油、盐、醋、白糖、味精、香油放碗中拌匀，浇在胡萝卜丝碗中，拌匀即可。

【功效】防治血压升高。

海蜇拌胡萝卜

【配方】胡萝卜 200 克，海蜇皮 100 克，葱段 10 克，盐、味精、白糖、香油、植物油各适量。

【制作】1. 海蜇皮放入清水中泡发后洗净，切成细丝，用凉开水漂净，沥干；胡萝卜洗净削皮，切成细丝，焯至能掐透，加盐腌 10 分钟左右，用凉开水冲洗干净，沥干。2. 植物油倒入锅内烧热，加葱段炒香，趁热淋到海蜇皮丝和胡萝卜丝上，加白糖、味精、香油，拌匀即可。

【功效】降低血压。

补气润肺，预防感冒

气候发生变化时，会影响呼吸道黏膜的防御功能，全身的抗病能力也会下降，同时大量的细菌、病毒开始侵入，如果此时刚好体质不佳，就容易降低人体的抗病反应，免疫功能下降，导致感冒。常吃胡萝卜，可以增强机体活力，提高免疫力，预防流感。

 治病食方

 樱桃萝卜

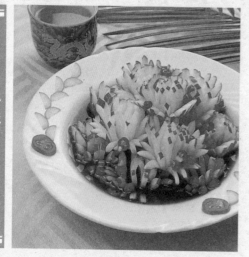

【配方】樱桃萝卜500克，红尖椒30克，陈醋30克，盐5克，味精3克，香油10克。

【制作】1. 将樱桃萝卜洗净，切十字花刀，放沸水中焯熟，装盘凉凉。2. 红尖椒洗净，切成椒圈。3. 把椒圈、陈醋和调味料一起放入碗内，调匀成味汁，均匀淋在樱桃萝卜上即可。

【功效】提高免疫力，预防感冒。

白菜山药胡萝卜汤

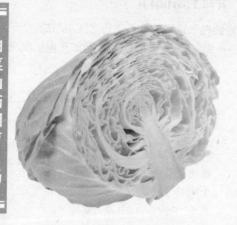

【配方】白菜、山药、胡萝卜各100克，白糖适量。

【制作】1. 将白菜、山药、胡萝卜分别洗净，再将白菜切碎，山药、胡萝卜分别切丁。2. 将上述诸料一同放入汤锅内，加适量水淹没住，以文火煮至酥透。3. 起锅前加糖调匀即可。

【功效】祛热生津，补虚健胃，清热利肠。

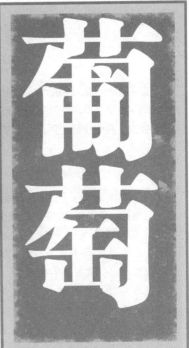

葡萄

水果皇后

中医属性

《神农本草经》有曰，葡萄"益气倍力强志，令人肥健，耐饥忍风寒，久食轻身不老延年"。《滇南本草》称其"大补气血，舒筋活络，泡酒服之，能治阴阳脱症，又治盗汗虚症"。传统医学认为，葡萄性平，味甘酸，入肺、脾、肾经；可补气益血、滋阴生津、强筋健骨、通利小便；主治气血虚弱、肺虚久咳、肝肾阴虚、心悸盗汗、腰腿酸痛等病症。

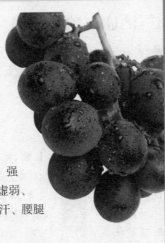

现代研究

葡萄具有广泛的药用价值，所含的天然聚合苯酚，能与病毒或细菌中的蛋白质化合，使之失去传染疾病的能力，尤其对肝炎病毒、脊髓灰质炎病毒有很好的灭杀作用。葡萄中含有一种叫白藜芦醇的化合物，可以抑制细胞发生癌变，并能防止已恶变的细胞扩散，有较强的防癌抗癌功能。

葡萄中含有的维生素 B_{12}，具有抗恶性贫血的作用，尤其是用带皮的葡萄发酵而成的红葡萄酒，每升中约含维生素 B_{12} 12～15毫克，因此，常饮红葡萄酒有益于治疗恶性贫血。葡萄中还含有维生素P，可降低胃酸毒性，达到利胆的目的，可治疗胃炎、肠炎及呕吐等。研究发现，葡萄酒在增加血浆中高密度脂蛋白的同时，能减少低密度脂蛋白含量。因此常食葡萄（葡萄酒），可降低冠心病引发死亡的概率。另外，葡萄中钾元素含量较高，能帮助人体积累钙质、促进肾脏功能，调节心搏次数。葡萄果实中，葡萄糖、有机酸、氨基酸含量都很高，可补益和兴奋大脑神经、消除过度疲劳，对治疗神经衰弱有一定效果。据《本草纲目》记载，葡萄的根、藤、叶等均有很好的利尿、消肿、安胎作用，可治疗妊娠恶阻、呕哕、浮肿等病症。

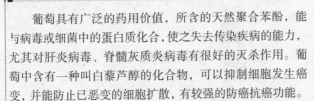

营养宜忌

1. 鲜葡萄连皮带子榨汁后饮用，营养更佳。
2. 葡萄含糖量高，糖尿病患者不宜多食。

葡萄，又名草龙珠、水晶明珠、蒲桃、山葫芦。葡萄名列世界四大水果之首，不但色美、气香、味可口，而且果实、根、叶皆可入药，全身是宝，既可鲜食又可加工成各种产品，如葡萄酒、葡萄汁、葡萄干等，被人们誉为"水果皇后"。

营养治病

益气活血，预防肝病

葡萄能补气血、强筋骨、益肝阴、利小便、舒筋活血、暖胃健脾、除烦解渴；对保护肝脏、减轻腹水及下肢浮肿的功效非常显著，还可改善肝炎伴有的神经衰弱、疲劳等症状，能帮助消化，增进食欲，并防止肝炎后脂肪肝的发生。

 治病食方

山药葡萄粥

【配方】葡萄干40克，粳米100克，山药、莲子各20克，白糖少许。

【制作】1. 山药洗净，去皮，切成小片。2. 莲子洗净，用冷水泡开，除去莲心；葡萄干除去杂质。3. 粳米洗净泡好，放入锅中，加入约1000毫升冷水，用旺火煮沸，放入山药片、莲子肉、葡萄干同煮，再沸后用小火焖约15分钟，加白糖调好味，即可盛起食用。

【功效】舒筋活血，暖胃健脾。

樱桃糖酒汁

【配方】红葡萄酒100毫升，樱桃300克，白糖50克。

【制作】1. 樱桃洗净，去梗、去核，放入榨汁机中搅打成汁。2. 锅内加入冷水，加入白糖烧煮，待糖液呈半透明状时，倒入红葡萄酒，继续烧煮两三分钟，使液汁稍稍变稠。3. 将樱桃汁加入糖酒汁内，搅拌均匀，待液汁冷却后，放入冰箱冰镇片刻，即可取出饮用。

【功效】帮助消化，增进食欲。

补血安神，治疗神经衰弱

心神不宁、疲惫无力时可适当食用一些葡萄，它具有补气血，强筋骨的功效，有益于大脑神经，能调节情绪，对治疗神经衰弱、消除过度疲劳有一定效果。适用于气血虚弱，神疲心悸，风湿痹痛，腰膝无力，神经衰弱等患者食用。

 治病食方

葡萄茉莉粥

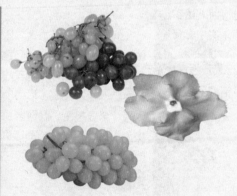

【配方】葡萄干20克，茉莉花10克，糯米100克，冰糖50克。

【制作】1. 糯米淘洗干净，用冷水浸泡3小时，捞出沥干水分。2. 葡萄干、茉莉花均洗净。3. 锅中加入冷水，将糯米放入，用旺火煮至米粒开花，加入葡萄干、茉莉花和冰糖，继续煮至米烂粥稠即可。

【功效】安抚情绪，舒缓情绪。

健脾开胃，治疗胃病

葡萄能大补气血，舒筋活络，开胃利胆，能降低胃酸毒性，因而可治疗胃炎、肠炎及呕吐等。同时，葡萄在预防和治疗胃痛、腹胀等方面也有较显著疗效。

治病食方

葡萄干粥

【配方】葡萄干50克，粳米100克，白糖5克。

【制作】1.将葡萄干择净，用冷水略泡，冲洗干净。2.粳米淘洗干净，用冷水浸泡半小时，捞出沥干水分。3.锅中加入冷水，倒入葡萄干、粳米，先用旺火煮沸，再改用小火熬至粥成，加入白糖调好味，再稍焖片刻即可。

【功效】缓解胃痛腹胀。

五果冰糖羹

【配方】葡萄200克，枸杞子10克，桂圆肉15克，香蕉20克，红枣适量，冰糖25克。

【制作】1.红枣去核，洗净切碎；桂圆肉洗净。2.枸杞子用温水泡至回软，洗净捞出，沥干水分。3.红枣、枸杞子、桂圆肉同入锅中，加入适量冷水，以小火熬煮片刻。4.将香蕉去皮，切丁；葡萄洗净，去皮、子，一起投入汤羹内拌匀，最后以冰糖调好味，即可盛起食用。

【功效】舒筋活络，开胃利胆。

滋阴补血，缓解妊娠症状

据记载，葡萄的果实、根、藤、叶等有很好的滋阴、利尿、消肿、活血、安胎的作用，对于孕妇气血虚弱、腰腿酸痛、筋骨无力、面肢浮肿等都有辅助治疗的作用。

治病食方

甜品火锅

【配方】葡萄500克，橙子、橘子、菠萝各300克，巧克力80克，高汤1500毫升，盐少许，葱段、杏仁末、花生末、腰果末各5克。

【制作】1.将橙子和橘子洗净切片，菠萝削皮用冷水泡一下后切成细条，葡萄洗净沥干水，以上原料与饼干一起分盘装好，围于火锅的四周。2.锅置火上，放入高汤、盐和葱段烧沸，倒入点燃的火锅中，下巧克力煮化，即可将广柑、橘子、菠萝、葡萄，用长叉叉上，进行烫食。3.可根据个人的口味，另用杏仁末、花生末、腰果末和盐等配制成调味汁，蘸食。

【功效】滋阴，利尿，消肿，活血。

柠檬葡萄酒

【配方】白葡萄酒250毫升，方糖2块，柠檬20克，柠檬皮适量。

【制作】1.柠檬洗净后用榨汁机制成柠檬汁；将柠檬皮和葡萄酒一起入榨汁机搅打成泥。2.将柠檬汁、柠檬泥、方糖放在容器中，冲入开水，搅拌均匀后过滤。3.将过滤后的汁水冷却，即成柠檬葡萄酒。4.食用时可将酒装入大葡萄酒杯，杯口可插柠檬片，苹果片或放红樱桃做装饰。

【功效】利尿，消肿，活血，安胎。

补血补气，治疗恶性贫血

葡萄可补气血、开胃口、强筋骨、利小便 是气血虚弱、食欲不振、心悸盗汗等患者的治疗佳品。葡萄酒更以"暖腰肾、驻颜色、耐寒"之功效和独有的醇香，深受身体虚弱及贫血病人的青睐。常饮红葡萄酒，有益于治疗恶性贫血。

 治病食方

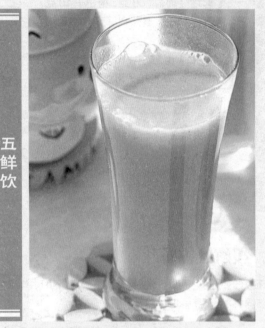

五鲜饮

【配方】葡萄、西瓜、鲜藕、梨、鲜生地各 200 克，白糖 10 克。

【制作】1. 将西瓜洗净，挖出瓤，瓜皮切丝；鲜藕、鲜生地洗净，切丝；梨去核洗净，切块；葡萄洗净，去子去皮。2. 将上述各种蔬果分别放入榨汁机中榨取汁液。3. 将以上五种汁液倒入同一大杯中，加入白糖搅拌均匀，即可直接饮用。

【功效】补益气血，增强体力。

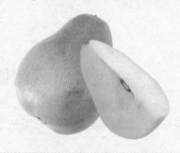

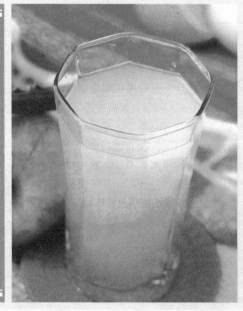

紫沙果美肤汁

【配方】葡萄 100 克，李子 30 克，苹果 50 克，柠檬 20 克，冰糖 10 克。

【制作】1. 李子去核，连皮切成四块；葡萄去皮，去子；苹果洗净，去核，切成块；柠檬削皮，果肉切块。2. 以上 4 种水果分别放入榨汁机中，搅打成汁。3. 将果汁倒入杯中，加入冰糖搅拌均匀，即可直接饮用。

【功效】预防贫血。

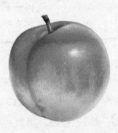

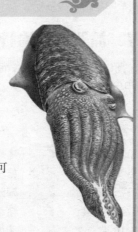

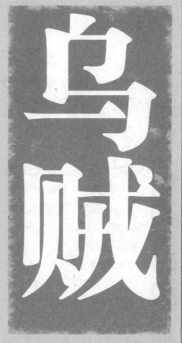

乌贼

中医属性

《医林纂要》有曰，乌贼"补心通脉，和血清肾，去热体精。作脍食，大能养血滋阴，明目去热"。《随息居饮食谱》有曰，乌贼"疗口咸，滋肝肾，补血脉，理脊经，愈崩淋，利胎产，调经带，疗疝瘕，最益妇人"。

传统医学认为，乌贼性平味咸，入肝、肾经，具有养血滋阴的功效，可治疗血虚、经闭、崩漏、带下等。

现代研究

乌贼干表面的白色粉末是牛磺酸等游离氨基酸，食用时不要擦去，能促进胆汁酸的分泌，降低血液中的胆固醇，并可以抑制交感神经的作用，改善高血压。牛磺酸还能够抑制血糖值的上升，预防糖尿病。乌贼肉中牛磺酸的含量在海鲜类中名列前茅。

乌贼中所含有的硒元素，既可抗病毒，又能防治癌症。乌贼肉中含有的黏多糖类具有强烈的防腐作用，抗癌作用十分理想。乌贼墨也可入药，因为墨中含有墨黑色素，所以有止血的功效，可用于功能性子宫出血、消化性溃疡出血和肺结核咯血。乌贼的背部有一块石灰质的骨头，俗名乌贼骨，医书上称为海螵蛸。该骨含有碳酸钙、磷酸钙胶质、有机质及氯化钠等，有止血、止滞、涩精止遗、制酸止痛等功效，可用于治疗胃酸过多引起的胃及十二指肠溃疡等。

营养宜忌

1. 乌贼肉质洁白，具有鲜、嫩、脆的特点，除鲜食外，还可加工成干制品。

2. 乌贼属发物，因此患有慢性疾病者酌情忌食。

海洋中的
万宝囊

乌贼也叫墨鱼，它不是鱼，和陆地上的蜗牛、河流里的蚌、海礁上的牡蛎一样，都属于贝类。乌贼营养丰富而全面，味道鲜美，且一身是宝，全身各部分皆可入药，因而被视为病后康复和老幼体虚者的滋补珍品，号称"海洋中的万宝囊"，受到世界各国人民的喜爱。

营养治病

健脾胃，益气血，治疗糖尿病

糖尿病的主要病理是阴虚燥热，所以糖尿病最怕燥热，而秋季多燥热，病情容易加重。因此，糖尿病患者在秋燥时节应注意多食用乌贼等可以滋阴、润燥、活血、养气的食物。

 治病食方

什锦豆腐煲

【配方】鲜乌贼、绍菜各200克，豆腐400克，土鱿鱼、牛肉丸各100克，鱼丸、猪肝、猪瘦肉各150克，猪心80克，鸡精20克，料酒15毫升，植物油60毫升，盐、胡椒粉各10克。

【制作】1. 先将各料切好，若没有高汤，可用鸡精混合清水调成汤，绍菜垫在煲底，加汤放入豆腐先煲着。2. 煲滚后下油，放入猪心、猪肝、猪瘦肉先滚片刻，稍后再下乌贼、土鱿鱼、鱼丸、牛肉丸等同滚，用盐、料酒、胡椒粉调味即可。

【功效】滋阴，润燥，活血，养气。

山茱萸炒鲜乌贼

【配方】鲜乌贼300克，山茱萸、枸杞子各15克，西芹100克，料酒10毫升，姜5克，葱10克，盐3克，鸡精2克，植物油35毫升。

【制作】1. 将山茱萸、枸杞子去杂质、果柄，洗净；鲜乌贼切3厘米见方的块；西芹洗净，切3厘米长的段；姜切片，葱切段。2. 在锅中加入植物油，烧至六成热时，下入姜葱爆香，下入乌贼、料酒，炒变色，加入西芹、山茱萸、枸杞子，炒熟，放入盐、鸡精即可。

【功效】滋阴补肾，养血，降血糖。适于糖尿病患者食用。

补血益气，预防肿瘤

癌症患者适宜常吃鱼、贝等水产品，不但能益气补血、滋肾填精、强壮筋骨，还有明显的抗癌作用。乌贼可补血养肝、补心益脾，对血虚引起的各种贫血病、血液病、癌症及各种慢性衰弱性疾病有治疗功效。

 治病食方

二杏炖乌贼

【配方】乌贼200克，杏仁12克，银杏15克，料酒10毫升，姜5克，葱10克，盐3克，鸡汤600毫升。

【制作】1. 把杏仁去皮、尖；银杏去壳、去心；乌贼洗净，切成3厘米长、2厘米宽的块；姜切片，葱切花。2. 把乌贼、杏仁、银杏放入炖锅内，加入姜、葱、料酒、盐、鸡汤。3. 锅置武火上烧沸，用文火炖50分钟即可。

【功效】润肺化饮，防癌抗癌。

菊花香菇炒乌贼

【配方】乌贼100克，鲜菊花50克，香菇30克，葱10克，盐、姜各5克，鸡汤400毫升，植物油50毫升。

【制作】1. 把鲜菊花洗净，去杂质；香菇发透，去根蒂，一切两半；乌贼洗净，切3厘米见方的块；姜切丝，葱切段。2. 把炒锅置武火上烧热，加入植物油，至六成热时，加入姜、葱爆香，下入乌贼、香菇、菊花、盐、鸡汤，用文火煲10分钟即可。

【功效】疏风清热，明目降压，

滋补心肾，降脂降压

高血压易损害机体脑、心、肾等重要器官，是脑卒中、冠心病等发病的重要原因。乌贼具有养血、活血、滋阴、排毒的作用，能够维护心脏功能，保护肾脏，从而减少高血压并发症对人体的危害。

治病食方

醋拌乌贼

【配方】乌贼200克，姜、盐各5克，葱10克，香油、醋各10毫升。

【制作】1. 把乌贼洗净，去紫色皮膜，切4厘米长的花，放沸水锅内焯熟，捞出沥干水分。2. 姜切丝，葱切花，放入碗内，加入熟乌贼，放入醋、盐，淋上香油，拌匀即可。

【功效】保护肾脏，减少高血压并发症。

紫菜乌贼苦瓜汤

【配方】鲜乌贼、苦瓜各100克，紫菜50克，姜、盐各5克，葱、蒜各10克，植物油30毫升。

【制作】1. 把紫菜用水发透，洗净；鲜乌贼去紫色皮膜，洗净；苦瓜洗净，一切两半，挖去瓤，切片；姜切片，葱切花，蒜去皮切薄片。2. 把炒锅置武火上烧热，加入植物油，烧至六成热时，下入蒜、姜、葱爆香，加入清水，烧沸，放入乌贼片、苦瓜片、紫菜，烧沸，用文火煮25分钟，加入盐即可。

【功效】补肾益心，降低血压。

滋肝肾，补血脉，治疗妇科疾病

乌贼具有很好的滋阴、补血的作用，经常食用对妇女血虚性月经失调有调节作用，对妇女带下、腰疼、尿频等也有很好的治疗作用。

治病食方

爆乌贼卷

【配方】净乌贼肉300克，葱、姜、蒜、盐、味精各3克，料酒、水淀粉各15毫升，高汤、植物油各70毫升，大油少许。

【制作】1. 将乌贼肉切长方块；将盐、味精、料酒、高汤、水淀粉放入小碗调成芡汁。2. 取炒锅两口，同时置火上；一口加清水烧沸，一口放入植物油烧热，先将乌贼氽水捞出，然后投入七成热的油锅中炸至八成熟捞出。3. 锅留少许底油，放入蒜、姜、葱末煸香，倒进乌贼，烹入调好的芡汁，颠翻炒锅，使卤汁紧包乌贼卷，浇上大油即可。

【功效】滋阴，补血。

双耳炒乌贼

【配方】鲜乌贼200克，银耳15克，黑木耳20克，料酒10毫升，姜5克，葱10克，盐3克，西芹50克，植物油50毫升。

【制作】1. 银耳、黑木耳发透，去根蒂，撕成瓣；乌贼洗净，切成4厘米长、3厘米宽的块；西芹洗净，切成4厘米长的段；葱切段，姜切片。2. 把炒锅置武火上烧热，加入植物油，烧至六成热时，下入姜、葱爆香，投入乌贼，翻炒，再下入双耳、西芹、盐、料酒，炒熟即可。

【功效】滋补心肾。

补血益智，改善脑功能

　　乌贼可以补气血、益智能、增脑力、润肠通便，有助于维持肌肉、肺部、大脑和骨髓等部位的功能。适用于气血不足、智力低下、便秘、脑力衰退等症，对胎儿、婴幼儿有益智强身作用，还能抑制和治疗老年性痴呆，改善常人的脑功能。

 治病食方

什锦鱼头煲

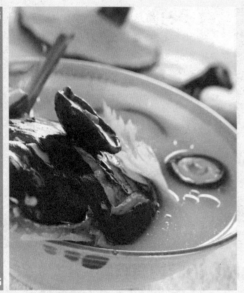

【配方】鲜乌贼、绍菜各 400 克，淡水大鱼头 2 个，豆腐 500 克，猪瘦肉、猪肝各 100 克，冬菇 40 克，面筋 6 个，植物油 50 毫升，干淀粉 20 克，盐 10 克，料酒 10 毫升，葱丝 15 克，胡椒粉 3 克。

【制作】1. 鱼头加少许盐、料酒腌过，蘸干淀粉，放入沸油内炸至金黄色取出。2. 将鲜乌贼、绍菜、冬菇、面筋、豆腐洗净，切好。3. 绍菜放在煲底，豆腐放绍菜上，加适量清水，下鱼头、面筋、冬菇，加盐调味，先煲片刻，然后下鲜乌贼、猪瘦肉、猪肝，煮熟后，加入植物油、葱丝、胡椒粉即可。

【功效】适用于气血不足、智力低下、便秘、脑力衰退等症。

核桃炖乌贼

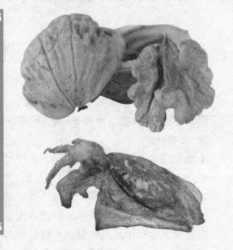

【配方】鲜乌贼 250 克，核桃仁 30 克，料酒 10 毫升，姜 5 克，葱 10 克，盐 3 克，鸡精 2 克，鸡油 25 毫升。

【制作】1. 将核桃仁去杂质，洗净；乌贼洗净，切成 2 厘米宽、4 厘米长的块状；姜拍松，葱切段。2. 将核桃仁、乌贼、料酒、姜、葱、盐、鸡精、鸡油放入锅内，加水，置武火上烧沸，再用文火炖 25 分钟即可。

【功效】补气血，益智能，增脑力，润肠通便。适用于气血不足、智力低下、便秘、脑力衰退等症。

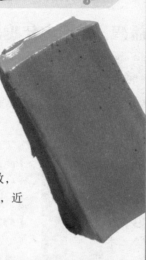

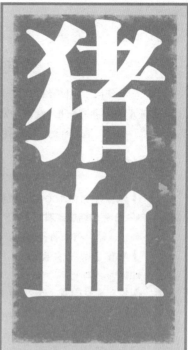

猪血

养血之玉

中医属性

《本草纲目》曰，猪血"清油炒食，治嘈杂有虫"。《名医别录》言其"主奔豚暴气，中风头眩，淋沥"。《千金·食治》认为它"主卒下血不止，美清酒和炒服之"。

传统医学认为，猪血性平，味咸，归肾、脾经，具有祛头风、止眩晕、养血止血、利大肠等功效，可治疗眩晕、血证、中满腹胀等，近年也用于治疗宫颈糜烂等。

现代研究

猪血不仅蛋白质特别丰富，还含有各种人体所需的微量元素，尤其含铁量高，可以防治缺铁性贫血。猪血中含有的微量元素钴，对其他贫血病如恶性贫血也有一定的防治作用。猪血所含的锌、铜等，具有抗衰老的作用，常吃猪血能延缓机体衰老，使人耳聪目明。猪血含有适量的硒，足以起到防癌抗癌作用，尤其对血癌病人有益。

猪血中的血浆蛋白被消化液中的酶分解后，会产生一种解毒的物质，有除尘、清肠、排毒的作用。猪血中含有凝血酶，具有止血作用。猪血中还含有一定量的磷脂酰胆碱（卵磷脂），有抑制低密度脂蛋白的作用，有助于预防动脉硬化，对高血压、冠心病、高脂血症、脑血管病患者有益。

此外，老年人由于牙齿脱落，咀嚼困难，加之消化功能减退，食物不能被充分消化吸收，容易造成营养不良。猪血质软似豆腐，便于咀嚼，容易被消化吸收，因此老年人常食猪血有益强身健体。

营养宜忌

1. 猪血不宜与黄豆同吃，否则会引起消化不良。
2. 猪血忌于海带同食，否则会导致便秘。

猪血，又称液体肉、血豆腐和血花等，是最理想的补血佳品。猪血一年四季都有售，以色正新鲜、无夹杂猪毛和杂质、质地柔软、非病猪之血为优。猪血及猪血制品以其丰富的营养和独特的滋补功效，一直为人们所喜爱，堪称"养血之玉"。

营养治病

补血益智，防治老年痴呆症

人到老年后，机体整体功能衰退，脏器发生实质性老化，从而多有老年病发生。此时宜食用猪血等具有益气养血、健补脾胃功效的食物，可以促进营养的吸收，延缓衰老，对老年性大脑萎缩、痴呆、健忘等有治疗作用。

 治病食方

鱼片猪红粥

【配方】猪血100克，草鱼肉、大米各50克，瑶柱、腐竹各15克，酱油、姜丝、盐、植物油各适量。

【制作】1. 把大米洗净，用少许盐、油拌匀。2. 将水煮沸后，加入大米、腐竹、瑶柱同煮。3. 把猪血洗净，用刀削去上层浮沫和下层的沉淀，切成小方块；草鱼肉切成薄片，用酱油、姜丝拌匀。4. 粥煮30分钟时，将猪血、姜丝放入，用盐调味，煮开时放入草鱼片，待再煮开即可食用。吃时可加入油条、咸蛋粒、胡椒粉、葱花等。

【功效】延缓衰老。

腐竹猪红粥

【配方】猪血300克，粳米100克，腐竹50克，瑶柱15克，葱末5克，盐、胡椒粉各2克。

【制作】1. 粳米淘洗干净，沥干水分，加少许盐拌腌；腐竹和瑶柱分别洗净，切细。2. 猪血切成长条，放入水中浸泡。3. 锅内加入约1000毫升冷水，放入粳米，用旺火煮开，放入腐竹及瑶柱，随即改用小火慢煮。4. 约煮半小时以后，放入猪血条，待锅再开时加入葱末及胡椒粉调味，即可盛起食用。

【功效】益气补血，健补脾胃。

补血止血，治疗出血性疾病

猪血不但可以补血，还具有止血作用，目前我国制造的凝血酶药剂的主要材料就是猪血，其对治疗肝实质性出血和骨髓性出血有显著功效。

 治病食方

黄豆芽猪血汤

【配方】熟猪血300克，黄豆芽200克，姜4克，花生油15毫升，盐5克。

【制作】1. 黄豆芽洗净，去根，切段；猪血用清水洗净。2. 炒锅上火，下花生油烧七成热，爆香姜片，下黄豆芽炒香，注入清水，以旺火烧滚约30分钟，放入猪血，烧滚加盐调味即可。

【功效】补血，止血，滋养血脉。

菠菜猪血汤

【配方】猪血250克，菠菜500克，香油、盐各少许。

【制作】1. 将菠菜择洗干净，切段；猪血漂洗干净，切小方块。2. 将猪血放入锅内加水煮沸，投入菠菜同煮成汤，以香油、盐调味即可。

【功效】润肠通便，补血止血。

益气活血，治疗癌症

猪血具有防癌抗癌作用，尤其对血癌病人来说，多食新鲜猪血，能够活血、补血、益气，利于疏通经络，促进机体各功能正常，增强血红细胞的功能，使病情得到缓解和改善。

治病食方

山楂红花炒猪血

【配方】猪血 250 克，藏红花 6 克，山楂 20 克，料酒、酱油各 10 毫升，盐、味精各 2 克，姜 5 克，葱 10 克，植物油 25 毫升。

【制作】1. 红花、山楂洗净，去杂质；猪血放沸水锅内煮 3 分钟，捞起，沥干水分，切 2 厘米宽、4 厘米长的块；姜切片，葱切段。2. 将炒锅置武火上烧热，加入植物油，烧至六成热时，下入姜、葱爆香，下入猪血、料酒，炒变色，下入红花、山楂、盐、味精、酱油即可。

【功效】活血，补血，益气，美容，抗癌。

酸菜腐皮猪血汤

【配方】猪血、酸菜各 100 克，豆腐皮 1 张，姜 2 片，料酒、盐、胡椒粉各少许。

【制作】1. 将酸菜洗净；猪血洗净，切成适当大小的块状。2. 豆腐皮切成适当的块状或丝条状。3. 汤锅里的开水煮沸后，将猪血放入煮 10 分钟，再放入切好的酸菜、姜片、豆腐皮，继续煮 5 分钟后，添加适量的盐和少许料酒调味，食用前可再撒些胡椒粉。

【功效】开胃提神，益气补血。

清热解毒，预防便秘

猪血具有清热解毒、消滞化食、润肠通便、补血止血的功效，能在机体中产生一种解毒的物质，可除尘、清肠、排毒，并与侵入人体内的粉尘和金属微粒反应，转化为人体不易吸收的物质，直接排出体外，从而避免对人体的损害。

治病食方

红白豆腐酸辣汤

【配方】猪血、豆腐各 100 克，香菜 10 克，盐 3 克，胡椒粉、姜丝各 1 克，醋 20 毫升，味精 0.5 克，葱丝 5 克，蒜片 2 克，植物油、湿淀粉各 20 毫升。

【制作】1. 将豆腐、猪血切成粗条；香菜洗净切成末。2. 将锅至火上倒入植物油，烧热后放葱丝煸炒出香味，倒入约 1000 毫升水（鸡汤或肉汤更佳），然后将豆腐、猪血倒入汤内煮沸。
3. 将姜丝、蒜片、盐、味精、胡椒粉下入汤中稍煮 1 分钟，用湿淀粉勾成稀芡，撒香菜末，加入适量醋即可。

【功效】除尘，清肠，排毒。

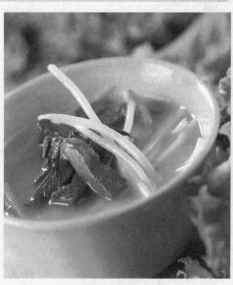

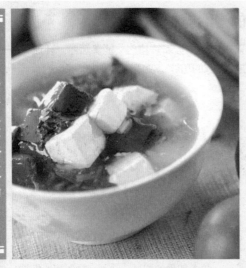

韭菜豆芽猪红汤

【配方】猪血 400 克，韭菜 60 克，大豆芽菜 100 克，姜丝 16 克，植物油 10 毫升，盐 5 克。

【制作】1. 将韭菜洗净，切成小段；大豆芽菜洗净。2. 将猪血洗净，切成块状。3. 将清水 1000 毫升放入瓦煲内，煮沸后下植物油、韭菜、姜丝、大豆芽菜，滚 5 分钟后放入猪血，文火煮至猪血熟，加盐调味即可。

【功效】清热，润肠，通便。

补血益气，防治贫血

古书有记载，动物血液如猪血、牛血、羊血、鸡血、鸭血、鹅血都可以用作补血食品，这是中国的旧法，即所谓"以血补血"。猪血物美价廉，可用来缓解各种原因引起的贫血症。

 治病食方

煮血肠

【配方】猪血 5000 克，明肠 1000 克，盐 200 克，醋 150 毫升，酱油 10 毫升，味精、姜丝、香菜段各 10 克，砂仁、桂皮、紫蔻、肉蔻、丁香共 40 克（磨成细面成肉料子），葱段 15 克，香油 4 毫升，胡椒粉 1 克。

【制作】1. 把选用经过检验无病的猪鲜血，澄清后把清血倒入盆内，用作灌清血肠，剩下的用于灌混血肠。2. 把选好的明肠放入盆内，加入盐、醋进行搓洗，见起白沫时即可，用清水反复洗净；把清血放入水、盐、味精、肉料面搅拌均匀。3. 将明肠再用水洗一次，将一端用细绳扎好，用漏斗从一端把搅拌好的清血灌入肠内（上下抖动一下）。4. 灌好后，再用细绳把这一端扎好，将血肠由中间折过来，再从中间用细绳扎上一道。5. 把灌好的血肠放入冷水锅中，逐渐加热，始终保持水面似开不开的状态，

煮 10 分钟左右，见血肠漂起，内里已熟，即捞在凉水盆内投凉。6. 把冷却后的血肠用刀切成圆片，装在碗里。7. 把碗内的血肠片倒入漏勺内，放入沸水锅内烫成四边卷起，放入用葱段、姜丝、香菜段、味精、香油、酱油、胡椒粉、肉汤兑成的汤碗内即可。8. 食用时可配以韭菜花、腐乳。

【功效】补血养血。

猪血粥

【配方】猪血 200 克，粳米 100 克，葱末 5 克，盐 2 克，味精 1 克，香油 2 毫升。

【制作】1. 将猪血洗净，切成小块，放在冷水中浸泡。2. 粳米淘洗干净，用冷水浸泡半小时，捞出沥干水分。3. 锅中倒入冷水，将粳米放入，用旺火烧沸后，加入猪血块，再改用小火熬煮，待粥将成时，以盐、味精调味，撒上葱末，淋上香油即可。

【功效】预防贫血。

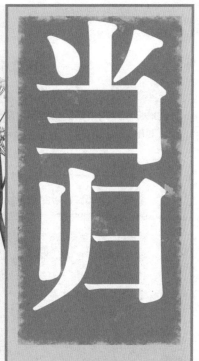

当归

血家圣药

中医属性

《本草纲目》曰："当归本非芹类，特以花叶似芹，故得芹名。古人娶妻为续嗣也，当归调血，为女人要药，有思夫之意，故有当归之名，正与唐诗'胡麻好种无人种，正是归时又不归'之旨相同"。《本草衍义》云："当归补女子诸不足。"

当归性温味甘辛，入心、肝、脾三经，有补血和血、调经止痛、润燥滑肠的功效。常用于治疗月经不调、经闭腹痛、崩漏、眩晕、肠燥便难、跌扑损伤等。将其制成药酒，借酒力行药势，可使功效大增。

现代研究

当归对血液及造血系统具有积极作用，能够明显抑制血小板聚集，可抗血栓，还有降低血脂的作用，对动脉硬化的主动脉病变有一定预防作用。当归还有一定的抗心肌缺血作用，能促进血管扩张。

当归或当归多糖能显著提高机体红细胞的能力，有效提高免疫力。当归还能促进血红蛋白及红细胞的生成，具有抗贫血与造血的作用。

当归能够预防机体急性肝损伤，对肝细胞膜损害、肝线粒体损伤均有明显的修护作用。当归的水提物、挥发油对机体胆汁分泌量均有明显促进作用，并能增加胆汁中固体物及胆酸的排泄量，预防胆结石。另外，当归有助于兴奋子宫和抑制子宫平滑肌，可松弛气管平滑肌，有较强的解痉作用。

营养宜忌

1. 月经过多、有出血倾向、阴虚内热、大便溏泄者均不宜服用。

2. 使用当归不当会加重出血、腹泻等症状。

当归，是常用的补血药，也有川归、西归、云归、东当归等名称，均以产地命名，秦岭一带的秦归为当归之首，量大质优。药谚云"十药九归"，当归是中药里不可缺少的一味名贵药材，当归的根头能止血、主根能养血、支根能行血、全当归可活血，因而得名"血家圣药"。

123

营养治病

活血化瘀，防治脑缺血损伤

脑缺血是造成脑血管疾病的常见因素，脑缺血损伤的防治已成为中西医共同面临的课题。我国活血化瘀的传统药物当归可降低血小板聚集，有显著的改善血液循环以及抗血栓形成等作用，对脑缺血损伤的治疗已经显示出较好的功效。

 治病食方

当归牛腩

【配方】当归、水发香菇各25克，牛腩750克，净冬笋150克，蒜末、胡椒粉各1克，姜末0.5克，绍酒、花生油各50毫升，白糖、味精各10克，酱油15毫升，猪骨汤750毫升，香油1毫升。

【制作】1. 将牛腩洗净，下沸水锅煮20分钟捞出，切成3.3厘米长、2.6厘米宽的块；冬笋切块；香菇切片；当归用纱布包好。2. 炒锅置旺火上，下花生油烧热，先放入蒜末、姜末煸炒片刻，再放入牛腩、冬笋、香菇，加绍酒、白糖、酱油翻炒10分钟，然后倒入猪骨汤，待烧沸时一并倒入砂锅，加当归，置于微火上焖4小时至肉烂汁黏时拣去当归，加味精调匀后起锅装碗，淋上香油，撒上胡椒粉即可。

【功效】活血化瘀，强壮体魄。

当归糖浆

【配方】当归100克，红糖、冰糖、肉桂各适量。

【制作】1. 当归切碎浸水15～20分钟，捞出，换水，放在火上熬至水减半。2. 将当归水搅拌均匀，然后加入红糖、冰糖、肉桂，放入微波炉中用中火加热15分钟至融化，糖浆制好后可以加入到冲好的咖啡中，饮用即可。

【功效】养血活血。

补血生肌，消除外科炎症

当归具有消肿止痛、排脓生肌的功效，治疗外科疮疡的名方"仙方活命饮"，就是以当归为主料，配以赤芍、金银花、炮山甲等共同制成的。另外，当归也宜用于疼痛病证，能够温通经脉、活血止痛，无论虚寒腹痛，还是风湿关节疼痛，跌打损伤、淤血阻滞疼痛，都可使用当归。

 治病食方

当归蒸鲤鱼

【配方】鲤鱼1000克，当归30克，川芎、枸杞子、黄芪各15克，盐、料酒、姜、葱各少许。

【制作】1. 当归、川芎、黄芪和枸杞子用水、料酒两碗煮成八分熟。2. 鲤鱼洗净，加入上述熬好的汤同蒸，蒸至鱼熟。3. 加少许盐，撒上姜丝和葱丝，再将鱼汤淋上几次即可。

【功效】温通经脉，活血止痛。

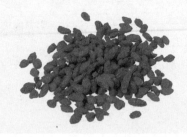

补血活血，预防血栓

当归既能补血活血，又能散寒止痛，可用于治疗血虚、血滞症以及跌打损伤、风湿痹阻等疼痛证，对冠心病、心绞痛、血栓闭塞性脉管炎等均有一定疗效。

治病食方

人参当归猪心汤

【配方】当归15克，猪心300克，人参10克。

【制作】1. 人参、当归洗净切片；猪心去肥脂，洗净。2. 把人参、当归纳入猪心内，放入炖盅内，加开水适量，炖盅加盖，置锅内用文火隔水炖3小时，调味即可。

【功效】益气养血，补心安神。

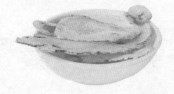

当归山楂什锦菜

【配方】当归尾20克，山楂、丹参各10克，莲藕、海带、胡萝卜、酱油各适量。

【制作】1. 莲藕去皮、洗净、切片；胡萝卜去皮、切成丝；海带洗净、切成丝；山楂洗净；将当归尾、丹参用过滤袋包好。2. 将上述材料放入锅内，加入水、酱油，用大火煮开后转为中火，炖至熟软即可。

【功效】祛淤活血，和血调经，养血安神。

滋阴活血，治疗女性月经不调

当归既能补血、活血，又能调经，为妇科要药。适用于血虚或血虚而兼有瘀滞的月经不调、痛经、经闭等症。

治病食方

当归羊肉羹

【配方】当归15克，面粉150克，羊肉100克，盐、葱、姜各少许。

【制作】1. 羊肉用开水洗净，去膻味，切片；姜、葱洗净，将羊肉片、当归、姜（洗净切片）、葱（去皮洗净，切成葱花），同放入锅内，加水适量，放入盐拌匀，煲2～3小时。2. 汤中捞出当归、姜，留羊肉片，继续烧沸，加水和面粉搅拌，面粉糊煮熟即可。

【功效】补血虚，温脾胃。适用于腹中冷痛、妇女产后虚寒腹痛等症。

当归煮猪肝

【配方】当归15克，胡椒、红花、肉桂各9克，猪肝150克。

【制作】1. 当归、胡椒、红花、肉桂洗净，放入砂锅内，加清水适量，置于火上，煮1小时后去渣取汁。2. 把猪肝洗净，切成片。3. 煮锅放入药汁和猪肝片，兑水适量，置于火上，煮20分钟后，饮汤食肝即可。

【功效】温经散寒，养血活血，养肝明目。对于产后寒凝经脉所致的腹痛有较好的治疗效果。

补血润燥，治疗贫血

当归性味甘温，为补血要药，可用于治疗心肝血虚、面色萎黄、眩晕心悸等，如四物汤；若气血两虚者，则应用当归补血汤、人参养营汤来调理治病。

治病食方

当归鹿茸鸡肉汤

【配方】当归15克，鹿茸5克，鸡肉200克，红枣适量。

【制作】1. 鸡肉去皮及脂肪，洗净切小块；当归、红枣（去核）分别用清水洗净。2. 将以上用料一齐放入炖盅内，加开水适量，炖盅加盖，置锅内用文火炖3小时，调味即可。

【功效】温补肾阳，养血调经。

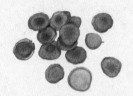

当归菜根瘦肉汤

【配方】当归30克，猪瘦肉150克，黄花菜根15克。

【制作】1. 猪瘦肉洗净、切丝；当归、黄花菜根洗净，与猪瘦肉一同放入沙煲内。2. 煲内加清水，武火煮沸后，改用文火煲半小时，调味即可。

【功效】益气补血，和血通脉。

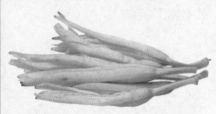

养血润肠，缓解便秘

当归宜用于血虚肠燥引起的大便秘结，因为当归有养血润肠的功效，许多补养气血的药膳名方，当归都为主要成分，诸如当归姜羊肉汤、十全大补汤、药蒸旱鸡等。

治病食方

当归粥

【配方】当归15克，粳米50克，红枣、白糖各适量。

【制作】1. 当归放入温水中浸泡片刻，捞出放在砂锅中，加水200毫升。2. 先煎浓汁约100毫升，去渣取汁，放入淘洗净的粳米、红枣，加入白糖，再加水，用文火煮至米熟汤稠即可。

【功效】补血调经，活血止痛，润畅通便。

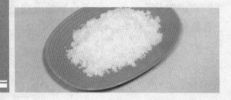

当归牛尾汤

【配方】当归30克，牛尾1条，红枣适量。

【制作】1. 牛尾去毛，刮洗干净、斩段；当归、红枣（去核）分别用清水洗净。2. 将用料一起放入沙煲内，加清水适量，武火煮沸后，改用文火煲3小时，调味即可。

【功效】补血益肾，强筋壮骨。

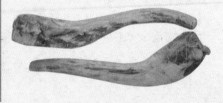

第五篇

最能理气的六种营养食物

◎荞麦◎豌豆◎甘蓝◎大头菜◎橘子◎陈皮

荞麦

净肠草

荞麦，又名乌麦、花荞，在我国种植的历史十分悠久，早在《神农书》中就有关于荞麦的记载。荞麦是所有谷类中最有营养的食物，在增强体质，消炎灭菌方面作用显著，经常食用，有利于老年人延年益寿，年轻人健美、减肥及少年儿童的健康成长，是公认的"药食两用"的粮食珍品。又因为荞麦具有清理肠道沉积废物的作用，故也被称为"净肠草"。

中医属性

《本草纲目》认为，荞麦"降气宽肠，磨积滞，消热肿风痛，除白浊白带，脾积泄泻"。《食疗本草》说它可"实肠胃，益气力，续精神"。《随息居饮食谱》言其"开胃宽肠，益气力，御寒风"。

传统医学认为，荞麦味甘、性凉、无毒，具有宽肠下气、消积开胃、补虚敛汗的功效，适宜食欲不振、饮食不香、肠胃积滞、慢性腹泻之人食用。

现代研究

荞麦是唯一含有芦丁（维生素P）的粮食作物，能够降低体内的胆固醇，对防治高血压、肺结核、消化道感染、脱发等疾病有特效。荞麦含有丰富的维生素E、可溶性膳食纤维和烟酸，能促进机体的新陈代谢，增强解毒能力，还具有扩张小血管和降低血压的作用。另外，荞麦中含量高的镁能促进人体纤维蛋白溶解，使血管扩张，抑制凝血块的形成，具有抗血栓的作用，可使血液中的脂质、胆固醇等代谢正常。

荞麦含有一种特殊的化合物，在动物和人体的葡萄糖代谢和细胞信号传输中担当着重要作用，能防治糖尿病。荞麦含有某些黄酮成分，可起到抗菌、消炎、止咳、平喘、祛痰的作用。

营养宜忌

1. 荞麦的许多营养成分都溶解在汤汁中，饮荞麦汤才能有效摄取其中的营养。

2. 荞麦一次不可食用太多，否则易造成消化不良。

3. 脾胃虚寒、消化功能不佳及经常腹泻的人不宜食用荞麦。

营养治病

 理气健脾，防治癌症

荤麦具有杀灭肠道细菌、消积化滞、降血糖、消湿、解毒，治疗肾虚、缓解偏头痛的作用，能够活化免疫细胞、预防癌症，对直肠癌、结肠癌的防治有特殊功效。

 治病食方

后倒入浆水菜，煸炒干水分后调入盐，翻炒均匀。**4.** 将烙好的荞麦饼改成 10 厘米的正方形，一半卷入炒好的土豆丝，一半卷入炒好的浆水菜即可。

【功效】活化免疫细胞，预防癌症。

【配方】荞麦粉 150 克，盐 2 克。

【制作】**1.** 荞麦粉放入碗内，用温水调成稀糊。**2.** 锅中加入约 1000 毫升冷水，烧沸，缓缓倒入荞麦粉糊，搅匀，用旺火再次烧沸，然后转小火熬煮。**3.** 粥将成时，下盐调味，再稍焖片刻，即可盛起食用。

【功效】降血糖、消湿、解毒。

荞麦粥

【配方】荞麦面 600 克，鸡蛋 6 个，青红椒丝 50 克，浆水菜（酸菜）、土豆丝各 100 克，干辣椒、蒜片、葱花、盐、植物油、白醋各适量。

【制作】**1.** 将荞麦面放入盆里加水、鸡蛋、盐搅拌成糊；平底锅置微火上，用少许油擦锅底，烧热，用勺将荞麦面糊倒入平底锅中，用刮板抹平，烙黄一面后翻烙另一面，烙熟即成荞麦饼。**2.** 坐锅上火，倒油，放入一半的干辣椒、蒜片、葱花，炒出香味后倒入土豆丝、青红椒丝，翻炒至八成熟时调入盐、味精、白醋，再翻炒几下即可。**3.** 锅内再加少许油，放入另一半的干辣椒、蒜片、葱花，炒出香味

荞麦菜卷

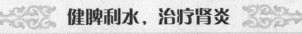 **健脾利水，治疗肾炎**

荞麦能健脾利水、养血补虚，对慢性肾炎、慢性前列腺炎、偏头痛均有疗效。

治病食方

料酒，烧沸后用淀粉勾芡，倒入鱼肉末翻炒，起锅装盘，即馅料。**5.** 把黑鱼刮肉后所剩的骨架和皮洗净。**6.** 炒锅上火，加水、葱姜汁、热大油，加黑鱼骨架和皮，旺火烧到汤色乳白时，放盐调味，留取鱼汤。**7.** 把荞麦面粉同小麦面粉和匀，加沸水烫成雪花面，洒上少量清水，揉透揉光，制成 60 个面剂，擀成圆皮，包入馅料，捏成月牙形饺子。**8.** 汤锅上火，煮饺子；把黑鱼汤放入大汤碗中，加入熟饺子即可。

【功效】健脾利水，养血补虚。

【配方】荞麦面粉 250 克，小麦面粉 200 克，鲜活黑鱼 1000 克，鸡蛋 1 个，白糖、葱姜汁、盐、淀粉、味精、葱花、姜末、料酒、大油各适量。

【制作】**1.** 将把鸡蛋清打入碗中，放盐和淀粉调成蛋粉糊。**2.** 把鲜活黑鱼宰杀、去杂，洗净后刮下鱼肉、剁成末，放在蛋粉糊中拌匀。**3.** 炒锅上中火，放油烧至五成热，加入鱼肉末，待鱼肉末变色，捞出控油。**4.** 炒锅上火，放葱花、白糖、清水、味精、姜末、盐、

荞麦黑鱼饺

理气宽胸，预防糖尿病并发症

糖尿病并发症的产生通常与周身经络气血运行失常有关，气滞血瘀是常见的病理状态。治疗时应配合食用可以理气宽胸、行气止痛、破气散结的荞麦等食物，有助于消耗机体过剩能量，舒筋活络，行气散瘀，既能增强体质，又能适当降低血糖，防治并发症的发生与发展。

治病食方

荞麦面蒸饼

【配方】荞麦面粉490克，酱油、醋、蒜蓉、辣椒油、芝麻酱各适量。

【制作】1. 把荞麦面粉做成8个面饼。2. 芝麻酱用水调匀。3. 把荞麦面饼码在蒸屉中，等蒸锅水烧开后，放入屉蒸30分钟，凉凉。4. 把荞麦面饼切成0.3厘米厚的条，放在盘中，加入酱油、醋、芝麻酱、蒜蓉、辣椒油，拌匀即可。

【功效】行气散瘀，预防糖尿病并发症。

芝麻荞麦饼

【配方】荞麦面粉500克，面肥50克，芝麻50克，鸡蛋清1个，碱6克（用水化开）。

【制作】1. 将部分荞麦面粉加面肥和温水，和成面团，发酵。2. 鸡蛋清放碗中搅匀。3. 发酵面团放入碱液，加入余下的荞麦面粉，用力揉成光润面团，擀成大厚圆饼坯，用刀将饼分成适当大小的块，撒上芝麻，入锅蒸30分钟即可。

【功效】理气宽胸，行气止痛。

疏肝理气，抑制高血压

脾气暴躁、善怒容易导致血压的不良波动。易怒主要由肝火旺盛所致，而郁闷、精神受到刺激又可导致肝郁气滞，这是一个恶性循环。治疗时首先要通过精神养生的方法来调节神志和情志，并在饮食上配合多吃一些具有疏肝理气作用的荞麦等食物。

治病食方

荞悠悠

【配方】荞麦面、莜麦面各100克，红黄彩椒、紫苏叶各适量，红油、盐、香油、醋各少许。

【制作】1. 先将荞麦面、莜麦面分别和成团状，制成贰分硬币大小、薄厚适中的面片，上锅蒸熟盛盘。2. 将调味汁（红油、盐、香油、醋）浇入盘中，用横切成条状的红黄彩椒将荞麦片与莜麦片分隔开来，盘边放些紫苏叶即可。

【功效】治疗肝郁气滞，缓解抑郁。

毛豆荞麦粥

【配方】荞麦50克，毛豆仁30克，糙米100克，盐1克，高汤500毫升。

【制作】1. 将糙米、荞麦淘洗干净，分别用冷水浸泡2~3小时，捞起沥干后下入锅内，加入高汤和冷水，先用旺火烧沸，然后转小火煮至烂熟。2. 煮粥的同时将毛豆仁洗净，放入另一锅内，加入适量冷水，煮熟。3. 粥熬好时放入熟毛豆仁，加盐调味，即可盛起食用。

【功效】疏肝理气，抑制血压。

活血理气，预防脑中风

肢体麻木、头晕目眩等常为中风先兆，一般可因气血瘀塞、肝阳上亢所致，应及时就诊，进行治疗。预防此类病症要在平时注意多补充一些可以宽中下气、疏肝解郁的食物，如荞麦等，能预防脑血栓形成，对中风不语、口眼歪斜、半身不遂等症也有预防和治疗的作用。

治病食方

【配方】荞麦面粉500克，核桃仁20克，瓜子仁10克，牛骨髓油150克，芝麻40克，白糖、糖桂花各适量。

【制作】1. 把荞麦面粉放入炒锅，用小火炒几分钟，取出过细罗，筛好倒回原锅。2. 将牛骨髓油放在另一锅中，上火烧至八成热，倒进炒面，拌匀。3. 芝麻、核桃仁炒熟，核桃仁去皮，烘干碾细末，与芝麻、瓜子仁同放入熟炒面中拌匀。4. 糖桂花加凉开水调汁；油炒面盛碗中，沸水冲成稠糊状，入白糖和糖桂花汁，调匀即可。

【功效】预防脑血栓。

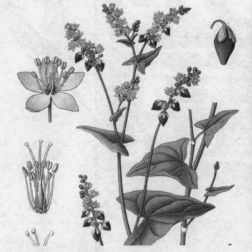

牛骨髓炒荞麦面

【配方】荞麦50克，粳米、香菇各30克。

【制作】1. 香菇浸入水中，泡开，切成丝。2. 粳米和荞麦洗净，入锅加水，开大火煮。3. 沸腾后放入香菇丝，转小火，慢慢熬成粥即可。

【功效】宽中下气，疏肝解郁。

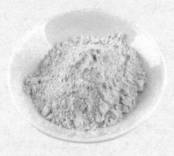
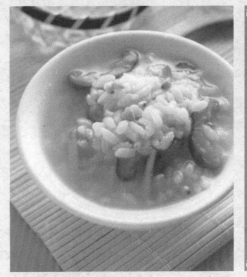

香菇荞麦粥

豌豆

养生豆

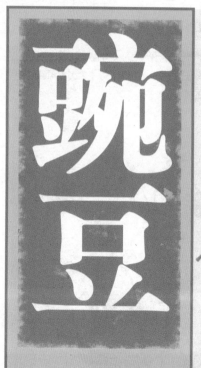

豌豆别名荷兰豆、淮豆、青豆，是豆科中以嫩豆粒或嫩豆荚供菜食的蔬菜。豌豆原产于地中海沿岸，在我国也有悠久的栽培历史。豌豆营养丰富、价格便宜，而且具有诸多保健功效，所以也被称为"养生豆"。

中医属性

《日用本草》云："豌豆，煮食下乳汁。"《随息居饮食谱》又曰："豌豆甘、平，煮食和中，生津止渴，下气，通乳消胀。"

传统医学认为，豌豆味甘、性平，归脾、胃经；有益中气、止泻痢、调营卫、利小便、消痈肿、解乳石毒之功效。主治脚气、痈肿、乳汁不通、脾胃不适、呃逆呕吐、心腹胀痛、口渴泄痢等病症。

现代研究

豌豆是一种营养性食品，特别是铜、铬等微量元素较多，铜有利于造血以及骨骼和脑的发育；铬有利于糖和脂肪的代谢，能维持胰岛素的正常功能。豌豆与一般蔬菜有所不同，所含的赤霉素等物质，具有抗菌消炎，增强新陈代谢的功能；还含有较为丰富的膳食纤维，可以防止便秘，有清肠作用。

豌豆中所含的胆碱、蛋氨酸有助于防止动脉硬化；而且豌豆鲜品所含的维生素C，在所有鲜豆中名列榜首，对糖尿病、高血压、冠心病患者都有好处。

豌豆所含植物血球凝集素与扁豆所含凝集素的作用类似，能凝集人体的红细胞，促进有丝分裂；能激活肿瘤病人的淋巴细胞，产生淋巴毒素，对机体细胞有非特异性的伤害作用，因而可防治肿瘤。

营养宜忌

1. 豌豆适合与富含氨基酸的食物一起烹调，可明显提高豌豆的营养价值。

2. 许多优质粉丝是用豌豆等豆类淀粉制成的，在加工时往往会加入明矾，经常大量食用会使体内的铝增加，影响健康。

3. 过食豌豆粒可造成腹胀，故不宜大量食用。

营养治病

理气疏肝，治疗乳痈

乳痈一般表现为妇女产后乳汁分泌量少，伴有恶寒发热、乳房胀硬、红肿疼痛，继则化脓等症状。乳痈的发生主要是由肝郁胃热、乳汁淤积所致。应该经常食用具有疏肝理气功效的食物，如豌豆等，令淤积的乳汁结块消散，疏通乳汁。

治病食方

【配方】豌豆、鲷鱼各100克，鸡蛋1个，盐、胡椒粉各3克，鸡精5克，淀粉8克。

【制作】1. 先把鲷鱼鱼片洗净去皮，切成1.5厘米左右宽的条。2. 用半个鸡蛋清、盐、胡椒粉、淀粉把鱼条腌制10分钟；豌豆用沸水烫熟。3. 在锅里放入水，烧开后把火关小，放入鱼条煮熟，再加入豌豆。4. 最后在锅里加入盐、鸡精和水淀粉，均匀煮开即可。

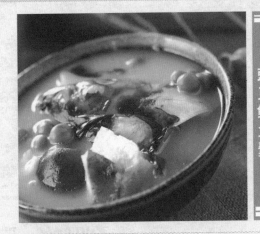

豌豆鲷鱼羹

【功效】疏肝理气，缓解疼痛。

破气散结，治疗高脂血症

针对高脂血症"痰饮脂浊""血瘀"的病因，患者平日饮食中应该多选择能够化痰消积、健脾理气、活血通络的食物。豌豆具有理气止痛及扩张血管，增加血流量的作用，对于冠心病的胸闷和心绞痛，高胆固醇血症和高脂血症均有辅助治疗意义。

治病食方

【配方】豌豆250克，豆腐500克，熟瘦火腿50克，盐、味精、湿淀粉、鲜汤、香油、熟植物油各适量。

【制作】1. 豌豆洗净，沥干；熟瘦火腿切小方丁；豆腐切丁，入沸水锅中烫熟，捞出沥水。2. 锅上火，熟油烧热，加入鲜汤，下豌豆、豆腐丁、火腿丁，浇沸15分钟，撒盐、味精，用湿淀粉勾芡，淋上香油即可。

豌豆烧豆腐

【功效】健脾理气，活血通络。

【配方】豌豆50克，虾仁125克，料酒、酱油、淀粉、葱末、姜末、白糖、盐各适量。

【制作】1. 豌豆先撒点盐揉一揉，然后放入热水中煮6分钟，连同汁液一起冷却。2. 虾仁加料酒、酱油、葱末、姜末、淀粉、盐拌匀，浆30分钟，再入微波炉强波烹调2分钟。3. 豌豆沥干水，连同白糖一起加入，覆保鲜膜，再入微波炉强波烹调2分钟即可。

豌豆炒虾仁

【功效】扩张血管，增加血流量。

行气通肠，缓解便秘

气血淤积是产生便秘的主要内因，临床表现为便秘、干结如球、腹胀、胸膈疼痛、食水难下、面色晦暗、肌肤枯燥、嗳气不适、舌暗或有瘀点、瘀斑等。豌豆能活血化瘀、理气通便，有效改善便秘症状。

 治病食方

豌豆松仁果

【配方】豌豆150克，松仁果50克，鸡肉15克，胡萝卜10克，花生油300毫升（实耗油8毫升），盐5克，味精2克，白糖1克，湿淀粉适量。

【制作】❶豌豆冲洗干净；鸡肉切成粒；胡萝卜去皮切粒。❷烧锅下油，投入松仁，用小火不停地翻动，炸到内外酥香，捞起。❸锅内留油少许，下入豌豆、胡萝卜、鸡肉粒炒至熟，调入盐、味精、白糖炒透，用湿淀粉勾芡，撒上炸好的松仁即可。

【功效】改善便秘，预防各种传染病。

豌豆炒腊肉

【配方】豌豆150克，熟腊肉250克，植物油50毫升，白糖10克，盐2克，料酒10毫升，鲜汤适量。

【制作】❶将熟腊肉去皮，切成小长方片；豌豆去荚，剥豆，洗净（如豆荚很嫩，则不去荚撕去筋即可）。❷将锅架在火上，放油烧至七成热，先下腊肉片速炒，边炒边淋少许鲜汤，汁烧开，烹入料酒，放入豌豆、白糖、盐同炒1～2分钟，见豌豆转为翠绿色，即可盛出食用。

【功效】宽中下气，疏肝解郁。

疏肝解郁，消除疲劳

豌豆能和中、下气，可活跃肝脏功能，消除身心疲惫，在日常生活中应经常食用，有利于将体内易助长疲劳的物质和废物排出体外，缓解疲劳，补充营养，舒缓情绪。

 治病食方

糖醋酥豌豆

【配方】豌豆粒500克，红辣椒、葱花、蒜蓉各5克，醋、香油、植物油、盐、白糖各适量。

【制作】❶将豌豆粒用水泡发2小时后洗净，放在筛子内，右手执刀，在每个豌豆粒上切一刀，左手拿根筷子，把豆粒拨入碗内，把葱花、蒜蓉放入碗中，浇香油、开水拌匀。❷红辣椒剁成末。❸锅上火，油烧至六成热，下豌豆炸酥，捞出控油，装入大盘。❹把葱花、蒜蓉、辣椒末、盐、白糖、醋兑成汁，淋在豌豆上，拌匀。

【功效】缓解疲劳，补充营养。

黄油炒豌豆胡萝卜

【配方】煮鲜豌豆1250克，胡萝卜750克，黄油100克，盐10克，鸡汤150毫升。

【制作】❶将胡萝卜切成6毫米见方的丁，放入锅内加水煮沸，煮熟后捞出控去水。❷炒锅内放黄油烧热，再放胡萝卜、煮鲜豌豆，加盐、鸡汤炒透即可。

【功效】活跃肝功能，消除身心疲惫，补充营养。

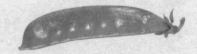

理气活血，美化肌肤

气血郁结体质，往往会影响体内经络脏腑的正常活动，导致皮肤颜色灰暗、有黑眼圈、黑斑等。《本草纲目》记载，豌豆具有"去黑黯、令面光泽"的功效，可以疏肝理气，润泽皮肤，帮助皮肤促进新陈代谢，改善斑点、毛孔粗大，且从一般食物中摄取，也不会产生毒副作用。

治病食方

豌豆鸭条

【配方】豌豆100克，豌豆苗20克，光鸭1只，葱花、姜片、牛奶、鸭油、料酒、盐各少许。

【制作】1. 将鸭子洗净，小开膛，入锅煮至六成熟，捞出凉凉，留少许鸭汤备用。2. 取鸭脯、鸭腿，去骨，切成鸭条，放入大碗；加葱花、姜片、鸭汤，上蒸笼蒸一刻钟，取出沥汤，扣在大盘上。3. 取鸭油烧热，煸炒葱花、姜末，放料酒、盐，加鸭汤、牛奶，煮沸；倒入豌豆，搅拌；加鸭油烧开，浇在鸭条上，撒上豌豆苗即可。

【功效】促进皮肤新陈代谢。

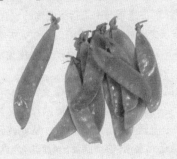

西红柿豌豆饭

【配方】青豌豆、糯米、大米各100克，西红柿200克，鸡蛋2个，植物油、盐、味精各少许。

【制作】1. 将糯米、大米淘洗干净，放入锅中，加清水煮熟成饭；西红柿洗净，切成小块。2. 炒锅中放油，烧热，打入鸡蛋，放入青豌豆，炒片刻。3. 倒入米饭、西红柿、盐、味精，再炒片刻即可。

【功效】祛斑驻颜，养阴生津。可用于改善面部色斑。

豌豆炖猪蹄

【配方】豌豆250克，猪蹄2只，葱段、姜片、味精、盐各适量。

【制作】1. 将猪蹄剔净，剁块；豌豆洗净。2. 同放入砂锅中，加入姜片、葱段及清水适量，用武火煮沸，再用文火慢炖。3. 至豆烂肉酥，加入盐、味精调匀即可。

【功效】疏肝理气，润泽皮肤。

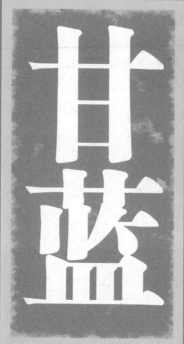

甘蓝

紫色良蔬

甘蓝，俗称高丽菜，又称为洋白菜、卷心菜，有紫红色和绿色两种。甘蓝的营养价值极高，具有很好的保健价值，因其对胃肠疾病有独特的治疗功效，也被誉为天然"胃菜"。紫色甘蓝的色彩艳丽、口味清爽，熟食荤素皆宜，凉拌脆嫩清香，也可做沙拉或西餐配菜，因而"紫色良蔬"也是甘蓝的代名词。

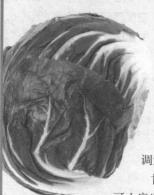

中医属性

《本草拾遗》有曰，甘蓝"补骨髓，利五脏六腑，利关节，通经络中结气，明耳目，健人，少睡，益心力，壮筋骨。治黄毒者，煮作落，经宿，色黄，和盐食之，去心下结伏气"。《备急要方》称其"久食大益肾，填髓脑，利五脏，调六腑"。

甘蓝性平，味甘；入肝、胃经，可止痛生肌、宽肠通便、益气补虚；主治胃及十二指肠溃疡的早期疼痛，习惯性便秘，维生素缺乏导致的口腔溃疡等病症。

现代研究

甘蓝维生素含量很高，尤其是其鲜品绞汁饮用，对胃病有治疗作用；甘蓝所含的抗坏血酸（维生素C）等营养成分，有止痛生肌的功效，能促进胃与十二指肠溃疡的愈合。甘蓝中含有的叶酸能够减少癌症和先天缺陷的发生，并能降低心脏病的发生风险；富含的维生素C有助于强化免疫系统，预防感染，击退病毒。

甘蓝所含的抗坏血酸，每100克高达76毫克，还含有丰富的维生素E，二者都有增强人体免疫功能的作用。甘蓝中的吲哚，可在消化道中诱导出某种代谢酶，从而使致癌原灭活；甘蓝富含的微量元素钼，能抑制亚硝酸胺的合成，因而具有一定的防癌抗癌作用。

甘蓝含有大量水分和膳食纤维，有宽肠通便作用，可增加胃肠消化功能，促进肠蠕动，从而使大便顺利排出，治疗便秘。

营养宜忌

1. 紫甘蓝加热易失营养，最好选择凉拌食用。
2. 甘蓝在食用前应切开在清水中浸泡，以消除残余农药。

营养治病

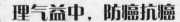

理气益中，防癌抗癌

　　肿瘤的发生一般由外来风寒、暑湿、燥火、六淫、邪气，内有喜、怒、忧、思、悲、恐、惊七情内伤及饮食、劳伤，导致的人体阴阳失衡、脏腑功能失调、气机郁闭、寒湿痰热、淤毒内结所致。若要远离致癌因素，就要调整阴阳平衡，改善脏腑功能。应运用药物并配合可以理气开郁、散寒除湿、化痰清热、逐瘀解毒的食物如甘蓝等进行调理，以预防癌症发生。

治病食方

甘蓝鲜藕

【配方】紫甘蓝、鲜藕各200克，香菜少许，盐5克，柠檬汁25毫升。

【制作】1.甘蓝、藕分别切片，香菜切末。2.藕用柠檬汁泡制，围在盘子四周。3.甘蓝清炒后放在中间，撒上香菜末、盐即可。

【功效】散寒除湿，化痰清热。

甘蓝滑蛋

【配方】甘蓝50克，鸡蛋3个，植物油20毫升，盐8克，味精5克。

【制作】1.甘蓝洗净，切丝；鸡蛋打散搅匀。2.烧锅下油，放入甘蓝丝，放少许盐、味精炒熟，出锅摆盘。3.烧锅入油，放鸡蛋、盐、味精同炒至滑嫩，放入甘蓝中间即可。

【功效】逐瘀解毒，预防癌症。

疏肝解郁，调节情绪

　　机体"气"的运行，主要在于肝。"肝郁则侮脾"，消化及新陈代谢不完全，不但容易发胖，而且容易导致胸闷、肚子发胀、情绪起伏不定，严重的能使女性月经失调。经常食用甘蓝等具有疏肝解郁、理气宽胸作用的食物，可以有效缓解焦虑、忧郁、神经官能症等。

治病食方

芥末甘蓝

【配方】甘蓝300克，葱10克，芥末油、香油各10毫升，醋5毫升，盐1克，味精0.5克。

【制作】1.将甘蓝洗净，削净表皮，切成丝；葱洗净，切成末。2.将甘蓝、葱末、芥末油、香油、醋、盐、味精一同放入碗中，拌匀即可。

【功效】缓解焦虑、忧郁，保持精力旺盛。

田园风光

【配方】紫甘蓝、百合、荷兰豆各100克，胡萝卜50克，盐3克，味精2克，植物油适量。

【制作】1.紫甘蓝、胡萝卜、荷兰豆分别洗净切菱形块；百合洗净瓣开。2.锅中放油烧热，倒进上述原料翻炒，放盐、味精调味，炒熟即可。

【功效】疏肝解郁，理气宽胸。

疏肝理气，预防骨质疏松

骨质疏松患者伴有腰背酸痛、乏力等症状的，多由肾虚引起，因为"肾主骨生髓"，要滋阴补肾，应注意运用疏肝理气、滋阴清热的食物如甘蓝等，调节肝肾功能、强壮筋骨、维持骨骼密度，减少骨折的发生。

 治病食方

麻辣甘蓝

【配方】甘蓝750克，淀粉10克，植物油750毫升，酱油、盐、味精、蒜片、葱丁、姜末、辣椒末、花椒油各适量。

【制作】1. 将甘蓝择洗干净，切成2厘米长的方块。2. 把鲜汤放入碗内，加入酱油、盐、淀粉、味精调成汁。3. 炒锅内放油，烧至六成热时，倒入甘蓝块炸至断生，捞出控油。4. 另取锅放油，烧热后，用蒜片、葱丁、姜末炝锅，随后放辣椒末翻炒几下，再倒入甘蓝块、调好的汁，汁熟时，点花椒油，炒拌均匀即可。

【功效】疏肝理气，调节肝肾功能。

海米甘蓝

【配方】甘蓝300克，海米25克，葱花、姜丝、料酒、鲜汤、湿淀粉、香油、植物油、盐、味精、白糖、酱油各适量。

【制作】1. 把甘蓝洗净，切片，放入沸水锅里稍焯，捞出沥水。2. 炒锅上火，放油烧至七成热，下葱、姜稍煸，放入海米、甘蓝稍炒，添加料酒、酱油、鲜汤、盐、白糖，烧至汤汁将干时，添加味精，用湿淀粉勾芡，淋上香油即可。

【功效】健脾和胃，补充钙质。

理气通络，治疗高血压

甘蓝能"利五脏，调六腑"，"通经络结气"，可用来壮筋骨、益心力、增强心肺功能，保护血管，增加血管柔韧性，高血压、咯血、皮肤紫斑病患者多吃甘蓝特别是深紫色甘蓝，对病情的控制大有益处。

 治病食方

甘蓝拌青椒丝

【配方】甘蓝150克，青椒500克，蒜末5克，葱丝10克，虾皮2克，盐7克，味精3克，酱油5毫升，醋3毫升，红油10毫升。

【制作】1. 将青椒、甘蓝洗净，切丝装盘。2. 放蒜末、葱丝、盐、酱油、味精、醋、虾皮、红油，拌匀即可。

【功效】壮筋骨，益心力，增强心肺功能。

甘蓝菠菜汤

【配方】甘蓝、菠菜各50克，盐2克，味精1克，香油、姜丝各少许，鸡汤150毫升。

【制作】1. 甘蓝切丝，略焯；菠菜切段。2. 锅中倒入鸡汤，放入甘蓝、菠菜段、姜丝同煮，待汤沸后，打去浮沫，加入盐、味精，淋上香油即可。

【功效】保护血管，预防高血压。

理气健脾，治疗胃及十二指肠溃疡

　　甘蓝是世界卫生组织曾推荐的最佳蔬菜之一，也被誉为天然"胃菜"。它性平养胃，行气宽中，有助于养胃、理气，可以保持胃部细胞活跃旺盛，抗胃部溃疡，保护并修复胃黏膜组织，并可降低胃部发生病变的概率。患胃溃疡及十二指肠溃疡的人，每天食用，能促进溃疡愈合。

治病食方

香蕉甘蓝陈皮汤

【配方】甘蓝250克，香蕉300克，陈皮6克，冰糖适量。

【制作】1. 香蕉剥皮取瓤切段，甘蓝洗净撕成小片，陈皮浸软去白洗净。
2. 将香蕉肉、甘蓝片、陈皮共同入锅，加清水适量，用旺火煮开后再用文火煮沸15分钟，加入冰糖煮至冰糖溶化即可。

【功效】润肺滑肠，止咳，治便秘。

肉片鸽蛋烧甘蓝

【配方】甘蓝200克，猪肉片100克，鸽子蛋6个，雪菜、香菇、葱、姜、植物油各适量，盐、鸡精、蚝油、白糖、酱油、水淀粉各少许。

【制作】1. 将甘蓝洗净，切十字花刀，过水焯熟；雪菜、葱、姜洗净切末；香菇洗净切条。2. 坐锅点火倒油，下肉片、葱、姜、香菇煸炒，放入雪菜，加入盐、酱油、白糖、鸡精、蚝油调味，再放入甘蓝、鸽子蛋，用大火翻炒片刻，水淀粉勾芡即可。

【功效】养胃，理气。

日式回锅肉

【配方】包菜、紫甘蓝各350克，猪腿肉400克，豆瓣酱15克，酱油10克，糖6克。

【制作】1. 包菜、紫甘蓝洗净，切成片；猪腿肉洗净。2. 锅加入水烧开，放入肉片煮至熟后，捞起，用冷水稍浸，沥干后切成薄片。3. 炒锅倒油烧热，加入包菜、紫甘蓝翻炒2分钟后，肉片回锅炒至肉片稍卷。倒入豆瓣酱、酱油、糖炒至入味，即可。

【功效】增强免疫。

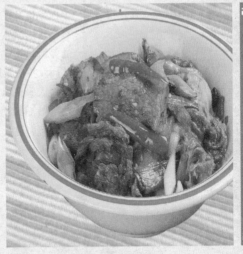

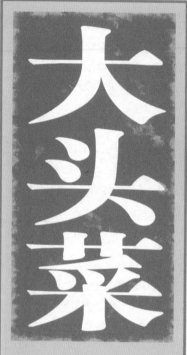

大头菜

蔬菜人参

大头菜，又称芜菁、介菁、芥辣、芥菜疙瘩，为芥菜的一个变种。大头菜四季均有，是百姓餐桌上的常见菜，春可食其苗，夏可食其心，秋可食其茎，冬可食其根，也可制成酱菜食用。大头菜的保健功能很多，以抗癌功效最为人称道，其外形酷似人参，因此也有"蔬菜人参"的称号。

中医属性

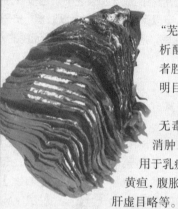

《随息居饮食谱》曰："芜菁，腌食咸甘，下气开胃。析醒消食，荤素皆宜，肥嫩者胜，诸病无忌，其子入药，明目养肝。"

大头菜，性平、味甘辛，无毒，入脾、胃经；可解毒消肿，下气消食，利尿除湿；用于乳痈，小儿头疮疖肿，秃疮，黄疸，腹胀，便秘，小便黄赤自不通，肝虚目略等。

现代研究

大头菜含有钙、磷、铁等微量元素，被人体吸收后，能利尿除湿，促进机体水、电解质平衡，可用于防治小便涩痛、淋沥不尽等症。

大头菜含有一种硫代葡萄糖甙的物质，经水解后能产生挥发性芥子油，具有促进消化吸收的作用。大头菜还含有丰富的膳食纤维，可促进结肠蠕动，缩短粪便在结肠中的停留时间，防止便秘，并通过稀释毒素降低致癌因子浓度，从而发挥解毒防癌的作用。

大头菜可以温脾暖胃，同时具有清热解毒、抗菌消肿的作用，能抗感染和预防疾病的发生，抑制细菌毒素的毒性，促进伤口愈合。

营养宜忌

1. 大头菜不宜烧得过熟，否则鲜味全无，且易诱发高血压。

2. 大头菜不宜一次食用过多，以免耗气。

营养治病

下气宽中，消除皮肤疮肿

皮肤疮毒多因气血淤滞、内有湿热所致，大头菜具有开胃消食、温脾胃、下气宽中、利湿解毒等功能，可治疗积食不化、黄疸以及皮肤疮痈疔肿等症。

【配方】 咸大头菜5000克，盐50克，酱油500毫升，辣椒粉100克。

【制作】 1. 将咸大头菜洗好切成不分散的薄片入缸，用酱油泡2～3天，取出。
2. 在大头菜片上撒匀辣椒粉、盐，放入容器中焖制5天即可。

【功效】 开胃消食，下气宽中。

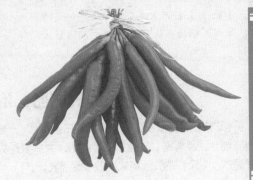

红辣大头菜

理气养胃，缓解胃病

大头菜具有温脾养胃、下气宽中、清利湿热的功能，适用于寒湿冷泻、恶心呕吐、脾胃虚寒、消化不良、胃胀腹痛、酒毒伤胃等，尤其对胃炎、十二指肠溃疡、胃胀胃痛有特效。经常食用大头菜还有开胃健脾、暖肺养肾、祛湿养颜的保健作用。

【配方】 大头菜、腌肉各30克，米饭100克，甜脆豆、植物油、盐、鸡精各少许。

【制作】 1. 大头菜切碎；腌肉切丁；甜脆豆斜切块。2. 锅中放油烧热，倒进甜脆豆炒至变色，放进腌肉翻炒至将熟盛出。3. 锅中不再加油，火调至最小，倒进米饭并将其压散，调火开始翻炒，炒至快熟时倒进大头菜，炒出香味后加入炒好的甜脆豆和腌肉，放盐、鸡精炒匀即可。

【功效】 开胃健脾，暖胃养肾。

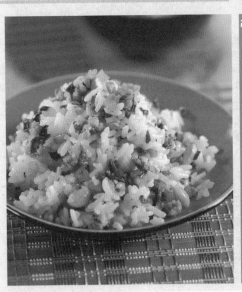

大头菜炒饭

理气止痛，治疗小便不畅

大头菜可用来补虚调肝、理气止痛、清热利尿，对虚劳、头晕、浮肿、疗毒等有一定疗效，还能利尿除湿，促进机体水、电解质平衡，可用于防治小便涩痛、淋沥不尽等症。

 治病食方

大头菜粥

【配方】咸大头菜 250 克，粳米 1000 克，大油适量。

【制作】1. 将大头菜洗净切细，与粳米同入锅内煮粥。2. 粥熟后加适量大油即可。

【功效】利尿除湿，适宜黄疸、小便短少涩病者食用。

通乳消胀，治疗乳痈

肝郁胃热、乳汁淤积是导致乳痈的主要原因，一般表现为女性产后乳汁少，同时有恶寒发热、乳房胀硬、红肿疼痛，甚至化脓等症状。大头菜是民间用来通乳消胀之佳品，坚持食用，能够疏肝理气，令淤积的乳汁结块消散，疏通乳汁。

 治病食方

煮大头菜

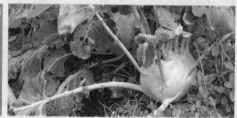

【配方】大头菜 200 克。

【制作】1. 将大头菜洗净。2. 把大头菜用开水微煮，含于口中，或慢慢咀嚼食用。

【功效】解毒消肿。

活血行气，预防癌症

由于癌症的病机主要是气滞血瘀，因此治疗癌症除了要对症下药外，更重要的是在平日饮食中注意运用活血化瘀、行气导滞的食物进行调理。从这一方面看来，能够下气宽中、清利湿热的大头菜，也是防止癌变的有效食品。

 治病食方

大头菜炒肉

【配方】咸大头菜 250 克，猪瘦肉 200 克，鸡蛋 1 个，湿淀粉、盐、植物油、甜酱、白糖、高汤各适量。

【制作】1. 将大头菜反复清洗，以去掉腌制的咸味，沥干水后切细丝；猪瘦肉切成 5 厘米长的细丝，用鸡蛋清、湿淀粉、盐抓匀上浆后，入四成热的油锅内划散，倒入漏勺沥油。2. 炒锅留底油烧热，下大头菜丝煸出香味，再下肉丝拌炒，加甜酱、白糖、高汤，勾芡即可。

【功效】增强机体免疫能力，补虚开胃，可治疗肿瘤病人化疗后食欲不振等症。

中医属性

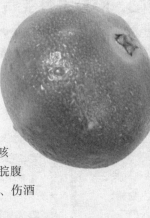

《本草纲目》云："橘皮同补药则补，同泻药则泻，同升药则升，同降药则降。"《食疗本草》认为其能"止泄痢，食之下食，开胸膈痰实结气"。

传统医学认为，橘子性微温，味甘酸；入肺、胃经，具有开胃理气、止渴润肺、止咳化痰等功效，主治消化不良、脘腹痞满、嗳气、热病后津液不足、伤酒烦渴、咳嗽气喘等病症。

现代研究

橘皮中含有黄酮甙，可扩张冠状动脉，增加冠脉血流量，还有类似维生素 P 的增强微血管韧性，防止破裂出血等作用。此外，橘皮还能抑制葡萄球菌的生长。

橘子中含有的橙皮甙有降压效果，还能明显减轻和改善主动脉粥样硬化病变。橘子富含胡萝卜素、类黄酮等成分，有抑制化学致癌物质对人体的危害作用。橘子中含有的 β－隐黄素的抗癌效果为 β－胡萝卜素的 5 倍。橘子内含有一种强抗癌的活性物质——诺米灵，对胃癌有防治作用。

橘子中含有大量的水分、多种有机酸、多种维生素、丰富的糖类物质，能够生津止渴，调节人体的新陈代谢，除烦醒酒。橘子中的橙皮甙与甲基橙皮甙具有抗炎、抗过敏的作用。橘子中含有的挥发油、柠檬烯，也可起到祛痰、止咳、平喘的功效。

营养宜忌

1. 橘子直接剥皮食用时，应尽量连同其白色的"橘络"一起吃下去。

2. 橘子不宜与螃蟹同食，否则令人发软痈。

3. 吃橘子前后 1 小时内不要喝牛奶，否则会影响消化吸收。

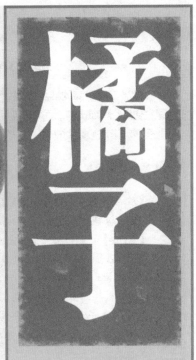

橘子

水果药罐

橘子，又名蜜橘、大红袍，常与柑子、柚子、橙子一起统称为柑橘，但从营养价值上来说，橘子高于柑子，柑子高于橙子。橘子全身是宝，其果肉、皮、核、络均可入药。橘皮晒干后，即是中药"陈皮"；橘皮外层红色部分称"橘红"；橘子内的白色筋络称"橘络"等，橘子也因此被人亲切地称为"水果药罐"。

营养治病

理气平喘，治疗慢性支气管炎

　　咳嗽是某些疾病的症状表现，也是人体对咽喉部及呼吸道内各种刺激的一种反应。橘子能够理气化痰、润肺止咳，适用于感冒咳嗽、咳痰以及慢性支气管炎的治疗，并能缓解支气管痉挛，有利痰液的排出，起到祛痰、止咳、平喘的作用。

 治病食方

橘子羹

【配方】橘子300克，山楂糕丁40克，白糖、糖桂花各适量。

【制作】1. 剥掉橘子皮，去橘络和核，切丁。2. 锅内加清水烧热，放入白糖，待糖水沸时，撇去浮沫，放入橘丁，撒上糖桂花、山楂糕丁即可。

【功效】开胃助食，润肺止咳。可作为肺燥咳嗽、烦热胸闷等患者的保健食品。

橘饼银耳羹

【配方】鲜橘150克，银耳10 ~ 15克，白糖适量，冰糖少许。

【制作】1. 将鲜橘用白糖渍制后，压成饼状，烘干；取银耳用水发开、洗净。2. 将橘饼、银耳放置锅内，加入清水，先用武火烧开后，改用文火炖3 ~ 5小时，待银耳烂酥汁稠，加少许冰糖调味即可。

【功效】润肺止咳，补虚化痰。

行气止痛，缓解感冒症状

　　一般情况下，病毒性感冒患者只需要多喝些水，多吃些柑橘类水果，就能有效缓解感冒引起的头痛、咳嗽、喉咙痛等症状，几天后病症自然就会消失。治病机理就是橘子能润肺、开胃、理气、杀菌，有助于消除机体炎症，提高身体免疫力。

 治病食方

蜜橘鸡粒

【配方】橘子400克，鸡脯肉100克，盐、味精、鸡蛋清、植物油、料酒、淀粉、湿淀粉各适量，西芹叶末少许。

【制作】1. 橘子去皮，取净肉，切成粒；鸡脯肉切成粒，用盐、味精、料酒、淀粉上浆。2. 将盐、味精、鸡蛋清、料酒、湿淀粉放入碗内，兑成芡汁。3. 锅置火上，注入植物油，烧至三四成热，下入鸡粒划散，捞出沥油。4. 锅回火上，下鸡粒、橘粒、稀芡，推匀出锅，装盘，撒上西芹叶末即可。

【功效】防治感冒，增强抵抗力。

橘子柠檬汁

【配方】橘子80克，柠檬10克，蜂蜜20毫升。

【制作】1. 橘子剥皮，去子，对半切开；柠檬去皮，果肉切块。2. 将橘子、柠檬块放入榨汁机中榨取汁液，倒入杯中，加入凉开水，用蜂蜜调匀即可。

【功效】防治感冒，增强抵抗力。

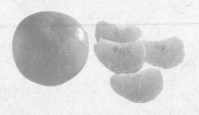

理气益中，缓解癌症疼痛

癌症疼痛的发生主要为邪毒内蓄、气滞血瘀所致，因此消肿解毒、活血理气成为治疗癌症疼痛的主要原则。橘子具有活血化瘀、理气止痛、解毒消肿等作用，经常食用能够缓解癌痛，并可长期止痛。另外，常吃柑橘类水果，可使口腔、咽喉、胃等部位的癌症发病率降低，有效抑制肿瘤生成。

 治病食方

【配方】橘子300克，苹果350克，鸡蛋1个，干淀粉、面粉各25克，白糖、果脯各100克，植物油500毫升。

【制作】1. 苹果去皮、核，切成细丝；橘子去皮；果脯刹碎；鸡蛋、面粉、干淀粉放入碗内，加入橘子抓匀，再加适量水调成橘子全蛋糊。2. 油锅上火，烧至六成热，把苹果丝放入糊中抓匀，撒入油中，炸呈金黄色，捞出控油。3. 净锅注入少许底油及少量清水、白糖，在中火上熬至能拔丝时，放入苹果丝、果脯，搅匀，倒撒在盘上，凉凉即可。

【功效】理气止痛，增进消化功能。

果脯金丝

【配方】浓缩橘汁200毫升，净鸡半只，罐头荸荠200克，葱、胡萝卜、芹菜各适量，胡椒、红辣椒粉、盐各少许，红糖20克，姜末10克，土豆泥适量。

【制作】1. 净鸡切成5块，撒上盐、胡椒、红辣椒粉；葱头洗净，切丁；胡萝卜切片；芹菜择洗干净，切段。2. 锅底码放荸荠和葱头丁、胡萝卜片、芹菜段，上面放鸡块。3. 把红糖、姜末及橘汁拌匀，淋到鸡块上，盖锅盖，用旺火烧沸，改微火焖烧约1小时，焖至肉熟透，起锅上桌时，配上土豆泥或炸土豆片即可。

【功效】降压，抗癌。

橘汁鸡

理气宽胸，防治冠心病

冠心病、心绞痛、急性心肌梗死等症，多由情志失调、喜静少动所致。橘子等柑橘类食物能够活血化瘀、理气止痛，有扩张冠状血管，增加血流量的作用。

 治病食方

【配方】干橘皮30克，粳米100克，白糖5克。

【制作】1. 将干橘皮擦洗干净，研成细末。2. 粳米淘洗干净，用冷水浸泡半小时，捞出，沥干水分。3. 取锅放入冷水、粳米，先用旺火煮沸，然后改用小火熬煮，至粥将成时，加入橘皮末和白糖，再略煮片刻，即可盛起食用。

【功效】扩张冠状动脉，防治冠心病。

橘皮粥

【配方】新鲜橘皮、水发银耳各100克，冰糖适量。

【制作】1. 将银耳去蒂，洗净，用小火煮透，改为大火炖烧，加入冰糖、清水。2. 待银耳质地柔软时，加橘皮，烧沸即可。

【功效】扩张冠状动脉，提高人体的免疫能力及肝脏解毒功能。

银耳橘皮羹

疏肝解郁，预防酒精中毒

酒精是肝脏健康的"头号杀手"，不仅能让健康人直接形成酒精性肝硬化或肝癌，还会大大加速乙肝等慢性肝炎转成肝硬化的进程。因此，不但应尽早戒酒，还应多吃橘子等可以疏肝理气、活血利水、消食和胃、补益肝肾的食物，减少酒精对人体的损害，预防酒精中毒。

 治病食方

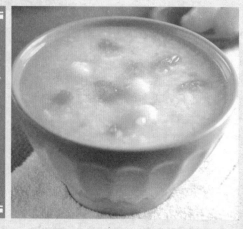

鲜橘汤圆粥

【配方】鲜橘子 80 克，粳米 150 克，汤圆 5 个，白糖 10 克。

【制作】1. 粳米淘洗干净，用冷水浸泡半小时，沥水，放入锅中，加入约 1000 毫升冷水煮沸，再转入小火熬煮。2. 粥煮沸后下入汤圆及白糖；橘子去皮、分瓣，下入锅中煮透即可。

【功效】生津止渴，除烦醒酒。

开胃理气，治疗嗳气

嗳气，俗称"打嗝"，是消化道疾病常见的表现症状之一，慢性胃炎、反流性食管炎、消化性溃疡和功能性消化不良等症，多伴有嗳气。多食用橘子，既能收敛涩肠，以达到止痛、止呕、止泻的目的，又能促进消化，治疗脘腹胀满、食欲不振、嗳气等。

 治病食方

薏米橘羹

【配方】无核蜜橘 300 克，薏米 100 克，白糖 10 克，糖桂花 5 克，湿淀粉 25 克。

【制作】1. 薏米淘洗干净，用冷水浸泡 2 小时，捞出，沥干水分。2. 将无核蜜橘剥去外皮，掰成瓣，去薄皮，切小丁。3. 取锅加入冷水，放入薏米，先用旺火煮沸，然后改用小火慢煮。4. 待薏米烂熟时加白糖、糖桂花、橘丁烧沸，用湿淀粉勾稀芡即可。

【功效】止呕止泻，促进食欲。

拔丝橘瓣

【配方】鲜橘子 40 克，鸡蛋 1 个，干淀粉 50 克，面粉 25 克，白糖 150 克，植物油 1000 毫升。

【制作】1. 将橘子去皮，掰瓣，滚匀干淀粉；鸡蛋磕入碗中，放入干淀粉、面粉与适量水，调成稀稠适中的蛋粉糊。2. 油锅上火，烧至四成热，下入逐块挂匀蛋粉糊的橘瓣，炸定形后捞出，油温烧至七成热时，再放入橘瓣，炸成金黄色，出锅控油。3. 锅留底油，下少许水、白糖，在小火上炒至白糖溶化变稠时离火，倒入橘瓣推搅均匀，出锅，装在抹有底油的盘子上即可。

【功效】止呕止泻，促进食欲。

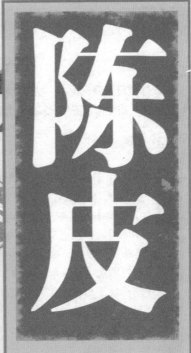

陈皮

百年沉香

中医属性

《本草纲目》有曰，陈皮"疗吐哕反胃嘈杂，时吐清水，痰痞，痰疟，大肠闭塞，妇人乳痈。入食疗，解鱼腥毒"且"陈皮，苦能泄能燥，辛能散，温能和……同补药则补，同泻药则泻，同升药则升，同降药则降"。

传统医学认为，陈皮性味辛、苦、温，入脾、肺经，有行气健脾、降逆止呕、调中开胃、燥湿化痰之功。适用于脾胃气滞所致的脘腹胀满、恶心、呕吐及纳呆倦怠、大便溏薄及咳嗽痰多等症。

现代研究

陈皮所含挥发油对胃肠道有温和的刺激作用，可促进消化液的分泌，排除肠管内积气，改善消化系统功能；同时具有刺激性被动祛痰的作用，能使痰液易咯出，净化呼吸系统。陈皮煎剂、醇提物等能兴奋心肌，陈皮煎剂对支气管有微弱的扩张作用，其醇提物平喘效果较好，但剂量过大时反而出现抑制。另外，它还可使血管产生轻度的收缩，迅速升高血压。

陈皮含有丰富的维生素C，可祛风散寒，帮助人体排泄顺畅，有润喉、通便、促进肠蠕动等功效。陈皮煎剂与维生素C、维生素K并用，能增强抗炎作用。陈皮中的果胶对高脂血症引起的动脉硬化也有一定的预防作用。

营养宜忌

1. 陈皮既可入药，也是肉类及味道较特殊的食物的辅助调料，可以用来消除腥臭味。

2. 有发热、口干、便秘、尿黄等症状者，不宜用陈皮泡水饮用。

3. 陈皮须经年后，药用价值才能体现出来，鲜橘皮不具陈皮的功效。

陈皮，为橘子成熟果实的果皮，秋季果实成熟时采收、干燥、生用，又名橘皮。陈皮以陈久者为佳，正所谓"千年人参，百年陈皮"。作为一种寻常的果皮入药，陈皮是我国民间常备的消食导滞药品之一，作为理想的特色保健药，人们也送给它"绿色保健植物""中国一绝"的美誉。

营养治病

理气宽胸，治疗呼吸道疾病

陈皮具有理气调中、祛湿化痰的功效，对脾肺有益，有助于消除呼吸道炎症，而且可以帮助消化、排除胃部胀气、减少腹部脂肪的堆积，对脾胃气滞证有一定疗效。

 治病食方

陈皮炒鸡蛋

【配方】陈皮 15 克，鸡蛋 2 个，葱、姜、盐、植物油各适量。

【制作】1. 将陈皮用冷水浸软，洗净切细丝。2. 姜去皮洗净，磨浆榨汁；葱去须、根，洗净切粒，待用。3. 鸡蛋打散搅拌成匀浆。4. 再加入姜汁、陈皮丝、葱粒、盐调匀，入油锅翻炒至鸡蛋熟即可。

【功效】理气健脾，消除呼吸道炎症。

银耳陈皮炖乳鸽

【配方】水发陈皮 10 克，乳鸽 800 克，水发白木耳 100 克，盐 10 克，味精 5 克，鸡精 2 克，高汤 750 毫升。

【制作】1. 乳鸽宰杀洗净，剁成块，放入沸水锅中氽水 2 分钟，用水冲凉，装入汤碗中。2. 水发白木耳洗净剖块，放入沸水锅氽一下，也放入汤碗中，再放入水发陈皮。3. 锅置中火上，下高汤烧沸，加入盐、味精、鸡精搅匀，冲入汤碗中，上笼屉用旺火蒸 30 分钟，至熟即可。

【功效】滋阴补肺。

理气燥湿，防治乳腺疾病

陈皮有理气、健脾、燥湿、化痰的功效，能化痰治咳、顺气理中，有一定程度的抗癌作用，可以有效预防乳癌，并有助于缓解乳痛，还能治疗急性乳腺炎、乳腺增生等症。

治病食方

陈皮瘦肉粥

【配方】陈皮 10 克，粳米 150 克，猪瘦肉 100 克，葱末 3 克，姜末、盐各 2 克，沙拉油、酱油各 5 毫升，料酒 10 毫升。

【制作】1. 粳米淘洗干净，用冷水浸泡半小时，捞出，沥干水分。2. 猪瘦肉洗净，切成末，加葱末、姜末及沙拉油、料酒、酱油煸炒至熟，备用。3. 把陈皮润透切片。4. 锅中加入约 1500 毫升冷水，将粳米和陈皮片放入，用旺火烧沸后加入猪瘦肉末，改用小火熬煮，粥至浓稠时，下盐调味，再稍焖片刻，即可盛起食用。

【功效】理气，温中，燥湿。

陈皮红豆鸡腿煲

【配方】陈皮 30 克，红豆 100 克，鸡腿 2 只，红枣、盐各适量。

【制作】1. 陈皮、红豆分别用清水浸透，红枣去核。2. 鸡腿去皮，放入沸水中飞水，捞起。3. 把以上材料一同放入煲内，注入适量清水，隔水炖 3 小时后，以少许盐调味，即可食用。

【功效】理气，健脾，燥湿，化痰。

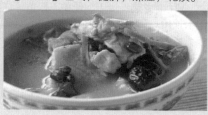

行气健脾，改善肠胃功能

胃肠功能紊乱，可以从精神、饮食、药物三方面来进行调整。除了按时服用处方药外，患者还要保持良好的情绪，精神开朗，睡眠充足，在饮食方面可适当配用陈皮等气香性温，能行气、降气的食物来调节。

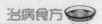

治病食方

陈皮贡菜

【配方】九制陈皮 10 克，贡菜 50 克，话梅 2 粒，糖 20 克，盐 0.5 克，葱油 7 毫升，美极鲜 3 克。

【制作】1. 贡菜取茎切成 1.5 厘米长的段，放凉水中泡软，不断换水至全部涨发后取出，放在热水中烫一下后用净水漂净，沥干水分。2. 陈皮切成末，与贡菜、话梅一起放碗里，加糖、盐、美极鲜、葱油，拌匀即可。

【功效】促进消化，改善食欲。

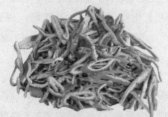

陈皮焖鸭心

【配方】陈皮丝 25 克，鸭心 500 克，植物油 750 毫升，香油 25 毫升，干辣椒、味精各 5 克，醪糟汁 100 毫升，酱油 15 毫升，醋、料酒各 10 毫升，葱段、姜片各 10 克，盐适量，白糖 15 克，花椒 20 粒。

【制作】1. 将鸭心洗净，去掉心管，滚刀片成大薄片，用少许盐、料酒拌腌入味。2. 将鸭心放入七成热的油锅中，炸硬后捞出。3. 炒勺上火，放底油，投入花椒，炸出香味，捞出，放入葱、姜、干辣椒、陈皮丝，煸出香味，烹入料酒，放炸好的鸭心，随即加入味精、醪糟汁、酱油、醋、白糖，旺火烧开，小火焖 10 分钟左右，旺火收汁。4. 淋入香油，出锅凉凉即可。

【功效】行气、降气，改善胃肠功能。

理气温中，缓解孕期不适

陈皮有理气、温中、安胎的功效，可用来治疗怀孕期间由寒凝气滞导致的妊娠下血、胎动不安，以及腹中疼痛、喜暖喜按、大便溏薄、四肢清冷等不良的妊娠症状。

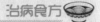

治病食方

花生陈皮猪脚汤

【功效】强健腰腿，填肾益精，温补气血。用于妇女产后阴血不足之乳汁缺少等。

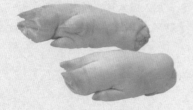

【配方】陈皮 20 克，花生米 100 克，猪脚 3 只，姜、盐、植物油各适量。

【制作】1. 花生米、陈皮洗净，稍浸泡；猪脚刮净毛，洗净，斩件。2. 上三料与姜一起放进瓦煲内，加入清水，武火煲沸后，改为文火煲约 3 小时，调入盐、植物油便可。3. 此量可供 3～4 人用，花生米、猪脚可捞起拌入酱油佐餐用。

疏肝解郁，预防酒精肝

陈皮不但有健脾胃、止咳化痰、平喘理中的作用，而且具有解酒醒神、疏肝利胆、解结化痈等功效。以陈皮为主要成分配制的中成药，如川贝陈皮、蛇胆陈皮、甘草陈皮、陈皮膏、陈皮末等，是化痰下气、消滞健胃、保护肝肾的良药。

 治病食方

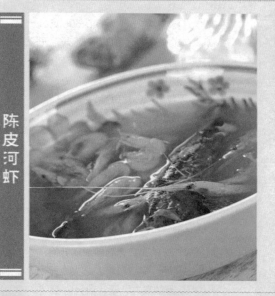

陈皮河虾

【配方】九制陈皮15克，河虾250克，白糖35克，盐、味精各5克，料酒5毫升，葱末3克，姜末2克，香油2毫升，植物油500毫升（实耗15毫升），高汤50毫升。

【制作】1. 剪去河虾的须，洗净后沥干水分；陈皮切成末。2. 油锅烧热，放入河虾，用旺火热油爆熟后立即捞出。3. 锅留底油，放入葱、姜煸香，加入料酒、高汤、盐、白糖、味精、陈皮和虾，用中火慢慢地收汁，最后滴上香油即可。

【功效】化痰下气，消滞健胃，保护肝肾。

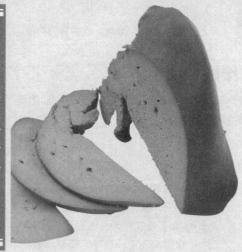

陈皮炒猪肝

【配方】陈皮6克，猪肝100克，黑木耳30克，鸡蛋1个，酱油、料酒各5毫升，淀粉20克，盐、姜各5克，葱10克，植物油50毫升。

【制作】1. 把陈皮洗净，润透，切细丝；猪肝洗净切薄片；木耳发透，去蒂根，用手撕成瓣状；姜切丝，葱切段。2. 把猪肝、淀粉、盐、料酒、酱油同放碗内，打入鸡蛋，拌匀，挂浆。3. 把炒锅置武火上烧热，加入植物油，六成熟时，加入姜、葱爆香，随即下入猪肝，炒至变色，加入黑木耳，断生即可。

【功效】理气，补肝，养血，明目。

第六篇

最能理血的六种营养食物

◎空心菜 ◎金针菜 ◎山楂
◎蟹 ◎黄酒 ◎醋

空心菜

南方奇蔬

空心菜,学名蕹菜,也叫瓮菜,它鲜嫩青绿,清香淡雅,滑脆爽口,容易消化,适合中老年人和小儿食用。据说孙中山先生从小就爱食空心菜,当了总统后仍对之念念不忘。空心菜药食俱佳,营养成分丰富而全面,主要出产于南方,也因此被誉为"南方之奇蔬"。

中医属性

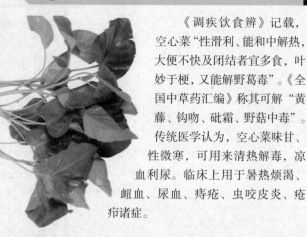

《调疾饮食辨》记载,空心菜"性滑利、能和中解热,大便不快及闭结者宜多食,叶妙于梗,又能解野葛毒"。《全国中草药汇编》称其可解"黄藤、钩吻、砒霜、野菇中毒"。传统医学认为,空心菜味甘、性微寒,可用来清热解毒,凉血利尿。临床上用于暑热烦渴、衄血、尿血、痔疮、虫咬皮炎、疮疖诸症。

现代研究

空心菜是碱性食物,并含有钾、氯等可调节水液平衡的元素,食用后可降低肠道的酸度,预防肠道内的菌群失调,对防癌有益。所含的烟酸、维生素C等能降低胆固醇、甘油三酯,具有降脂减肥的功效。

空心菜中的叶绿素有"绿色精灵"之称,可洁齿、防龋、除口臭、健美皮肤,堪称美容佳品。它的粗膳食纤维含量较高,这种膳食纤维是由纤维素、半纤维素、木质素、胶浆及果胶等组成,具有促进肠蠕动、通便解毒作用。

空心菜性凉,其菜汁对金黄色葡萄球菌、链球菌等有抑制作用,可预防感染。因此,夏季如经常食用,可以防暑解热、凉血排毒、防治痢疾。

营养宜忌

1. 紫色空心菜中含有特殊成分,对糖尿病患者较为适合,常吃能增进食欲。

2. 腐败变质的空心菜不能食用。

3. 血压偏低者忌食。

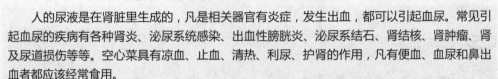

营养治病

清热凉血，治疗血尿

人的尿液是在肾脏里生成的，凡是相关器官有炎症，发生出血，都可以引起血尿。常见引起血尿的疾病有各种肾炎、泌尿系统感染、出血性膀胱炎、泌尿系结石、肾结核、肾肿瘤、肾及尿道损伤等等。空心菜具有凉血、止血、清热、利尿、护肾的作用，凡有便血、血尿和鼻出血者都应该经常食用。

治病食方

酥豆空心菜

【配方】空心菜嫩茎400克，青豆150克，青辣椒50克，盐5克，味精1克，植物油30毫升。

【制作】1. 将空心菜嫩茎洗净后切成丁；青辣椒去蒂、子后也切成丁；青豆洗净沥干水分。2. 炒锅置旺火上，倒入植物油，烧至七成热时放入青豆，炸至皮酥浮出油面时捞出。3. 炒锅内留少许植物油，烧至七成热时放入空心菜茎丁、青辣椒丁、盐，煸炒至断生，随即放入炸好的青豆，加味精翻炒均匀即可。

【功效】凉血，清热，利尿，护肾。

凉拌空心菜

【配方】空心菜250克，葱15克，蒜5克，盐3克，味精1克，辣椒油5毫升，香油10毫升。

【制作】1. 将空心菜掐成小段，洗净放沸水中焯至断生，捞出沥干，放盘中凉凉。2. 把葱洗净，切成碎末；蒜去皮、洗净，剁成碎末。3. 将葱末、蒜末、盐、味精放入空心菜盘中拌匀，再淋上香油、辣椒油，拌匀即可食用。

【功效】治疗便血、血尿及鼻出血。

凉血止血，治疗糖尿病及并发症

空心菜具有化淤、止血、清热、明目之功效，经常食用不仅能够治疗糖尿病，还能治疗糖尿病合并肾病、足病、末梢神经炎等，特别是对于糖尿病合并眼病的治疗有很好的效果。

治病食方

腐乳空心菜

【配方】空心菜300克，葱、姜、蒜各4克，腐乳2块，味精1克，植物油30毫升。

【制作】1. 将空心菜洗净切段；葱、姜、蒜切末；腐乳捅碎。2. 炒锅置旺火上，倒入植物油，烧至五成热时放葱、姜、蒜末爆香，再放入空心菜段，大火翻炒两三分钟，出锅前加入腐乳和味精，拌匀即可。

【功效】化淤止血，降低血糖。

姜汁拌空心菜

【配方】空心菜500克，姜汁20毫升，盐5克，醋20毫升，香油10毫升。

【制作】1. 空心菜择洗干净，沥干，用手掐成3厘米长的段，把菜茎捏破，放沸水中焯1分钟左右，见菜色转为碧绿时迅速捞出，沥干装入盘中，摊开凉凉。2. 把姜汁倒在空心菜上，同时撒上盐、香油和醋，拌匀即可。

【功效】活血止血，缓解糖尿病并发症。

收敛止血，治疗便秘

经常食用空心菜，能起到清热解毒、收敛止血的功效，对肠炎、便秘、甲状腺肿大等有治疗功效；同时有利于将体内有毒物质及时排出，从而起到预防直肠癌及其他消化系统癌症的作用。

治病食方

蘸汁空心菜

【配方】空心菜350克，蒜泥、葱末各10克，红油、花椒油、醋各10毫升，酱油15毫升，盐5克，味精2克。

【制作】1.空心菜洗净，放开水锅中煮片刻，捞出切成两段，盛入盘中凉凉。2.将红油、花椒油、酱油、醋、盐、味精、蒜泥放碗中调匀制成调味汁，随菜上桌。3.将调味汁盛在小碟中，撒上葱末，取空心菜蘸调味汁食用。

【功效】清热解毒，收敛止血。

生椒拌空心菜尖

【配方】空心菜300克，红椒、青椒各150克，酱油、香油、姜、蒜、白糖、味精各适量。

【制作】1.空心菜洗净；青椒、红椒、蒜、姜均剁末。2.将空心菜放沸水锅中焯一分半钟。3.捞出用凉水冲凉，装盘。4.将青椒、红椒、蒜、姜末、酱油、香油、白糖、味精同放一个碗里调成味料。5.将味料浇到空心菜上，拌匀即可。

【功效】消暑解毒，防癌抗癌。

清热止血，治疗高血压

高血压病的饮食疗法，是健康有效的传统疗法。早期患者，在合理饮食的同时，可应用食疗，以平衡阴阳，调和气血。空心菜有很好的降压作用，而且也具有止泻、止血、利尿和养胃之疗效，高血压患者应经常食用。

治病食方

辣拌空心菜

【配方】空心菜250克，干红椒4个，蒜末、白糖各5克，五香粉、盐各3克，味精2克，醋2毫升，香油10毫升。

【制作】1.空心菜择洗干净，放沸水中略焯一下，捞出沥干放凉；干红椒洗净，去蒂、去子，切成细丝。2.锅置火上，倒入香油烧热，放入干红椒丝，炸出辣味后将辣椒捞出。3.将锅中的辣椒油倒入碗中，待凉后再放入盐、白糖、醋、味精、蒜末、五香粉，拌匀，淋在空心菜上，再拌匀即可食用。

【功效】抑制血压升高。

肉末空心菜

【配方】空心菜500克，肉末50克，葱末5克，蒜末20克，盐3克，香油、酱油各10毫升，味精1克，植物油25毫升。

【制作】1.将空心菜择洗干净，切成4厘米长的段。2.炒锅置旺火上，倒入植物油，烧至五成热时放入葱末和蒜末炝锅，加入肉末炒香，然后加入酱油、空心菜、盐，炒至断生时加入剩余的蒜末、味精、香油，翻炒均匀即可。

【功效】止泻、止血、利尿，治疗高血压。

清热解毒，治疗食物中毒

夏天生冷食物吃得较多，很容易发生食物中毒，如果情况不是特别严重的话，吃空心菜就能起到一定的解毒作用。夏季常吃还可以防暑解热，凉血排毒，防治痢疾，外用还可以消炎、去肿。

治病食方

【配方】空心菜 500 克，姜、葱白、盐各 5 克，花椒 15 克，味精 2 克，红油 15 毫升。

【制作】1. 空心菜择洗干净，切成 3 厘米长的段，放沸水中焯熟捞出，沥干后放盘中。2. 花椒用锅炒出香味，碾碎成末；姜去皮、洗净，切成细丝；葱白洗净，切成细丝。3. 取盆，把焯好的空心菜和花椒末、盐、红油、鲜姜丝、葱白丝、味精一起放入盆内，拌匀即可食用。

【功效】防暑解热，凉血排毒

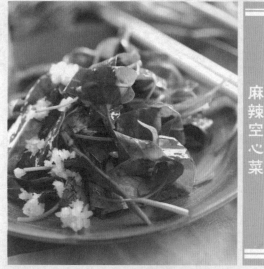

麻辣空心菜

【配方】空心菜 200 克，粳米 100 克，盐 1 克。

【制作】1. 将空心菜择洗干净，切细；粳米淘洗干净，用冷水浸泡半小时，捞出沥干水分。2. 锅中倒入冷水，将粳米放入，先用旺火烧沸，再改用小火熬煮，待粥将成时，加入空心菜、盐，搅拌均匀，再续煮至菜熟粥稠即可。

【功效】缓解食物中毒。

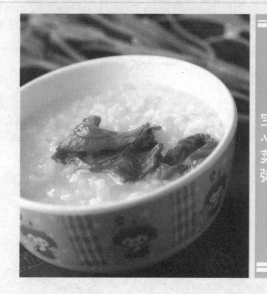

空心菜粥

金针菜

忘忧草 安和五脏

金针菜，别名忘忧草、黄花菜，干制品称金针菜。金针菜是一种名贵的蔬菜，口感香甜滑润，有很高的营养价值，其食用方法很多，可做汤，可煮面，可炖肉，还被用做观赏花卉广泛栽培。因此就有了"安和五脏忘忧草，佳肴喜觅金针菜"的说法。

中医属性

《本草纲目》认为，黄花菜"甘、微苦微寒，无毒。通结气，利肠胃"。《云南中草药选》认为它能"镇静，利尿，消肿。治头昏心悸，小便不利，水肿，尿路感染，乳汁分泌不足，关节肿痛"。

传统医学认为，金针菜之花味甘、性凉，入肺、大肠经；其根味甘苦、性凉，入脾、肺经；可安神、消食、利湿热、消炎止血、养心解忧、利尿通乳、轻身明目、健胃醒酒。

其根、茎、叶、花，可治疗肝炎、水肿、感冒、痢疾、黄疸、脱肛、乳腺炎、小便不通、大小便出血、高血压、扭伤腰痛、风湿性关节炎等疾病。

现代研究

金针菜具有良好的保健作用，它含有丰富的卵磷脂，这种物质是机体许多细胞，特别是大脑细胞的组成成分，对增强和改善大脑功能有重要作用，同时能清除动脉内的沉积物，对注意力不集中、记忆力减退、脑动脉阻塞等症状有特殊疗效，故人们称金针菜为"健脑菜"。

金针菜能显著降低血清胆固醇的含量，有利于高血压患者的康复，可作为高血压患者的保健蔬菜。

金针菜所含的有效成分能抑制癌细胞的生长，丰富的粗纤维能促进大便的排泄，对预防肠道癌瘤有一定功效。

营养宜忌

1. 采摘金针花的最佳时间是花蕾将要开放前的数小时。
2. 鲜金针菜炒食时，容易出现中毒症状，故食用干品为好。

营养治病

清热养心，防治癌症

金针菜适宜各种癌症患者食用，癌症患者常吃有助于缓解病情，在一定程度上抑制肿瘤的生长，延长生命。健康人经常食用金针菜也可预防肿瘤的发生。

藕拌金针菜

【配方】金针菜80克，鲜藕100克，盐、味精、葱花、鲜汤、湿淀粉、植物油各适量。

【制作】1.将鲜藕去老皮，切片，下锅中杉焯水，捞出。2.金针菜用冷水泡，去杂洗净，挤去水分。3.锅中放油烧热，放入葱花煸香，放入金针菜煸炒，加入鲜汤、盐、味精，炒至金针菜熟，用湿淀粉勾芡，出锅。4.将藕片与金针菜略拌，装盘即可。

【功效】凉血解毒。

西红柿木须汤

【配方】金针菜、黑木耳各50克，西红柿200克，盐、味精、素汤、香油各适量。

【制作】1.西红柿用开水烫一下，去皮切成薄片。2.锅置火上放素汤，开锅后加入金针菜、黑木耳、盐、味精和西红柿一起烧开，最后淋入香油即可。

【功效】增强免疫力，抑制肿瘤细胞扩散。

养血通乳，治疗产后体弱缺乳

金针菜的花有健胃、通乳、补血的功效，哺乳期妇女乳汁分泌不足，应该经常食用，能起到通乳下奶的作用。对女性月经不调者同样适用。

金针菜炖母鸡

【配方】金针菜50克，母鸡1只（重约1500克），盐、黄酒、味精、酱油、葱段、姜片各适量。

【制作】1.将母鸡洗净切成块；金针菜用温水泡发洗净。2.鸡块下锅爆炒，炒至水干时加酱油继续煸炒，加适量清水、盐、黄酒、葱段、姜片，炖至鸡肉烂熟，加入金针菜继续炖熟透味，入味精即可。

【功效】养血通乳。

丝瓜豆腐金针汤

【配方】金针菜30克，豆腐400克，丝瓜150克，植物油40毫升，盐少许。

【制作】1.将豆腐漂洗净，划成小块；金针菜泡发后，清洗干净；丝瓜去皮切块，入热油锅内稍煸。2.上述三料共入一锅，加水煮至沸滚成汤，以盐调味即可。

【功效】养血益气，通络下乳。

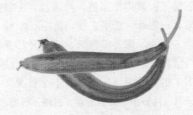

养血补虚，治疗阳痿早泄

金针菜具有补虚宁心、养血平肝、清热利尿的功用，对头晕耳鸣、心悸不安、小便不利者有一定的食疗作用，适宜气血亏损、体质虚弱、心慌气短、阳痿早泄之人经常食用。

 治病食方

金针菜炖猪蹄

【配方】干金针菜50克，猪蹄200克，清汤、料酒、盐、味精、姜片、葱段各适量。

【制作】1. 将泡好的干金针菜去根洗净，切段；将猪蹄去毛洗净，放入开水锅中煮5分钟后捞出。2. 锅置火上，放入猪蹄、清汤、料酒、盐、姜片、葱段，用大火烧开后，改用小火煨炖，大约1小时后放入金针菜，烧至肉烂时，加入味精即可。

【功效】健脾化湿，润肤养颜。适宜肾虚骨弱、情绪不畅、神经衰弱、健忘失眠等患者食用。

炒鲜金针菜

【配方】鲜嫩金针菜350克，植物油、盐、酱油各适量，花椒粒少许，葱末5克，淀粉10克，味精1克。

【制作】1. 将鲜金针菜择去硬把，洗净，长的切成两段。2. 锅置火上，加植物油烧热，放入花椒粒炸出香味，花椒捞出不要，用葱末炝锅，放入金针菜翻炒，再放入盐、酱油，添汤，点味精，翻炒后，用水淀粉勾薄芡即可。

【功效】养血平肝，补虚宁心。

养血止血，治疗各种出血症

金针菜的营养功效在于可以补血气，强筋骨，适宜各种出血病患者，如大便带血、痔疮出血，小便尿血，溃疡病少量呕血，鼻出血，肺结核咳血等患者食用。

 治病食方

金针滑肉煲

【配方】金针菜20克，云耳8克，猪瘦肉160克，红枣8颗，干洋葱12克，干葱蓉5克，甘笋条、葱段各适量，蚝油30毫升，盐10克，白糖、淀粉各15克，植物油、料酒、胡椒粉各少许。

【制作】1. 猪瘦肉洗净，切片，加入腌料拌匀。2. 金针菜用水浸透，剪去头尾；云耳用水浸透，除泥沙，去梗与蒂，洗净；红枣去核，洗净。3. 烧锅下蚝油，爆香干葱蓉，下肉片炒至八成熟，洒上料酒，熄火盛出。4. 烧锅下蚝油，爆香干洋葱，下金针菜、云耳、甘笋条略炒，下盐、白糖、料酒、

胡椒粉、清水、红枣，慢火煮5分钟，下肉片，用淀粉勾芡，待滚，倒入煲中，下葱段即可。

【功效】补血气，强筋骨，适宜各种出血病人食用。

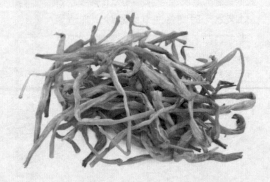

【配方】金针菜25克,姜适量,响螺(干品)100克,盐少许。

【制作】 将金针菜用清水冲洗干净;响螺切片;姜洗净切片。2. 加适量清水入瓦煲,烧沸后放入全部用料,以中火将汤煲约3小时,用盐调味即可食用。

【功效】去脂减肥,预防各种出血症。

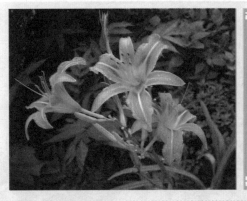

金针菜响螺汤

安神养血,治疗神经衰弱

金针菜的叶有安神、利湿、宽胸膈的作用,能治疗神经衰弱、心烦不眠、体虚浮肿等症,从而缓解情致不畅、心情抑郁、气闷不舒、神经衰弱、健忘失眠等症状。

【配方】干金针菜20克,合欢花10克,盐、香油、味精各少许。

【制作】1. 将金针菜浸泡后,择洗干净。2. 将合欢花洗净,与金针菜一同放入锅内,加适量水用文火煮熟。3. 调入盐、味精、香油,续煮沸滚即可。

【功效】有助睡眠。

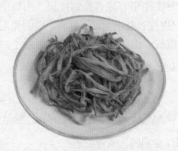

金针合欢汤

【配方】水发金针菜、水发黑木耳各80克,牛肉片200克,去核红枣6颗,姜片5克,盐、小苏打各2克,味精3克,植物油60毫升,酱油4毫升,干淀粉4克,香油5毫升,高汤适量,胡椒粉少许。

【制作】1. 将牛肉片与酱油、小苏打、干淀粉和清水同放一碗中拌匀,加入少许植物油,静置30分钟即成腌牛肉片。2. 炒锅置火上,放入植物油烧热,投入姜片和牛肉片爆炒一下,加入高汤、水发金针菜、水发黑木耳、红枣和盐,烧沸后全部倒入砂锅中,用小火炖至牛肉片熟透,撒入胡椒粉和味精,淋入香油即可。

【功效】缓解神经衰弱、心烦不眠等。

金针牛肉砂锅

159

山楂

降脂消食 佳品

山楂，又名山里红、红果，在我国已有3000多年的种植历史。在诸多的水果中，山楂貌不出众，但却以甜中带酸的独特风味博得了天南地北人们的偏爱，是人们最乐于食用的水果之一。山楂的保健功效众多，但以利胃消食最为人称道，因而获得"色如胭脂甜似蜜，降脂消食有兼功"的赞誉。

中医属性

《本草纲目》认为，山楂"化饮食、清肉积、症瘕、痰饮、痞满、吞酸，滞血痛胀"。《本草再新》称其能"治脾虚湿热，消食磨积，利大小便"。

传统医学认为，山楂性平，味甘酸；入脾、胃、肝经，具有消食积、散瘀血、驱绦虫等功效，主治肉积、症瘕、痰饮、痞满、吞酸、泻痢、肠风、腰痛、疝气、产后儿枕痛、恶露不尽、瘀滞腹痛、小儿饮食停滞等病症。

现代研究

山楂中的山楂黄酮有一定的强心作用；山楂黄酮能增加冠脉流量，减少血管压力。山楂的三萜烯酸对疲劳心脏的搏动有恢复作用，有助于改进冠脉功能不全者的冠脉血流，调节全身循环，改善心脏的苷糖代谢，还能防治冠心病，并具有缓慢而持久地降低血压和血脂，调节心血管功能的作用。

山楂所含的牡荆素化合物，能阻断亚硝酸的合成，对致癌剂黄曲霉素的致突变作用有显著抑制效果。山楂中的甙类具有扩张气管、促进气管纤毛运动、排痰平喘的作用。山楂含有酒石酸、柠檬酸、山楂酸，这些酸有收敛止泻的作用，其所含脂肪酶还有助于促进脂肪食物的消化。

营养宜忌

1. 服用人参或西洋参期间，忌食山楂。

2. 山楂味酸有敛性，患胃及十二指肠溃疡和胃酸过多者切忌多食。

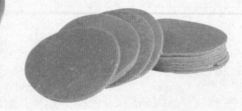

营养治病

行瘀散血，防治癌症

山楂具有行瘀散血、消肿解毒、开胃增食、促进消化、延缓衰老等作用，可抑制肿瘤细胞生成，尤其是宫颈癌，还可用于食道癌、胃癌、直肠癌、乳腺癌等多种癌症的辅助治疗。

 治病食方

糖渍山楂

【配方】山楂 1000 克，白糖 500 克，桂花酱 5 克。

【制作】1. 将山楂洗净，用 0.6 厘米粗细的不锈钢管捅去核，呈算盘珠形状，放入锅中，加清水，用微火煮至五成熟，捞出去皮。2. 锅内放水，加入白糖，用中火烧沸，待糖溶化，撇去浮沫，入山楂，移至微火上，烧至汁浓时，放入桂花酱搅匀，入盘凉凉即可。

【功效】开胃解腻，防治癌症。

腌山楂白菜

【配方】山楂、白梨、白菜、盐、白糖各适量。

【制作】1. 白菜择洗干净，控干水分，切成细丝；山楂洗净，去子，捣成泥；白梨洗净，去核，切丝。2. 白菜加少许盐拌匀，腌 1 小时，控净盐水，放入山楂泥、梨丝、白糖，拌匀，盖严，放阴凉处腌 2 小时即可。

【功效】清热消炎，强心降压，除劳提神。

活血化瘀，降脂降压

随着年龄的增长，人体血管会自然衰老、失去弹性，加之炎症、环境及吸烟、酗酒等因素，容易损伤血管内皮，加速脂质沉积，使管腔变窄、变硬、变脆，导致血管堵塞。山楂具有化滞消积、活血化瘀、降血脂、降血压的功效，特别适宜中老年心血管疾病患者食用。

 治病食方

山楂豆腐

【配方】豆腐 3 块，山楂糕 25 克，淀粉 20 克，白糖、葱末、姜末、蒜末、酱油、味精、盐、醋各适量，植物油 500 毫升。

【制作】1. 豆腐、山楂糕切成小块，用热油炸透（深黄色为宜），倒入漏勺内。2. 锅坐火上，放底油，用葱、姜、蒜末爆锅，投入豆腐块和山楂糕块，再倒入用白糖、酱油、醋、味精和盐兑好的料汁，淀粉勾芡即可。

【功效】治疗高脂血症、冠心病。

山楂酱

【配方】鲜山楂 1000 克，白糖 500 克。

【制作】1. 将山楂洗净，每个一切两半，剔除虫蛀和霉烂部分，挖去子。2. 将修整好的山楂放在锅内，倒水（没过山楂），点火煮沸 10 分钟，加白糖，改小火，煮至汁稠浓时，用干净筷子将山楂全部搅碎，汁快收干时停火，装入瓶中即可。

【功效】开胃消食，有利健体。适宜高脂血症、高血压、冠心病患者食用。

开胃消食，促进消化功能

山楂长于健脾胃，消食积，能缓解因为脂肪摄入过多而造成的消化不良、脂肪积聚、腹泻腹胀等，特别对于肥胖病人和心脑血管病人有很好的辅助治疗作用。

 治病食方

蜜三果

【配方】山楂、白糖各250克，白果、栗子各100克，蜂蜜、香油各少许，桂花酱、碱粉各适量。

【制作】1. 山楂洗净，放入清水锅中煮至半熟，捞出，去皮核，并用清水洗净；把栗子洗净，用刀在栗子顶部开十字形刀口，放入沸水锅中略煮后取出，放凉后剥去外壳；将白果轻拍，取出白果肉，放入盘内，倒入适量开水，加入碱粉，去软皮洗净，再放入开水锅中，用小火煮几分钟后捞出，沥去水分。2. 把白果、栗子放入盘内，倒入适量清水，上笼蒸至熟透，取出，沥去水分。3. 将锅放火上，投入香油、白糖，用铲子炒至浅红色，加适量清水，倒进山楂、栗子、白果、蜂蜜、白糖，用旺火煮沸后，改用小火慢熬，待汤汁变稠时加入桂花酱，淋上香油即可。

【功效】健脾消食，补肺益肾。

油炸山楂糕

【配方】山楂糕、大油各500克，白糖100克，鸡蛋3个，面粉50克，淀粉35克。

【制作】1. 将山楂糕切成条，放入碗中，用鸡蛋、面粉、淀粉调匀成蛋糊，拌入山楂条内。2. 锅置火上，倒入大油，烧至七成热，放入蘸匀蛋糊的山楂条，炸至两面焦黄时，出锅，装入盘中，撒上白糖即可。

【功效】开胃增食，促进消化，延缓衰老。

收敛止泻，预防过敏性结肠炎

过敏性结肠炎是消化系统最常见的疾病之一，属于胃肠功能性疾病，其发病与精神、心理、饮食、环境等诸多因素有关。山楂有收敛止泻的作用，可以有效缓解腹痛、腹胀、腹泻、便秘、黏液便等过敏性结肠炎症状，对治疗腹痛和慢性腹泻也有一定效果。

 治病食方

山楂酱拌菜心

【配方】山楂酱150克，白菜心250克，白糖100克。

【制作】1. 将白菜心洗净，顶刀切成细丝，用开水烫一下，马上捞出，再用凉开水过凉，捞出，沥干水分。2. 白菜心放入盘中，将山楂酱放在其上面，撒上白糖，拌匀即可。

【功效】消食健胃，收敛止泻。

山楂汤

【配方】山楂30克，猪排150克，芹菜叶100克，盐少许。

【制作】1. 将山楂洗净；芹菜叶洗净，可切一刀；猪排洗净，切成2厘米见方的块。2. 锅置火上，放入清水，下入山楂、猪排，用慢火焖熟后加盐，再撒入芹菜叶即可。

【功效】开胃化积，收敛止泻。可用于治疗过敏性结肠炎。

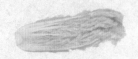

生津润燥，防治支气管炎

支气管炎多因呼吸道病毒感染所致，容易造成肺部炎症、咳嗽、咽干、多痰等症状，山楂具有利尿清热、滋阴润燥、排痰平喘等作用，有助于扩张气管，促进气管纤毛运动，常用以治疗支气管炎，具有良好的功效。

治病食方

蜜饯山楂糕

【配方】山楂糕350克，白糖150克，蜂蜜50毫升，面粉75克，淀粉35克，植物油500毫升。

【制作】1. 将山楂糕切成手指大小的条，用淀粉、面粉加少许清水调成蛋糊，将其拌匀。2. 锅置火上，倒入植物油，烧至七成热时，放入山楂糕条，划散，使其不要粘在一起，炸呈金黄色时捞出。3. 另取锅上火，倒入少许清水，放入白糖，烧开，熬至浓稠时，加入蜂蜜，随即放入山楂糕条，翻炒均匀即可。

【功效】开胃、助消化，益阴润燥。

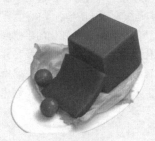

山楂梨丝

【配方】山楂200克，梨500克，白糖适量。

【制作】1. 将山楂洗净，去核；梨去皮，去核，切成长的细丝，放在盘子中心。2. 锅中放白糖，加少量水，熬至糖起黏丝时放入山楂，炒至糖汁透入，起锅，把山楂一个个围在梨丝四周即可。

【功效】润肤养颜，排痰平喘，防治支气管炎。

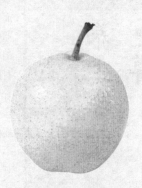

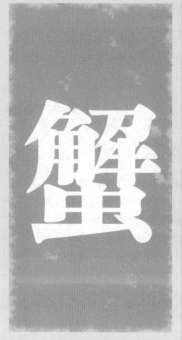

蟹

养生鲜品之尊

蟹，俗称螃蟹，种类众多，有河蟹、海蟹、湖蟹等，可与鲍鱼、海参媲美，并称"水产三珍"。自古以来，蟹就被誉为"百鲜之尊"，故有"一蟹上桌百味淡"、"吃遍天下百样菜，不抵水中一只蟹"之说。蟹的营养丰富，是一种高蛋白的补品，对滋补身体大有益处，为养生健体之常用佳品。

中医属性

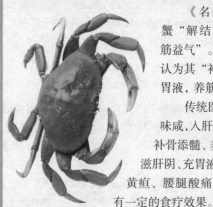

《名医别录》有曰，螃蟹"解结散血，愈漆疮，养筋益气"。《随息居饮食谱》认为其"补骨髓，滋肝阴，充胃液，养筋活血，治疟愈核"。

传统医学认为，螃蟹性寒味咸，入肝、胃经，有清热解毒、补骨添髓、养筋活血、利肢节、滋肝阴、充胃液之功效，对于瘀血、黄疸、腰腿酸痛和风湿性关节炎等有一定的食疗效果。

现代研究

螃蟹肉中含有大量的钙，而且很容易被人体消化吸收而变成游离钙，因此对骨质疏松的预防有重要意义。螃蟹卵和蟹黄含有丰富的核酸，可以活化细胞，预防老化，防治糖尿病、癌症。蟹肉中含丰富的维生素E，这是一种强有效的自由基清除剂，能够延缓衰老、防治各类疾病。

螃蟹中含有促进肝脏功能和预防动脉硬化的牛磺酸，能调节机体渗透压并抗氧化等，起到防治糖尿病及其并发症的作用。螃蟹中富含的锌有助于促进大脑功能。螃蟹中不含影响异烟肼功效的维生素 B_6，因而食用对结核病患者有益。

营养宜忌

1. 每年农历九月九日重阳节前后，是螃蟹大量上市的旺季，也是食蟹的最佳季节。

2. 螃蟹蒸熟以后，宜配以姜末、醋等调料一同食用，可起到杀菌作用。

3. 胃寒、胃弱或有胃溃疡者忌食螃蟹。

营养治病

散瘀血，通经络，缓解疼痛

螃蟹可行气活血，改善体质，祛除风、寒、湿、热邪，起到防病治病的作用。一般用于改善血液循环，对跌打、骨折、筋断造成的关节疼痛、肿胀等具有很好的消炎、镇痛、消淤血等功效，还能增强和改善体质，增强机体免疫力，祛除和防止病毒对身体的侵害。

治病食方

浦江蟹羹

【配方】虱蟹300克，鸡蛋清2个，熟火腿末12克，鲜牛奶20毫升，葱末、姜各10克，黄酒、盐、味精、菱粉、鸡汤、大油各适量。

【制作】1. 将虱蟹用清水漂洗干净，再换清水养半小时，使它吐净腹内的污泥。2. 将虱蟹放在圆底锅里，加上葱末、姜，用木楷将蟹捣烂，再用洁净布包起绞出汁，倒入干锅，加上鸡汤、盐、味精、黄酒，上炉烧开，撇去上面的泡沫，下湿菱粉调成浆，再将鸡蛋清、鲜牛奶打和后倒入一滚，浇上大油，随即盛入汤碗，撒上火腿末即可。

【功效】消炎，镇痛，消瘀血。

螃蟹生地汤

【配方】鲜活大螃蟹400克，生地黄50克。

【制作】1. 将生地黄洗净切片，装入纱布袋内扎口；螃蟹洗刷干净，放入锅内加水煨汤。2. 螃蟹熟后去药袋即可。

【功效】清热凉血，消炎止痛。

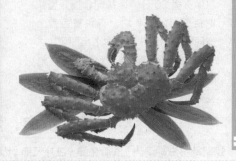

活血明目，保护视力

经常食用螃蟹，可以补肝肾，增视力，益智能，降血压，润肠通便。适用于肝肾虚损导致的视物不清、智力低下、便秘、反应迟钝等症。

治病食方

核桃炒河蟹

【配方】河蟹300克，核桃仁30克，西芹50克，料酒10毫升，植物油35毫升，枸杞子、姜、葱、盐、鸡精各适量。

【制作】1. 核桃仁用油炸香；河蟹揭开盖，除去肠杂，洗净；西芹切成薄片；姜切片，葱切段。2. 锅置武火上，入油烧至六成热，下姜、葱爆香，入河蟹、西芹、核桃仁、枸杞子炒熟，调味即可。

【功效】活血明目，提高智力。

豌豆炒蟹肉

【配方】蟹肉150克，豌豆、大油各50克，鸡蛋2个，火腿末、枸杞子、姜末、料酒、花椒水、盐、味精各适量。

【制作】1. 蟹肉切开；鸡蛋打散，加入料酒、花椒水、盐、味精、姜末、蟹肉、豌豆搅匀。2. 炒锅内放入大油烧热后，放入鸡蛋，用筷子划开，加入枸杞子、蟹肉，炒熟盛入盘内，撒上火腿末即可。

【功效】滋阴补血，益精明目。

养筋活血，防治糖尿病及并发症

糖尿病患者的血液黏稠度高，微循环异常，此为血淤证的一个表现。因此，治疗糖尿病应以"疏其气血，令其条达"为手段。多吃具有活血化淤，疏肝理气作用的食物，如螃蟹等，对治疗有很好的辅助作用。

 治病食方

酱油巴戟蟹

【配方】蟹4只（500克），酱油20毫升，料酒10毫升，巴戟、姜、葱各10克，盐5克。

【制作】1. 将巴戟去内梗，洗净，切2厘米长的段，加水煮15分钟，去药渣，留汁液；把酱油、料酒、盐、葱粒拌匀，装在小碟内。2. 将蟹放入锅内，把巴戟水、姜同放锅内，再加清水少许，用中火煮30分钟，捞起，揭开蟹盖，把每只蟹剁成4块，再将蟹盖盖上，连同调好的调味料同时上桌即可。

【功效】滋补肝肾，壮阳益精，增强肝脏功能。

洋葱炒河蟹

【配方】河蟹500克，洋葱100克，料酒、酱油各10毫升，盐、姜各5克，葱10克，植物油50毫升，味精适量。

【制作】1. 将河蟹去壳和肠杂，洗净，切4块；洋葱洗净，切2厘米见方的块；姜切片，葱切段。2. 将炒锅置武火上烧热，加入植物油烧至六成热时，下入姜、葱爆香，随即投入河蟹肉块、洋葱、料酒、酱油、盐、味精，炒熟即可。

【功效】清热，散血，养筋益气。

清热散血，治疗肺结核

螃蟹能够滋阴清热，润肺生津，滋补气血，因而具有抗结核的功效，适用于阴虚发热、咳嗽、吐血、肺痿、消渴、便秘、咽喉肿痛等症。对肺结核患者的康复大有裨益。

 治病食方

蟹黄菜心

【配方】净蟹黄30克，白菜心300克，葱姜油50毫升，清汤500毫升，盐5克，绿豆淀粉4克，味精1克。

【制作】1. 将白菜心切成大块，焯后过凉，置于30℃左右的温汤中浸煨两小时。2. 锅中加葱姜油，用小火煸蟹黄，加盐，待蟹黄出香味时，盛入碗中。3. 菜心置锅中，加少许煨菜清汤，上火烧开，放盐调味后盛盘。4. 净锅上火加入蟹黄油，添适量清汤，加盐、味精、绿豆淀粉，搅成芡汁，将芡汁淋在白菜上即可。

【功效】延缓衰老，提高免疫力。

枸杞炒肉蟹

【配方】肉蟹300克，枸杞子20克，洋葱100克，料酒10毫升，姜5克，葱10克，盐3克，鸡精2克，植物油35毫升。

【制作】1. 枸杞子去果柄、杂质、洗净；蟹宰杀后，揭开蟹盖，洗净，去肠杂，剁成4厘米见方的大块；洋葱洗净，切4厘米见方的块；姜切片，葱切段。2. 将炒锅置武火上烧热，加入植物油，烧至六成热时，下姜、葱爆香，随即加入蟹肉、料酒炒变色，再加入洋葱、枸杞子、盐、鸡精，炒熟即可。

【功效】补血，清热，益智，通便。

益阴补髓，防治骨质疏松

随着年龄的增长，机体骨骼内有效物质的沉淀逐渐减慢，到了老年，可能出现骨质疏松等现象。这就需要补充能够促进骨骼强健的食物，并能让人体有效地消化吸收。蟹可以补骨髓、利肢节、滋肝阴、充胃液、养筋活血，因此对骨质疏松的预防和治疗有重要作用。

治病食方

雪丽大蟹

【配方】大海蟹两只（约750克），熟蟹肉150克，鸡蛋清3个，油菜叶100克，葱、姜各5克，湿淀粉20毫升，盐2克，清汤50毫升，味精1克，香油、料酒各10毫升。

【制作】1.将葱姜切成末；油菜切成丝。2.将蟹洗净、煮熟，揭下壳，去掉脐，掰下腿，挖出蟹黄和内肉，与熟蟹肉合在一起。3.净锅置火上，加底油烧热，葱姜丝爆锅，放入蟹肉略炒，再加料酒、盐、味精、清汤烧开，用湿淀粉勾成包芡，淋上香油，盛在两个蟹壳内，将蟹壳对面扣放在椭圆盘的两端，将蟹腿按原蟹形摆好。4.将蛋清打入碗内，打成雪丽糊，上笼蒸半分钟，取出堆放在两蟹中间。5.净锅置火上，添油烧热，将油菜丝炸成菜松，围放在大蟹周围。6.净锅置火上，加底油烧热，入葱姜末爆锅，放入料酒、盐、味精、清汤烧开，用湿淀粉勾芡，淋上香油，浇在蟹上即可。

【功效】补骨髓，利肢节，预防骨质疏松。

花雕醉蟹煲

【配方】大花蟹1只（400克），粉丝50克，青葱适量，姜3克，红葱酥、蒜头酥各少许，花雕酒100毫升，高汤适量，盐、鱼露、砂糖、柠檬汁、植物油各适量。

【制作】1.将花蟹剁成大块，用加盐的花雕酒和高汤浸泡冷藏一夜。2.粉丝用水泡软，青葱切段。3.锅中油烧热，爆香葱段与姜片，放下粉丝与红葱、蒜头炒酥，加入腌花蟹的酒汁、砂糖、鱼露，滚煮5~7分钟，换盛在砂锅中。4.将花蟹铺在粉丝上，再加热2分钟左右，滴上数滴柠檬汁即可。

【功效】滋肝阴，充胃液，养筋活血。

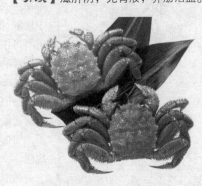

黄酒

液体黄金

黄酒，又称老酒、加饭酒和绍兴酒，它不但是汉民族的特产、酒中的瑰宝，同时也是世界上最早的人造饮料之一。黄酒的度数很低，食用方法多样，并具有得天独厚的调味功能，其营养价值超过了有"液体面包"之称的啤酒和营养丰富的葡萄酒，因此有"液体黄金"之称。

中医属性

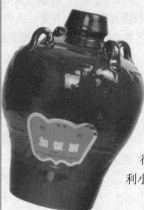

《本草拾遗》认为，黄酒可"通血脉，厚肠胃，润皮肤，散湿气"。《饮膳正要》则言其能"散水，和血，行气，助肾兴阳，发汗"。

传统医学认为，黄酒味苦、甘、辛，性大热，可行药势、杀百邪、避恶毒、通经络、行血脉、温脾胃、养肌肤、祛湿气、利小便，热饮药效更佳。

现代研究

黄酒含有对人体有益的多种营养物质，主要为糖分、糊精、醇类、有机酸、氨基酸、酯类、甘油、微量的高级醇及较多的维生素。黄酒中含有18种氨基酸，人体所必需的氨基酸就有7种。氨基酸为人体生长发育和维持体内氮平衡所必需，某些氨基酸体内不能自行合成，必须由饮食中摄取。而黄酒正是含这类氨基酸比较完全的饮料酒。因此，黄酒可作为一种保健性饮料来饮用。

黄酒也是烹调的上等作料，它不仅可以解腥，还可增加汤菜风味。科学研究表明，适量饮酒对人体健康有如下保健功效：补充营养——黄酒含有丰富的营养成分；促进消化——饭前适量饮酒，可促进胰液的分泌，可促进各种消化液的分泌，加强胃肠对食物的消化吸收；加速血液循环，改善体内代谢；预防心血管疾病；有益身心健康，延年益寿等。

黄酒的药用价值很大，它可用来浸泡、煎煮某些中药，效果极好。因为某些中药的有效成分在水中微溶或不溶，但在乙醇中却溶解度较大。因此，黄酒还是中药的重要辅助原料，中药常以之作为药引，或炮制药材用的辅料以增强药效。

营养宜忌

1. 黄酒不可与乳品同饮，否则令人气结。
2. 阴虚、失血和湿热甚者忌服黄酒。

营养治病

通血脉，御寒气，治疗类风湿性关节炎

　　类风湿关节炎是慢性全身性自体免疫疾病之一，冬季是类风湿性关节炎患者最难熬的季节，应适当饮用可以活血化瘀、滋阴补气的黄酒，有利于祛风散寒，利湿通络，益气活血，帮助患者顺利度过湿冷的寒冬。

治病食方

松节黄酒煮黑豆

【配方】黄酒250毫升，松节200~300克，黑豆1000克。

【制作】1. 取松节砍碎成薄片或细条状。2. 与洗净的黑豆一起倒入锅内，加冷水浸泡半小时。3. 用中火煮半小时许，至黑豆已熟。4. 加黄酒，再改用小火慢煮1小时。5. 直至黑豆酥烂、汁水快干时离火；拣去松节片，将黑豆烘干或晒干，装瓶。

【功效】祛风散寒，除湿止痛。

葱豉黄酒汤

【配方】黄酒50毫升，豆豉15克，葱20克。

【制作】1. 豆豉加水，煎煮10分钟。2. 加入洗净的葱，继续煎5分钟，最后加黄酒，出锅取汁，趁热服用。

【功效】解表和中，滋阴补气。

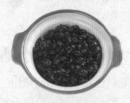

益气活血，治疗肺心病

　　适当地饮用黄酒有助于推动心血运行，调整心、肺气机，活血化瘀，激发胸腺抗体，增强免疫力，从而缓解胸痛、心痛、心悸、心烦等症状。对冠心病、肺心病有特殊的缓解和治疗作用。

治病食方

黄酒烧肉

【配方】黄酒250毫升，猪五花肉600克，八角少许，香菜10克，酱油、冰糖、植物油各适量。

【制作】1. 将猪五花肉切四方块，先汆烫过，接着抹上酱油，再用热油炸上色，捞出立刻用冷水冲凉。2. 肉块排放在锅内，加入八角、黄酒、冰糖烧开，改小火烧至肉块烂熟，约需1小时。3. 待汤汁收至稍干时撒上香菜末即可。

【功效】活血化瘀，增强免疫力。

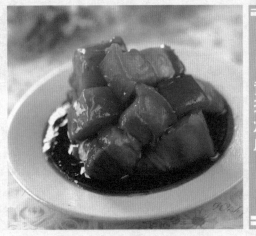

活血化瘀，治疗产后缺乳

女性产后气血亏损，机体功能衰弱，常因气滞血瘀而引起乳汁不通、恶露不尽等症。应该适当饮用黄酒等能活血化瘀、补中益气的饮品辅助调理，具有很好的疗效。

治病食方

黄酒炖鲫鱼

【配方】黄酒适量，活鲫鱼1条(500克)。

【制作】1. 将鲫鱼去鳞及内脏洗净，加水适量，煮至半熟。2. 加黄酒清炖，至熟即可。吃鱼喝汤，每日1次。

【功效】通气下乳，治产后气血不足、乳汁不下。

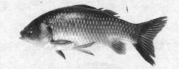

黄酒蒸虾

【配方】黄酒60毫升，鲜虾300克，葱、姜、味精、盐各适量。

【制作】1. 将葱择洗干净，切成葱花；姜去皮，洗净，切成细丝。2. 虾洗净，剪去须脚，沥干水分，拌上黄酒、精盐、清水、姜丝、葱花、味精，上笼，用大火蒸10～15分钟即可。

【功效】温补肾阳，养血通乳。适于产后肾虚乏力、乳少、乳汁不通的妇女食用。

舒筋活血，治疗神经衰弱

神经衰弱是神经官能症中最常见的一种，是指精神容易兴奋和脑力容易疲乏，并常伴有情绪烦恼等症状。适当饮用黄酒有助于舒筋活血，通利关节，可缓解神经性肢体疼痛，同时也能够消除神经衰弱的某些致病因素。

治病食方

香菇黄酒鸡翅

【配方】黄酒15毫升，鸡翅6只，蒜、葱花各少许，老抽10毫升，香菇、盐、胡椒粉、植物油各适量。

【制作】1. 蒜去皮切碎，香菇切一个十字花在上边。2. 用黄酒、老抽、胡椒粉和盐腌渍鸡翅20分钟。3. 锅中倒入适量的植物油，中火热锅，油快冒烟时放蒜碎，爆至金黄色。4. 倒入鸡翅翻炒几下，加少量热水，放入香菇，加盖煮约10分钟。5. 揭盖搅匀，再煮10分钟后起锅，撒入葱花即可。

【功效】舒筋活血，通利关节。

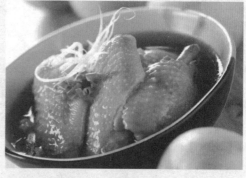

黄酒煮蛋黄

【配方】黄酒500毫升，鸡蛋黄14个。

【制作】1. 将黄酒、鸡蛋黄一同放入锅内。2. 用小火炖至稠黏，待冷，存罐中备用。温热服，每日2次。

【功效】舒筋活血，通利关节，消除神经衰弱。

活血消肿，治疗跌打损伤

　　无论何种外伤，都会伤及血络、脉管而产生出血、瘀血或血肿，因此止血、消肿、活血就是治疗外伤必不可少的步骤。一般说来，大量酒精容易引发炎症，受伤后忌饮酒，但黄酒例外，其酒精含量很低，且活血消肿的功效很好，一般可用黄酒送服云南白药，药效翻倍。

治病食方

【配方】松子仁 200 克，黑芝麻、核桃仁各 100 克，蜂蜜 200 毫升，黄酒 500 毫升。

【制作】1. 将松子仁、黑芝麻、核桃仁同捣成膏状。2. 将材料放入锅中，加黄酒，文火煮沸约 10 分钟，倒入蜂蜜，搅拌均匀，继续熬煮收膏，冷却装瓶备用，温开水送服。

【功效】活血消肿，治疗跌打损伤。

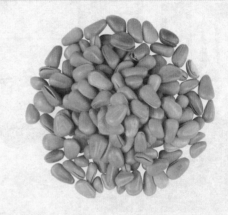

松子黄酒膏

【配方】日本豆腐 400 克，五花肉 250 克，盐、生姜、小葱、酱油、绍兴黄酒、白糖各适量。

【制作】1. 豆腐洗净切薄片；肉洗净，切块，用料酒腌渍。2. 热锅烧水，将豆腐放入开水中烧 2 分钟，捞起装盘；热锅下油，待油轻微冒烟放入白糖，搅拌，待糖溶后放入猪肉，肉六成熟时加盐、酱油，再烧 5 分钟，盛放在装有豆腐的盘中即可。

【功效】活血消肿。

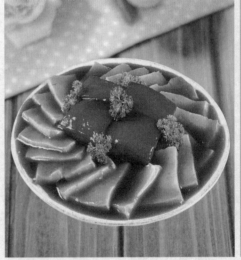

老肉烧豆腐

醋

百药之长

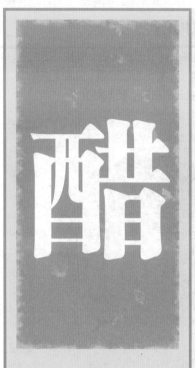

醋是一种发酵的酸味液态调味品，古时称为酢、苦酒和"食总管"，在我国已有2000多年的食用历史。醋的种类很多，其中以米醋和陈醋的口味为最佳。世界上许多国家和民族都积累了用醋防病治病、延年益寿的丰富经验，这使醋又有"百药之长"的称号。

中医属性

《本草拾遗》有曰，醋可"破血运，除癥块坚积，消食，杀恶毒，破结气，心中酸水痰饮"。《日华子本草》认为它"治产后妇人并伤损，及金疮血运；下气除烦，破癥结"。

传统医学认为，醋味酸苦性温，入肝、胃经，其功能散淤、止血、杀虫、解毒。主治产后血晕、痃癖症瘕、黄疸、黄汗、吐衄、便血、虫症腹痛、阴痒、痈疽疮肿、鲜鱼肉菜毒等。

现代研究

醋所含挥发性物质及氨基酸等能刺激人的大脑神经中枢，使消化器官分泌大量消化液，有助于消化。醋含有氨基酸、醋酸、苹果酸、琥珀酸等丰富的营养物质，可提高肝脏的解毒及新陈代谢功能，从而减少肝病的发生。

醋有利于人体内环境酸碱平衡的稳定，减少人体衰老过程中过氧化物质的生成以增加寿命。醋能减肥、美容、护肤、解酒、防醉、防治糖尿病和便秘，使人精力充沛、体质强壮，有益身心健康。

醋酸可以促进丙酮酸和草醋酸的结合，减少代谢产物乳酸的生成，从而减轻且易消除疲劳感。人在食用醋后，尿液 pH 值趋于碱性，使乳酸和其他酸性物质减少，预防了泌尿系结石的发生。食醋能刺激胃液分泌，帮助机体消化食物，增强胃蠕动。

营养宜忌

①. 胃溃疡和胃酸过多者不宜食醋，否则会导致胃病加重。

②. 正在服用某些药物如磺胺类药、碱性药、抗生素及解表发汗的中药等人群不宜食醋。

营养治病

保肝通络，预防糖尿病

食醋的药用价值历来很受重视，人们认为醋有调中益气、祛湿解毒、滋阴清热、通络益肾等功效，同时也是消肿保肝的佳品。醋还可以消除疲劳，预防衰老，提高肠胃的杀菌功能，对预防糖尿病、水肿及各类心血管疾病均有一定的疗效。

 治病食方

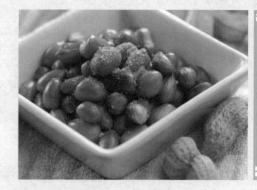

【配方】香醋80毫升，小粒花生200克，白糖60克，香菜少许，盐适量。

【制作】1. 锅中放油，油热后调小火放入花生，炒熟后捞出。2. 将香菜末拌进花生里。3. 白糖、香醋、盐调匀成汁，浇在花生上即可。

【功效】调中益气，祛湿解毒。

老醋花生

活血利尿，增强肾功能

"血瘀"是肾病发展的共性，正所谓"肾虚血必瘀，瘀血必归肾，补肾需活血，血活肾为复"。经常食醋，能通经活络，活血化瘀，并能松弛血管平滑肌，解除血管痉挛，抑制血小板聚集，防止血栓形成，改善肾脏微循环，使受损的肾组织得以修复。同时有不同程度的抗炎、抗感染功能，可防治肾结石、胆结石、膀胱结石和尿路结石等疾病。

 治病食方

【配方】米醋适量，活河蟹200克，姜15克，香菜5克，酱油、白糖各适量。

【制作】1. 活河蟹洗干净，用绳子把蟹脚扎住，放入蒸笼里用旺火蒸熟。2. 姜刮去皮，切成细末；香菜洗净，切段。3. 用酱油、米醋、白糖和姜末调成姜醋调味汁。4. 将熟蟹去蟹脚尖和蟹尾，切成块，整齐地排叠两只盆里，浇上姜醋调味汁，撒上香菜段即可。

【功效】通经活络，活血化瘀。

姜醋白切蟹

【配方】醋4毫升，莴笋150克，鸡蛋1个，湿淀粉15克，植物油50毫升，酱油5毫升，白糖、蒜末各5克。

【制作】1. 莴笋去皮，洗净切成片，放盘中。2. 取一碗，打入鸡蛋，与湿淀粉调成糊；炒锅上火，倒入油烧至八成热，将莴笋放入鸡蛋碗中挂上糊，入油锅炸成金黄色，倒出沥油。3. 原锅留少许油，下蒜末炝锅，加入酱油、食醋、白糖、莴笋片，下湿淀粉勾芡，炒熟即可。

【功效】改善肾脏微循环。

醋熘莴笋

健胃消食，增强消化功能

醋能够开胃、养肝、醒酒、消食、下气，在摄取过多的鱼、肉、精白米、面食等食物后喝点醋，可帮助消化，并使消化器官分泌大量的消化液，增强消化功能。

治病食方

苹果醋

【配方】陈醋 1500 毫升，苹果 1000 克，冰糖少许。

【制作】1. 苹果洗净切块，放入玻璃罐中。2. 加入陈醋及少许冰糖密封。3. 存放 3 个月后即可饮用。

【功效】滋润皮肤，帮助消化，可改善便秘，维护肠胃健康。

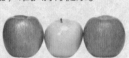

迷迭香醋

【配方】陈醋 1200 毫升，迷迭香 600 克。

【制作】1. 新鲜的迷迭香叶洗净，晾干。2. 将迷迭香与陈醋装入玻璃罐，陈醋要完全盖住迷迭香以防发霉，密封。3. 密封 2 个月即可饮用。4. 食用时，以冷、温开水稀释 8 倍，饭后饮用。

【功效】消除胃腹胀痛、消化不良，并可降低胆固醇、杀菌、抗氧化。

消食化积，预防肥胖

醋有助于消耗人体内过多的脂肪，还可以消化人体内多余的糖、蛋白质，让新陈代谢顺利进行。经常食用用纯粮酿造的醋浸泡花生、黄豆，是保健养生之法。

治病食方

醋拌海带丝

【配方】醋、海带、红辣椒、葱白、白糖、香油各适量。

【制作】1. 将海带洗净后切小段，并放入锅中煮至微软捞出。2. 红辣椒切丝，葱白切丝，加入醋、白糖、香油，搅拌均匀即可。

【功效】减肥，消脂。

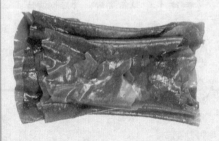

姜豆醋

【配方】香醋适量，黄豆 1000 克，姜 500 克。

【制作】1. 姜切片。2. 把黄豆一层压姜一层用香醋泡好，置入玻璃瓶内，2 个月后即可食用。

【功效】减肥，消脂，美容，护肤。

黑枣醋

【配方】陈醋 2000 毫升，黑枣 1000 克。

【制作】1. 黑枣不用清洗，只要拣去杂质即可。2. 黑枣加陈醋放进玻璃罐中，密封。3. 存入 4 个月后即可饮用。也可以将黑枣醋与新鲜的葡萄汁调和，加入适量的开水稀释饮用。

【功效】滋润心肺，生津止渴，抗老化。

第七篇

最能滋阴的六种营养食物

◎苹果◎乌鸡◎鸡蛋
◎牡蛎◎燕窝◎牛奶

苹果

治病第一药

苹果，又名柰、苹婆、平波等，是老幼皆宜的水果之一。苹果不仅外观可爱，味道甘美，营养全面且容易被吸收，还具有很高的医学价值。欧洲民谚有"一日一苹果，医生远离我"，说明其良好的保健作用，并有越来越多的人称苹果为"治病第一药"。

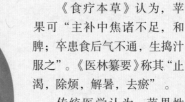

中医属性

《食疗本草》认为，苹果可"主补中焦诸不足，和脾；卒患食后气不通，生捣汁服之"。《医林纂要》称其"止渴，除烦，解暑，去瘀"。

传统医学认为，苹果性平，味甘酸；入脾、肺经，具有生津止渴、补脾止泻、补脑润肺、解暑除烦、醒酒等功效，主治津伤口渴、脾虚、中气不足、精神疲倦、记忆力减退、不思饮食、脘闷纳呆、暑热心烦、咳嗽、盗汗等病症。

现代研究

苹果中的果胶能使大便松软，排泄便利，果胶进入人体后，还能与胆汁酸结合，吸收多余的胆固醇和甘油三酯。苹果中的胶质纤维能减慢消化过程，令饱腹的感觉更持久，并阻止身体吸收脂肪。

苹果所含铁质、维生素C较多，可以辅助治疗贫血。维生素C还能加强胆固醇的转化，降低血液中胆固醇和甘油三酯的含量，有防治高血压、动脉硬化及冠心病的作用，可能避免胆结石生成。苹果含有丰富的磷、锌，对大脑发育及增强记忆力、提高智能非常有益。

苹果里含有高水平的抗氧化剂黄酮类，称为橡黄素，可润肺止咳，是保护肺部不受污染和抵御吸烟侵害、抵抗癌症的重要因素。苹果中丰富的有机酸可补充肠道内的益生菌，对防治肠道癌症有一定的效果。

营养宜忌

1. 要提高有效成分的利用率，最好的方法是将洗净的苹果带皮生吃。

2. 吃苹果时要细嚼慢咽，不仅有利于消化，还可以保持口腔卫生。

3. 苹果含有大量的糖类和钾盐，患有心肌梗死、肾病、糖尿病的病人不宜多吃。

营养治病

益肾养心，增强记忆力

苹果有健脾开胃、滋阴补肾的作用，可帮助气血流通顺畅，有利于身体器官功能的完善，延缓衰老。对于记忆力减退、思考力差、饮食无胃口、精神不振、耳鸣、耳聋等症都有食疗的作用。

治病食方

苹果瘦肉百合玉竹汤

【配方】苹果700克，百合、玉竹各30克，猪瘦肉250克，蜜枣6颗，陈皮6克，盐、味精各适量。

【制作】1. 将苹果用清水洗净，切成两大半，去核，切成小块。2. 把百合、玉竹、蜜枣分别用清水洗净。3. 将猪瘦肉洗净，切成极薄片，放入砂煲内，添水适量，先用旺火煲沸，加入苹果、百合、玉竹、蜜枣、陈皮后，改用微火煲2小时，加入盐、味精调味即可。

【功效】滋阴润燥，调和五脏，增强记忆力。

酥炸苹果环

【配方】苹果600克，植物油500毫升，白糖少许，面粉250克，泡打粉60克，鸡蛋半个。

【制作】1. 苹果洗净，削去皮，切成薄片，用两个大小不等的铁环扣压苹果，成圆环状。2. 用面粉、植物油、泡打粉、水、鸡蛋搅拌成糊，制成脆皮糊。3. 锅置火上，放植物油烧热，下入蘸上脆皮糊的苹果环，炸呈金黄色，捞出，沥净油，装入盘内，撒上白糖即可。

【功效】健脾开胃，益肾养心。

润燥止咳，消除肺部及呼吸道炎症

秋季空气干燥，人体极易受燥邪侵袭而伤肺，导致肺部、呼吸系统疾病，出现口干咽燥、咳嗽少痰等症状。在秋季大量成熟的苹果，富含人体所需的多种营养物质，不仅具有滋阴养肺、润燥生津的功效，而且能治疗与肺有关的疾病，应经常食用。

治病食方

倒入鸡蛋糊，在文火上摊成圆饼，在中央放上苹果馅，把两端叠起，将馅裹成椭圆形，再把蛋饼翻面，光面向上，呈金黄色即可。

【功效】润肺止咳，保护肺功能。

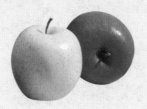

夹心苹果蛋

【配方】苹果500克，鸡蛋12个，白糖100克，植物油100毫升，牛奶200毫升，盐5克。

【制作】1. 苹果去皮、子，切薄片，用糖水腌1小时，煮沸，移文火，待苹果片软时，捞出控干，原汁在文火收浓时再和苹果片混合，拌匀成苹果馅。2. 鸡蛋打散，加牛奶、盐，调匀成鸡蛋糊。3. 煎盘内放植物油，烧热，

滋阴利尿，治疗高血压

苹果有助于顺气、消食、生津、利水，能将机体内多余的钠质排出体外，因此对摄入盐分过多的人群，多吃苹果有利于清除多余的钠，以软化血管壁，抑制血压升高，有效地降低胆固醇，预防和治疗心血管疾病。

 治病食方

杏仁苹果

【配方】苹果600克，杏仁、糖粉各30克，黄油15克，肉桂粉2克，丁香粉、奶油各适量。

【制作】1. 将苹果削去皮，去核；杏仁切成小棍状。2. 锅内放入糖粉，加入清水，置微火上化开，待糖粉完全溶化，转旺火烧开，滚沸5分钟，放入苹果，煮至发软，取出，放烤盘内。3. 将丁香粉、肉桂粉和黄油掺入锅内糖汁中，迅速煮沸，使之浓稠。4. 将糖汁倒入苹果的空膛中，再填入杏仁，入炉温180℃的烤炉内烤15分钟，至杏仁焦黄时，取出凉凉，放冰箱内，

冻至极凉，浇上奶油即可。

【功效】润肠通便，抑制血压。

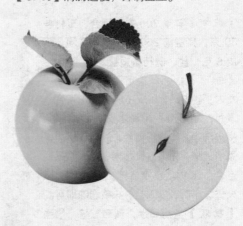

润肠通便，治疗大肠癌

粪便中含有一种致癌物，长期积存在肠内，与肠黏膜接触，增加刺激，会促进大肠癌的发生。苹果即能止泻，又能通便，还能缓解痔疮肿痛、大便秘结不通等病症，从而有助于减少体内毒素，维护机体健康。

 治病食方

蜜汁苹果

【配方】苹果300克，山楂汁100毫升，白糖100克。

【制作】1. 苹果去皮，去子，切成滚刀块。2. 炒锅内放少许清水，加白糖和山楂汁熬煮，待白糖溶化后放入苹果块，用小火慢慢煨，待苹果块变软，糖浆渗入，即可出锅装盘。

【功效】治疗慢性便秘，缓解呕吐症状。

甘笋苹果汁

【配方】苹果300克，甘笋150克，香菜碎末少量。

【制作】1. 洗净甘笋、苹果，连皮放入榨汁机中。2. 榨取其汁，倒入杯中，再撒入少量香菜末即可饮用。

【功效】增智益脑，通利大便。

健胃消食，改善消化功能

苹果能健脾胃，补中焦之气，民间早有用苹果治疗食欲不振、神经性结肠炎等疾病的方法。现代医学也证明，苹果能中和过剩的胃酸，促进胆汁分泌，增强胆汁酸功能，对于脾胃虚弱、消化不良等症有良好的治疗作用。

治病食方

苹果麦片粥

【配方】苹果 50 克，燕麦片 100 克，牛奶 250 毫升，胡萝卜 30 克。

【制作】1. 将苹果和胡萝卜洗净分别制成细末。2. 将燕麦片及胡萝卜末放入锅中，倒入牛奶及水用文火煮。3. 煮开后再放入苹果末直至煮烂。

【功效】润肠通便，改善肠胃功能。

草莓苹果汁

【配方】苹果 100 克，蜂蜜适量，草莓 50 克，鸭梨 30 克。

【制作】1. 苹果、鸭梨去皮、核，洗净，切成小块，榨成汁，到入杯中。

2. 草莓去蒂、洗净，切成两半榨汁。

3. 将三汁加蜂蜜调匀，即可饮用。

【功效】促进胆汁分泌，增强胆汁酸功能。

滋阴养血，治疗贫血

苹果有补血作用，能养血滋阴，对春季里因肝阴不足而引起的高血压、头痛目眩、糖尿病和贫血等都有较好的治疗作用。贫血患者应多吃苹果，增加血色素，使皮肤变得细嫩红润。

治病食方

形盘中，盘边再按顺序摆上洋葱圈、苹果片和西红柿三角块，用鲜绿生菜叶装饰即可。

【功效】对防治缺铁性贫血有一定作用。

四喜苹果

【配方】红富士苹果 600 克，蒸熟的糯米 100 克，山楂糕 120 克，桂圆肉 40 克，白糖 150 克，玫瑰酱 10 克，水淀粉 6 克。

【制作】1. 苹果洗净，削去皮，从上部用圆口刻刀刻下 1 厘米厚的顶盖，挖出果核；山楂糕切成 0.6 厘米的方丁，与桂圆肉、糯米、白糖、玫瑰酱一起拌匀，填入苹果中，盖上盖，放入蒸笼蒸熟取出。2. 勺中放清水、白糖烧沸，撇去浮沫，用水淀粉勾芡，浇在苹果上即可。

【功效】开胃、助消化、健脾胃，对妊娠呕吐、贫血、高血压等病有辅助治疗作用。

苹果煎牛肝

【配方】苹果 150 克，小牛肝 100 克，洋葱、黄油、西红柿各 50 克，盐 2 克，面粉 10 克，胡椒粉 1 克，生菜叶 2 片，植物油 500 毫升。

【制作】1. 将苹果洗净后削掉果皮，切成四瓣后挖去果核，再切成片；将小牛肝用斜刀切成 4 毫米厚的片，撒上盐和胡椒粉，然后均匀地蘸上面粉；洋葱切去两头，用刀横着切成洋葱圈；西红柿切成三角形的块。2. 取一个煎锅，上火，倒入植物油，烧热，将牛肝放入，煎至两面上色后，滗去油，另取煎锅一个，倒入植物油，烧热，将洋葱蘸上面粉，放入油内，炸呈焦黄色时捞出，沥净油；再取小煎锅一个，倒入黄油，烧热，放入苹果片，炒 4 分钟捞出，和洋葱圈混合入味。3. 将煎牛肝放在长

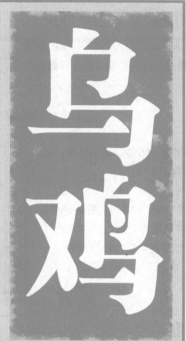

乌鸡

禽中黑宝

乌鸡又称乌骨鸡，其不仅喙、眼、脚是乌黑的，而且皮肤、肌肉、骨头甚至大部分内脏也都是乌黑的。从营养价值上看，乌鸡的营养远远高于普通鸡，口感更加细嫩，至于药用和食疗作用，更是普通鸡所不能相比的，因此作为"禽中黑宝""名贵食疗珍禽"，为人们滋补保健所用。

中医属性

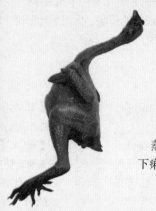

《本草纲目》有曰，乌鸡可"补虚劳羸弱、治消渴、中恶，益产妇，治女人崩中带下虚损诸病，大人小儿下痢噤口"。

传统医学认为，乌鸡性平、味甘，入肝、肾经，具有养阴退热的功效，主治虚劳骨蒸、羸瘦、消渴、脾虚滑泄、下痢口噤、崩中、带下等症。

现代研究

乌鸡含有丰富的多元不饱和脂肪酸——DHA（二十二碳六烯酸）和EPA（二十碳五烯酸），可以防止血液凝固，预防脑溢血、脑血栓和老年痴呆症的发生。乌鸡体内含有大量的铁，补血效果非常好。乌鸡的血清总蛋白明显高于普通鸡，对提高机体抵抗力、防治贫血、促进身体健康具有重要作用。

乌鸡含有大量的黑色素和维生素A、维生素E及微量元素硒，它们具有清除体内自由基、抑制过氧化脂质形成、抗衰老和抑制肿瘤细胞生长的效果。其中含量相当可观的维生素E，对月经异常、痛经和性腺功能减退等症状有显著的治疗作用。

乌鸡肉中含有大量的氨基酸，其中亮氨酸可以加速细胞的新陈代谢，促进伤口愈合，因此对术后病人的调养十分有益。乌鸡含有丰富的蛋白质，有利于乳汁的分泌和产后恢复，还能有效调节、提高人体的免疫功能。乌鸡肉中的胶原蛋白、丝氨酸、苏氨酸含量非常高，可以预防皮肤老化，增加弹性。

营养宜忌

1. 乌鸡连骨（砸碎）熬汤滋补效果最佳；炖煮时最好使用砂锅文火慢炖。

2. 患慢性皮肤疾病者宜少食或忌食。

3. 患严重外感疾患时不宜食用乌鸡。

营养治病

润肠通便，防治癌症

实践证明，癌症患者常吃乌鸡，有滋补强身、润燥排毒的功效，可提高免疫功能，抑制肿瘤生长、发展、转移，从而延长生存期。

治病食方

黄芪乌鸡

【配方】乌鸡1只，黄芪100克，料酒50毫升，盐、姜各15克。

【制作】1. 活乌鸡用常法宰杀，去毛及内脏，洗净。2. 黄芪切成段，填入鸡腹内，将鸡放入砂锅，加水至淹没鸡体，文火煨至鸡肉熟，加入盐、料酒、姜，文火烧半小时即可。

【功效】补肝肾、益气血，预防癌症。

核桃地黄鸡

【配方】乌鸡1只，核桃仁30克，生地黄、饴糖各250克。

【制作】1. 将乌鸡宰杀后，去毛桩，除去内脏，洗净；生地黄洗净，切成宽0.5厘米、长2厘米的条，与饴糖拌匀，同核桃仁一起装入鸡腹内，将鸡放入盆中，加水适量。2. 将盛鸡的盆置入蒸笼中，蒸熟即可。食用时不放盐、醋、吃肉，喝汤。

【功效】补髓养血，健脑益智，润肠通便，抗癌。

滋阴补虚，防治老年痴呆症

乌鸡自古享有"药鸡"之称，具有相当高的滋补、药用价值，起到滋阴、补肾、养血、添精、益肝、退热、补虚等作用，能调节人体免疫功能，是防治老年痴呆症、延缓衰老、祛病延年的保健良品。

治病食方

酒制乌鸡

【配方】乌鸡1只，党参30克，黄芪100克，红枣20颗，黄酒500毫升，盐、味精各适量。

【制作】1. 乌鸡宰杀，去毛及脏，洗净，置瓷盘中，加黄酒浸没。2. 红枣掰开与党参、黄芪同放乌鸡四周。3. 入笼屉中隔水蒸熟，取乌鸡，调以盐、味精，分次食用。

【功效】益气补血，延缓衰老。

海马蒸雏鸡

【配方】雏乌鸡1只，海马10克，葱、姜、盐、味精、料酒、清汤各适量。

【制作】1. 雏乌鸡宰杀，去毛、内脏，洗净，装入瓷盆中。2. 海马用水浸泡10分钟，放在雏鸡腹内，加姜片、葱段、清汤、料酒、盐。3. 上屉蒸至雏乌鸡肉烂熟，加味精少许即可。

【功效】益气填精，健脑益智，是防治老年痴呆症、延缓衰老、祛病延年的保健补品。

滋阴养血，治疗产后及病后身体虚弱

乌鸡是高蛋白、低脂肪的高级补品，对产妇、老人、儿童的补益尤深。经常食用乌鸡肉、饮乌鸡汤，有助于加速细胞的新陈代谢，促进伤口愈合，对术后病人的调养十分有益，还能改善产后体虚、腰酸腿疼等症。

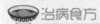 治病食方

乌鸡补血膏

【配方】乌鸡1只，阿胶、龟板胶、鹿角胶、熟地、当归、枸杞子各100克，红枣适量，山药150克。

【制作】1. 乌鸡宰杀，收拾干净，与熟地、当归、枸杞子、红枣、山药同入砂锅中。2. 加水，用文火炖至乌鸡烂熟，弃去药渣及鸡骨，入阿胶、龟板胶、鹿角胶烊化，文火收膏，冷却，装瓶备用。

【功效】养血、补血，可改善病后、产后体虚。

乌鸡党参

【配方】乌鸡1只，党参15克，白术、茯苓各10克，炙甘草6克，葱、姜、料酒、盐、味精各适量。

【制作】1. 乌鸡宰杀，收拾干净；党参、白术、茯苓、炙甘草用纱布包扎，放入乌鸡腹内。2. 乌鸡入蒸盘中，加葱、姜、料酒、盐、水，上屉旺火蒸3小时，取出药包，调以味精，食肉饮汤。

【功效】大补元气，防治病后、产后气血亏虚。

补血益阴，预防贫血

乌鸡能大补气血，健脾开胃，久病、大病之后的体弱者可常服，产妇进补最佳。乌鸡的补血、养血效果非常好，对提高机体抵抗力、促进身体健康具有重要作用，可有效治疗女性缺铁性贫血。

治病食方

猴头菇乌鸡汤

【配方】乌鸡1只，水发海参150克，猴头菇、海藻各50克，绿豆100克，蜜枣4颗，盐4克，香油5毫升。

【制作】1. 乌鸡宰杀干净后取其肉，斩成大块；海参洗净切成中块，连同乌鸡肉一同用开水烫煮一下，漂洗干净；其余用料分别用温水淘洗干净。2. 将清水倒进洗净的煲内，将煲置于炉上。3. 先把煲内水烧开，再将以上用料倒进煲内煲之。4. 煲内水再开后，用小火煲3小时，加入盐和香油即可。

【功效】大补气血，健脾开胃。

栗子炖乌鸡

【配方】乌鸡1只，鲜栗子（去皮）200克，葱白10克，香油5毫升，盐5克，姜、花椒各适量。

【制作】1. 将净乌鸡肉与鲜栗子同煮。2. 至熟，加入葱白、香油、盐、姜、花椒，文火炖至烂熟，空腹食肉饮汤。

【功效】适用于脾肾虚衰，中风烦热，手足发热等症。

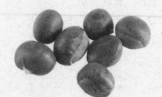

补肝肾、益气血，治疗月经不调

　　引起月经失调的原因多种多样，但最常见的还是由气血亏虚、阴血不足所引起，故经病进补法当以滋阴养血为主。乌鸡自古以来就是滋阴益气的佳品，经常食用可以调节月经紊乱，缓解痛经，同时还有助于滋养肌肤，起到美容功效。

治病食方

【配方】乌鸡1只，猪瘦肉25克，银耳19克，百合38克，鲜奶、姜片、盐各适量。

【制作】1. 银耳用水浸泡20分钟，清洗干净；百合洗净；乌鸡宰杀后去毛、内脏，氽烫后再冲洗干净；猪瘦肉洗净。
2. 烧滚适量水，下乌鸡、猪瘦肉、银耳、百合和姜片，水滚后改文火煲约2小时，倒入鲜奶拌匀，续煮5分钟，下盐调味即可。

【功效】滋阴养血，润泽肌肤。

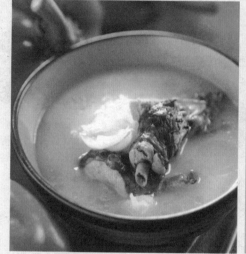

鲜奶银耳乌鸡汤

【配方】乌鸡半只，排骨200克，红枣12颗，姜2片，料酒少许，盐适量。

【制作】1. 将排骨、乌鸡均切成块，分别用沸水氽烫；将红枣泡水20分钟。
2. 把所有材料放入炖盅内，加入水及料酒，放进蒸锅中炖2小时，起锅前加盐调味即可。

【功效】补血益气，活血健体，养颜润肤。

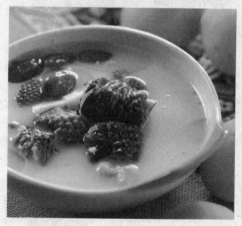

红枣排骨炖乌鸡

鸡蛋

蛋白质的营养库

鸡蛋，又名鸡卵、鸡子，是一种全球性普及的食物。鲜鸡蛋的用途广泛，且含有人体需要的几乎所有的营养物质，被人们誉为"蛋白质的营养库"，营养学家称之为"完全蛋白质模式"。

中医属性

《随息居饮食谱》认为，鸡蛋可"养血安胎，濡燥除烦，解毒息风，润下止逆"。

传统医学认为，蛋黄与蛋白虽同在一壳之中，但药用价值却不尽相同：鸡蛋黄味甘、性平，入心、肾经，具有滋阴养血，润燥息风之功；鸡蛋白味甘，性凉，具有润肺利咽、清热解毒之效。就补血益阴而言，鸡蛋黄远胜于鸡蛋白，鸡蛋黄滋阴养血，适用于阴血亏虚所致的心烦不得眠、虚劳吐血、胎漏下血、心悸怔忡及盗汗等症。

现代研究

鸡蛋中含有较多的维生素 B_2，可以分解和氧化人体内的致癌物质。鸡蛋中的维生素 A、硒、锌等元素也都具有明显的防癌抗癌作用。鸡蛋中的卵磷脂可以防止胆固醇过高和脂肪在血管壁的沉积，从而具有预防动脉粥样硬化的功效。

鸡蛋黄中富含的卵磷脂、甘油三酯、胆固醇和卵黄素等营养物质有助于增强神经系统的功能，对神经系统和身体发育有很大的作用。经常食用鸡蛋黄，可改善各年龄组的记忆力，防止老年人记忆力衰退。

鸡蛋中的蛋白质对人体的肝脏组织损伤有修复作用。蛋黄中的卵磷脂可促进肝细胞的再生，还可提高人休血浆蛋白量，增强肝脏的代谢功能和免疫功能。

鸡蛋几乎含有人体所需要的所有营养物质，可以及时补充人体内流失的养分。每天食用一个鸡蛋，是不少长寿者的保健秘诀之一。

营养宜忌

1. 奶类与鸡蛋共同食用可达到营养互补。
2. 冠心病、肾脏疾病患者应禁食鸡蛋。
3. 鸡蛋忌与甲鱼一同食用。

营养治病

滋阴补肾，预防动脉硬化

动脉硬化即动脉血管的弹性减弱，无法对心脏射出的血液进行正常的扩张和收缩，以缓解对血流的冲击力和回弹。因此，降低血脂和滋阴补肾等都可以减慢血管硬化的演变。经常适量食用鸡蛋，能够活血化瘀、滋阴补肾、降低血脂，对心血管病人有益。

三彩菠菜

【配方】鸡蛋2个，菠菜300克，水发粉丝50克，水发海米20克，蒜末、味精各2克，盐4克，香油、醋各15毫升。

【制作】1. 将鸡蛋打入碗中，加少许盐搅匀，在炒锅内摊成蛋皮取出，切成5厘米长的丝；粉丝切成3厘米长的段。2. 将菠菜洗净，切成5厘米长的段，在沸水中略烫，捞出用凉开水过凉，挤干水分。3. 将菠菜、粉丝、海米放入碗中，加入醋、盐、味精、香油、蒜末、蛋皮丝，拌匀即可。

【功效】滋阴补肾，降低血脂。

芹菜炒鸡蛋虾仁

【配方】鸡蛋2个，虾仁、芹菜茎各100克，盐、植物油各适量，小葱10克。

【制作】1. 芹菜茎切小段；鸡蛋磕入碗中加盐打散。2. 锅内放水加盐少量烧开，将芹菜段放入水中焯一下，捞出投冷，沥干。3. 炒锅置火上，放油烧热，下鸡蛋液翻炒，下葱末，炒出香味，下虾仁、芹菜大火炒数下，加盐即可。

【功效】降低血压，保护血管。

滋阴养气，防治癌症

癌症病人晚期或手术后，放疗、化疗期间，可适当食用鸡蛋，既能增加营养、补益气血、强壮体质，又能抑制癌细胞生长、发展、转移和复发。适宜多种癌症患者服食，诸如鼻咽癌、肺癌、胃癌、乳腺癌、恶性淋巴瘤、脑肿瘤、肝癌等。

茄子蛋糊

【配方】鸡蛋2个，茄子250克，酱油15毫升，盐3克，植物油适量。

【制作】1. 茄子洗净，切成丁。2. 鸡蛋磕入碗中打匀。3. 锅中放植物油，油热后倒入茄子丁翻炒，放入酱油、盐，继续翻炒，炒至茄子八成熟时淋上鸡蛋液，再翻炒几下即可。

【功效】抗氧化，抑制肿瘤。

蛋黄菠菜泥

【配方】鸡蛋6个，菠菜200克，牛奶50毫升，黄油15毫升，面粉15克，辣酱油、盐、胡椒粉、味精各少许。

【制作】1. 先将菠菜烫熟，切成泥，再将炒锅放入黄油，加入面粉，稍炒后兑入牛奶，再放入菠菜泥，兑入辣酱油、盐、胡椒粉和味精，搅匀开锅后放在一边凉凉。2. 将鸡蛋煮熟，切成两半，将蛋黄挖出，填入菠菜泥。3. 将蛋黄搓碎抹在做好的鸡蛋上即可。

【功效】增强免疫力，抵御癌细胞。

清热解毒，保护肝脏

对于常常需要外出应酬、交际的人群特别是男性来说，保护肝脏健康十分必要。鸡蛋能够清热解毒、滋阴养血、润燥熄风、健脾和胃，不但对肝脏组织损伤有修复作用，能促进肝细胞再生，还可提高机体的代谢功能及免疫功能。

治病食方

蛋黄菜花汤

【配方】鸡蛋2个，菜花100克，青豌豆50克，植物油、盐、味精、香菜末、骨头汤各适量。

【制作】1. 把菜花修整干净，掰成小花朵，放入开水锅中略煮一下捞出，在凉水中浸凉，再捞出沥干水分，放入盘中。2. 把鸡蛋煮熟剥皮，使蛋白与蛋黄分开，蛋白切丝，蛋黄捣成蓉。3. 锅上火放油，油烧热后放入蛋黄蓉略炒几下，加入骨头汤，随后放入菜花、豌豆、蛋白丝、盐，烧开，撇去浮沫，加入味精，撒上香菜末即可。

【功效】清热解毒，滋阴养血。

滑蛋青瓜

【配方】鸡蛋4个，嫩黄瓜100克，花生油50毫升，盐10克，味精少许。

【制作】1. 将鸡蛋打入碗尽力搅散；黄瓜洗净，切成丁。2. 将黄瓜丁、盐、味精加入鸡蛋液后调匀。3. 锅置旺火上，放油烧热，倒入鸡蛋液，将锅转动着炒，当一面凝结时，往锅内周围淋些油，颠一颠锅，再煎另一面，待两面呈金黄色、圆饼形即可。

【功效】提高机体的代谢功能，保护肝脏。

滋阴润燥，缓解感冒症状

不论何种类型感冒，都是由咳嗽、咳痰使肺津损伤，肺失滋润，肺气上逆所致，因此治愈感冒应以养阴、润肺、止咳为主。鸡蛋性味甘平，有滋阴润燥功效，可有效改善感冒症状。

治病食方

西红柿煎蛋汤

【配方】鸡蛋2个，西红柿200克，盐3克，鸡精2克，香油、香菜各适量。

【制作】1. 西红柿洗净切；香菜洗净切碎。2. 在铁锅中倒适量的植物油，烧热磕入鸡蛋，小火煎至两面金黄，取出。3. 在锅中加入水，烧开后放入西红柿，再度烧开的时候放入煎好的鸡蛋，放盐、鸡精，香菜洗净，用手揪碎放到锅里，关火，撒香菜末，滴入少量香油即可。

【功效】增强抵抗力，缓解感冒症状。

鸡蛋米汤粥

【配方】鸡蛋1个，粳米150克，盐1克。

【制作】1. 粳米淘洗干净，浸泡半小时后放入沸水锅内，用旺火烧沸。2. 待米粒煮至开花、米汤渐浓时，将米粒用漏勺捞出，继续用快火煎汤。3. 将鸡蛋磕入碗内，加盐打散，待米汤液煎浓时，取其上面浓稠部分冲入鸡蛋内，即可盛起食用。

【功效】滋阴润燥，增强抵抗力。

滋阴清肝，治疗痤疮

一般情况下，痤疮多发生于炎热的夏天，而进入秋冬季节，天气变得干燥而寒冷，皮脂腺分泌功能降低，也容易形成囊肿痤疮。经常食用具有滋阴、平燥、清热、排毒作用的食物，如鸡蛋，有助于平肝去火，调节面部油脂分泌，可起到细肤美颜的作用。

治病食方

芦笋煎鸡蛋

【配方】 鸡蛋4个，猪肉末、大油各50克，罐头芦笋、盐、料酒、葱花、味精各适量，香油少许。

【制作】1. 鸡蛋打入碗中，加猪肉末和盐、料酒、葱花、味精搅匀。2. 锅烧热，放入大油，烧至八成热，倒入鸡蛋液，再把罐头芦笋整齐地摆在鸡蛋液中间，待鸡蛋液全部凝固后，沿蛋饼周围淋油少许，小火将蛋饼煎黄，翻身后再煎一会儿，淋上香油。3. 起锅改刀切成小块即可。

【功效】促进排毒，缓解面部痤疮。

拌小萝卜鸡蛋

【配方】鸡蛋2个，小水萝卜300克，盐、白糖、白醋各适量，香油少许。

【制作】1. 将小水萝卜洗净，斜切成薄片，放盘中，加入盐腌渍一会儿，将渗出的水倒出。2. 将鸡蛋煮熟，剥去蛋壳，将蛋白切成小片；将蛋黄捣碎，加入白醋调匀。3. 在小水萝卜上撒上白糖，将调匀的蛋黄倒入，放入蛋白片拌匀，淋上香油即可。

【功效】滋阴，平燥，清热，排毒。

滋阴养血，延缓衰老

鸡蛋具有滋阴、润燥、养血等功效，每天必吃一个鸡蛋是不少长寿老人延年益寿的经验之一。在我国，民间流传的许多养生药膳也都包含鸡蛋，如何首乌煮鸡蛋、鸡蛋煮猪脑、鸡蛋粥等。

治病食方

西红柿炒鸡蛋

【配方】鸡蛋2个，西红柿200克，盐3克，植物油、香菜末各适量。

【制作】1. 将西红柿洗净，切成块。2. 鸡蛋磕入碗中搅匀，撒少许盐。3. 锅上火放入油烧热，倒入鸡蛋液炒至嫩黄色，倒入西红柿炒熟放盐，上面撒香菜末即可。

【功效】滋阴养血，美容养颜。

豌豆炒鸡蛋

【配方】鸡蛋4个，鲜豌豆粒100克，牛奶25毫升，大油25克，盐1克。

【制作】1. 鸡蛋打入碗内，加入牛奶、盐调匀。2. 往煎盘内注入大油烧热，下入豌豆炒几下，放入鸡蛋，摊成饼状，煎至深黄色，外焦里嫩时即可。

【功效】抗氧化，滋阴美容。

牡蛎

海洋牛奶

牡蛎，也被称为蚝或海蛎子。牡蛎壳自古就被作为药用。鲜牡蛎肉青白色，质地柔软细嫩，是唯一能够生吃的贝类，也可加工成蚝豉、蚝油和罐头等，是一种上好的保健食品。欧洲人还称牡蛎是"海洋牛奶""上帝赐予的珍贵之物"。

中医属性

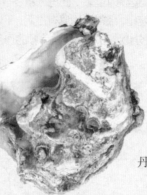

《本草纲目》认为，牡蛎可"治虚损，解酒后烦热，……滑皮肤，牡蛎壳化痰软坚，清热除湿，止心脾气痛，痢下赤白浊，消疝积块"。

传统医学认为，牡蛎性平，味甘咸，有滋阴养血的功效，主治烦热失眠、心神不安、丹毒等症。

现代研究

牡蛎中富含多种维生素与矿物质。牡蛎所含的矿物质不但种类多，而且含量高，具有改善肤质，细肤美颜的功效；牡蛎中钙含量接近牛奶，铁含量为牛奶的21倍，食后有助于骨骼、牙齿生长；牡蛎所含的硒可以调节神经、稳定情绪。牡蛎是含锌最多的天然食品之一，2~3个牡蛎就可以提供人体全天所需的锌。

牡蛎含18种氨基酸、肝糖原、B族维生素、牛磺酸和钙、磷、铁、锌等营养成分，常吃可以提高机体免疫力，对抗癌和防止癌细胞扩散也有一定效果。牡蛎所含牛磺酸可促进胆固醇分解，有助于降低血脂、血压，缓解大脑疲劳。

营养宜忌

1. 生食牡蛎最鲜美，但配以适当调料清蒸，既可保持原汁原味，食用起来也更安全、卫生。

2. 有癞疮者不可食用牡蛎。

3. 脾虚精滑者忌食牡蛎。

营养治病

益胃生津，治疗胃溃疡

牡蛎具有利五脏、通血脉、止渴润肠、滋阴平肝等功效，对肝气不舒并发胃病的辅助治疗有良效，有助于治疗胃酸过多或胃溃疡等疾病。

治病食方

牡蛎米粥

【配方】牡蛎200克，小米100克，姜丝、大油、酱油、盐、味精各适量。

【制作】1. 把小米淘净，煮粥。2. 把牡蛎在盐水中泡20分钟，洗净，倒入粥锅，加调料调匀，用小火将牡蛎煮熟即可。

【功效】滋阴补肾，防治胃炎、消化性溃疡。

丝瓜牡蛎汤

【配方】牡蛎肉200克，丝瓜100克，味精、五香粉、湿淀粉、植物油、料酒、清汤、葱花、姜末、盐、香油各适量。

【制作】1. 丝瓜刮皮，洗净，切片。2. 把牡蛎肉入沸水锅中焯5分钟，剖成薄片。3. 锅上火，油烧到六成热，下牡蛎片煸炒，烹入料酒、清汤，中火煮开，下丝瓜片、葱花、姜末，煮沸，加盐、味精、五香粉，用湿淀粉勾芡，浇香油，拌匀。

【功效】凉血和血，缓解胃痛。

润肺补肾，保护男性生殖系统

在古希腊神话里，牡蛎是代表爱的食物。从医学角度看，牡蛎可通水气，滋润肺部，利于肾水，长期食用可防止男性精子数量下降，维持男性生殖系统健康，更有利于补脑，增强记忆力。

治病食方

牡蛎豆腐

【配方】鲜牡蛎200克，豆腐150克，香菜、红辣椒各20克，蒜末、葱花、白糖各10克，豆豉15克，酱油20毫升，香油5毫升，植物油适量。

【制作】1. 鲜牡蛎洗净，用沸水汆一下；红辣椒切片；葱切末；豆腐切小块；蒜头拍扁；香菜切段。2. 炒锅下植物油烧热，先爆香蒜末、少许葱花，加入烫好的鲜牡蛎翻炒，再加入豆腐、红辣椒、豆豉、白糖和酱油稍煮，最后撒上葱花及香菜，并淋上香油即可。

【功效】强筋健骨，滋补肝肾，益胃生津。

牡蛎黑豆粥

【配方】牡蛎300克，葱10克，黑豆、粳米各50克，盐5克，香油5毫升。

【制作】1. 牡蛎洗净；葱洗净，切段；黑豆洗净，泡水1夜；粳米洗净，泡水30分钟。2. 黑豆与粳米放入锅中，加入适量水煮成粥，再加入牡蛎及盐煮熟，最后撒上葱末、淋上香油即可。

【功效】滋润皮肤，抗衰老，有助性激素分泌。

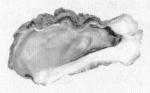

强筋健骨，治疗骨质疏松

中老年人尤其是已绝经或即将步入更年期的妇女，平时应该常吃些可预防骨质疏松症的食物。《神农本草经》中记载："（牡蛎）久服，强骨节，杀邪气，延年。"经常食用牡蛎十分有助于骨骼、牙齿的健康。

治病食方

牡蛎蒸饭

【配方】牡蛎500克，粳米150克，酱油20毫升，辣椒粉10克，葱末、蒜泥各5克，盐适量，香油、芝麻、胡椒粉各少许。

【制作】1. 牡蛎去壳，用盐水洗净，加酱油、辣椒粉、葱末、蒜泥腌渍半小时。2. 粳米饭焖熟；牡蛎蒸熟。3. 把饭盛在碗里，放入牡蛎、香油、芝麻、胡椒粉、酱油，拌匀即可。

【功效】强化骨骼和牙齿。

西红柿牡蛎汤

【配方】带壳牡蛎1000克，西红柿丁120克，蒜末、蒜片共10克，料酒30毫升，番茄酱50克，植物油适量，香油、香菜末各少许。

【制作】1. 植物油加热后，炒香蒜末，倒入番茄酱，慢火煮约10分钟。2. 将蒜片放植物油中煎至金黄色，转旺火加入带壳牡蛎略炒，放入西红柿丁、料酒和适量清水，加盖煮至所有牡蛎壳打开。3. 倒入番茄酱，以慢火煮至汤浓，洒香油、撒香菜末即可。

【功效】预防癌症及骨质疏松症。

益智健脑，治疗记忆力减退

牡蛎具有健脑、护脑的作用，有助于滋阴补肾、益肝明目、健脑安神，提高记忆力，增强视力，防治中老年人的脑萎缩、头晕、脑供血不足以及青少年儿童的近视、弱视、远视等多种病症。

治病食方

牡蛎蘸酱

【配方】牡蛎500克，萝卜、茼蒿各100克，酱油20毫升，醋10毫升，白糖、辣椒酱、蒜各5克，葱10克。

【制作】1. 牡蛎用热水烫一下，捞出来冷却；茼蒿切成段；萝卜切成丝。2. 在酱油碗里放入醋、白糖、辣椒酱、葱、蒜做成糖醋酱。3. 在盘里铺上萝卜丝，放上牡蛎，旁边放上茼蒿，蘸糖醋酱食用。

【功效】健脑、护脑，细肤美颜。

牡蛎年糕汤

【配方】牡蛎、白年糕各200克，酱油30毫升，高汤1000毫升，豆腐100克，鸡蛋1个，紫菜2张，香油10毫升，葱花、蒜泥各10克，芝麻20克。

【制作】1. 牡蛎去壳洗净后，沥干；鸡蛋煎成皮，并切成丝；紫菜烤后揉碎；豆腐切成块。2. 高汤加酱油，煮沸，放入切好的白年糕，年糕漂上来时放入豆腐和生牡蛎，煮至牡蛎熟透，盛在碗里，将鸡蛋丝、紫菜末、葱花、蒜泥、香油、芝麻放在上面即可。

【功效】提高体力和脑细胞活动效率，缓解大脑疲劳。

宁心安神，治疗失眠

《食经》中说："牡蛎肉治夜不眠，治意不定。"经常食用牡蛎可以减少阴虚阳亢所致的烦躁不安、心悸失眠、头晕目眩及耳鸣等症状，有助于调节神经、稳定情绪。

治病食方

【配方】牡蛎250克，鱿鱼、牛蒡、芹菜各100克，白萝卜片50克，葱段、盐各5克，蒜末、姜末、糖各10克，辣椒粉25克，料酒15毫升。

【制作】1. 将牡蛎用盐水洗净后沥干；鱿鱼洗净后切小片，并撒盐腌片刻后洗净沥干；牛蒡洗净剥皮后切斜片，浸泡于水中；芹菜择洗干净，切段。2. 将所有材料放入盆中，拌匀后置于干净无水分的容器中并冷藏，待其入味即可食用，约可保存3天。

【功效】调节神经，稳定情绪，改善失眠。

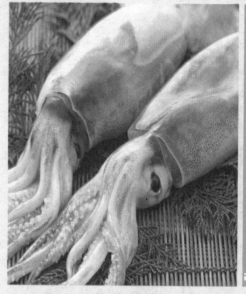

海味泡菜

【配方】牡蛎肉750克，植物油1000毫升，胡椒粉15克，盐25克，味精20克，香油5毫升，姜汁10毫升，料酒25毫升，面粉50克，发酵粉5克。

【制作】1. 面粉放在盆内，加植物油、水、盐、发酵粉，拌匀调成脆浆；牡蛎肉用胡椒粉、盐、味精、香油、姜汁、料酒腌好。2. 炒锅置旺火上，下植物油，烧至七成热时，端离火口，将牡蛎肉过一下油，捞出，逐个上浆，然后将炒锅重置火上，用中火将牡蛎浸炸至浅黄色，转旺火炸至牡蛎身硬即可。依个人喜好蘸调味料食用。

【功效】缓解大脑疲劳，益智健脑。

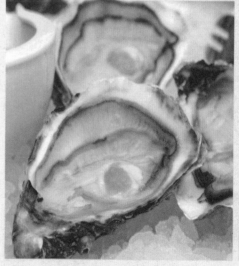

干炸牡蛎

燕窝

东方鱼子酱

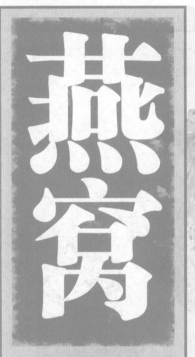

燕窝，又叫燕菜、燕根，为古代八珍之一，主要产在东南亚沿海各国以及我国的福建、海南岛等地。燕窝色泽洁白，质地柔嫩，营养丰富，是高级筵席的主要原料之一，并且是一种极其珍贵的滋补佳品，也被誉为"东方鱼子酱"。

中医属性

《本草纲目》记载："燕窝甘淡平，大养肺阴，化痰止咳，补而能清，为调理虚劳之圣药，一切病之由于肺虚，而不能肃清下行者，用此皆可治之。"

传统医学认为，燕窝性平，味甘、微咸，可养阴润燥、益气补中，治疗虚损、咳痰喘、咯血、久痢等，适宜于体质虚弱、营养不良、久痢久疟、痰多咳嗽、老年慢性支气管炎、支气管扩张、肺气肿、肺结核、咯血吐血和胃痛病人食用。

现代研究

现代医学发现，燕窝可促进免疫功能，有延缓人体衰老，延年益寿的功效。燕窝独特的生物活性分子，有助于人体组织的生长、发育及病后复原；富含的碳水化合物是身体热量的主要来源，与蛋白质相辅相成，有助于让蛋白质发挥提供热量以外的功能，也可促进脂肪的代谢。

燕窝中所含的表皮生长因子和燕窝的水溶性物质可直接刺激细胞分裂、再生、组织重建，使得燕窝对人体的滋补、复原起着很大的作用；钙质可以增强血液在皮肤破损时的凝结能力，也帮助人体吸收维生素 B_{12}。

燕窝中含有丰富的矿物质、活性蛋白质与胶原蛋白等营养素，其中的表皮生长因子和水提物能够强烈刺激细胞再生、分裂和组织重建，有驻颜美容的功效。

营养宜忌

1. 每天早晚空腹时营养最容易吸收，应在此时进食燕窝。

2. 燕窝配食讲究"以清配清，以柔配柔"，因此食用燕窝期间应少吃辛辣油腻食物，不抽或少抽烟。

3. 感冒期间由于人体不能很好吸收营养，不要食用燕窝。

营养治病

滋阴润肺，治疗肺病

吸烟会导致喉干多痰，并可能引起支气管炎、肺气肿、肺癌等疾病。燕窝有助于补气，能润肺平喘、化痰止咳，治疗肺阴虚、咳嗽、盗汗、咯血等症，长期食用还可以增强免疫系统功能，减少呼吸道及肺部炎症。

治病食方

燕窝炖雪梨

【配方】燕窝120克，雪梨450克，冰糖适量。

【制作】1. 燕窝用清水泡浸，洗净，拣去羽毛、杂质。2. 雪梨去皮，取梨肉并切小块。3. 把全部材料放入炖锅内，加开水适量，炖锅加盖，用文火隔水炖3小时，调味即可。

【功效】润肺平喘，化痰止咳。

甘笋燕窝羹

【配方】水发燕窝40克，甘笋50克，上汤适量，盐、淀粉各适量。

【制作】1. 甘笋洗净切块，蒸熟后放入搅拌机内搅烂成蓉；燕窝浸软后加水炖软。2. 把甘笋蓉及燕窝放入锅内，注入上汤，煮沸后以盐调味，淀粉勾芡推成羹汤，倾入碗中即可。

【功效】促进新陈代谢，抗衰老。

滋阴益肾，治疗气虚

《本草纲目》称燕窝"能使金水相生，肾气上滋于肺而胃气亦得以安，食品中之最良者"。因此长期食用燕窝，可治疗气虚、多汗、尿多等症，并使人精神饱满、精力充沛，不易虚弱，更能增强体力和体能。

治病食方

三丝燕窝

【配方】燕窝30克，熟鸡腿肉、熟火腿肉各50克，水发冬菇25克，鸡清汤适量。

【制作】1. 燕窝洗净涨发好，放鸡清汤内用小火蒸至软糯；鸡腿、火腿、冬菇切丝，加鸡清汤蒸15分钟捞出。2. 鸡清汤烧开，倒入燕窝碗中连烫两次捞出。3. 鸡腿丝、火腿丝、冬菇丝分置碗底，上覆燕窝丝，浇入鸡清汤即可。

【功效】润肺，益气，补脾。

清汤燕窝

【配方】燕窝25克，清汤适量，料酒25毫升，盐10克，味精5克，胡椒粉少许。

【制作】1. 将燕窝放在干净的瓷器中用温水泡发；涨后捞在干净盘内，用镊子钳净燕毛和腐烂变色部分；用凉水清洗两遍后，用开水冲泡。2. 用开水将燕窝过一遍后再用开汤过一遍分装在小碗内，将盐、胡椒粉、味精、料酒加进清汤中，把味调好冲进小碗即可。

【功效】治疗气虚、多汗、尿多等症，增强体力和体能。

益气养阴，提高免疫力

妇女在怀孕期间需要大量的营养补助，在讲究科学养生的新加坡有一半以上的孕妇食用燕窝。因为燕窝能补虚润燥、益气养阴，促进人体组织生长，提高免疫能力。孕妇食用燕窝能使未来的新生儿更强壮，增强抵抗力，妊娠后的产妇，用燕窝进补更佳。

 治病食方

冰镇瓜汁血燕

【配方】血燕、黄色西瓜肉各 300 克，冰糖水适量。

【制作】1. 西瓜榨汁，过滤后加冰糖水。2. 发好的血燕用冰糖水过两次，放入小碗中，倒入西瓜汁，放入冰箱中在 2℃的温度下放置 2 小时即可。

【功效】益气养阴，提高免疫力。

白果燕窝汤

【配方】燕窝、白果、白及各 20 克，冰糖 30 克，葱、姜、清汤各适量。

【制作】1. 白果去核；白及洗净煮汁。2. 燕窝泡发，去毛，加葱姜、清汤蒸 10 分钟。3. 白果、白及汁、净燕窝、冰糖加清汤。4. 上蒸笼蒸 40 分钟即可。

【功效】滋阴补肾，敛肺止喘。

滋阴活血，养颜美容

女性常食燕窝能保养肌肤，使肌肤滋润、光滑、富有弹性，这也是香港众多明星热衷食用"燕窝"保持容颜亮丽的一个秘诀。

 治病食方

木瓜炖燕窝

【配方】木瓜 1400 克，燕窝、冰糖各 50 克。

【制作】1. 将木瓜洗净外皮，用刀剖开，去除内核，用汤匙挖出木瓜肉。2. 将燕窝浸泡于清水中，约 30 分钟后倒掉浸过的水，再次加入清水浸泡干净燕窝一个半小时，然后取出燕窝，和木瓜肉一同放进炖盅内。3. 同时用第二次浸燕窝的清水煮溶冰糖，趁热倒进已盛有燕窝、木瓜肉的炖盅内，加盖，隔水炖两小时，待温后即可饮用。

【功效】美白、光滑皮肤。

鸡汁燕窝

【配方】燕窝、绿色蔬菜各 25 克，熟火腿丝 15 克，盐 2 克，味精 1.5 克、高汤 500 毫升，熟鸡油 5 毫升。

【制作】1. 将燕窝用温水浸涨后，拣去燕毛杂质，用温水漂洗干净，放进锅加沸水焖 5 分钟，撇去杂质，再用沸水焖约 10 分钟。2. 连续 3~4 次，使燕窝浸涨至绵糯，然后放在容器内放上火腿丝和焯熟的蔬菜。3. 将炒锅置于火上，放入高汤，加盐、味精，定味后倒入装有燕窝的容器内，最后淋鸡油即可。

【功效】补中益气，促进血液循环。

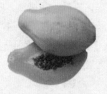

益气补中，改善肠胃功能

　　人到老年常伴有肠胃功能失调，身体虚弱，或有骨质疏松、关节炎等。经常食用燕窝，可润肺止咳、补中益气，促进血液循环，增进胃的消化和肠道吸收力，还可治疗胃气虚、胃阴虚所致的反胃、干呕等症。

治病食方

【配方】燕窝 200 克，鸽蛋 5 个，冰糖适量。

【制作】1. 燕窝用温水浸泡 10 小时，洗净掰成丝状，放入开水蒸 15 分钟，用薄膜封口，焖至冷却。2. 冰糖加水熬化，鸽蛋蒸熟。3. 将蒸好的燕窝放入盅内，沥干，放入冰糖水再上笼蒸 8 分钟，把蒸好的鸽蛋放在燕窝上即可。

【功效】保持肌肤弹性，减少皱纹。

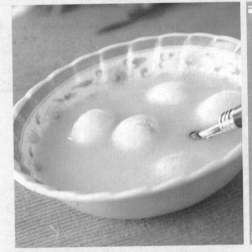

鸽蛋燕窝

【配方】燕窝耳 25 克，鲜百合 120 克，鲜莲子 30 克，枸杞子 5 克，冰糖 100 克，红枣 3 颗。

【制作】1. 燕窝耳泡水 2 小时，拣去蒂及杂质后撕成小朵，加水后入蒸笼蒸半小时取出。2. 鲜百合分成瓣，洗净去老蒂。3. 将所有材料放入炖盅中，入蒸笼蒸半小时即可。

【功效】养阴润肺，生津整肠。

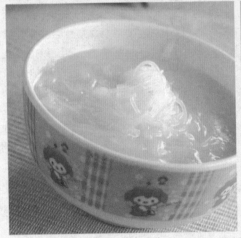

燕窝耳莲子羹

牛奶

白色的血液

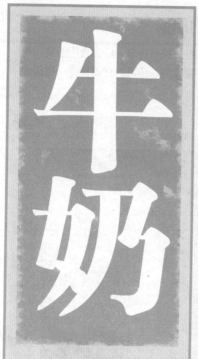

牛奶又称牛乳，是从母牛乳腺中分泌出的乳汁。除膳食纤维外，牛奶几乎包含了人体所需的各种营养素，是世界通行的最佳营养保健品之一，被营养专家称为"最完善的食品""白色的血液"。

《本草经疏》认为："牛乳乃牛之血液所化……甘寒能养血脉，滋润五脏，故主补虚妥，止渴。"传统医学认为，牛奶味甘、性微寒，归肝、心、肾经，具有润肤明目、固齿美发、生津止渴、补虚开胃、润肠通便、降血脂、抗癌等功效。适宜体质羸弱，气血不足，营养不良，以及病后体虚者食用；适宜食道癌、老年便秘、糖尿病以及干燥综合征患者食用。

现代研究

牛奶及其制品中含有一种 CLA 物质，能有效破坏人体内有致癌危险的自由基，并能迅速和细胞膜结合，使细胞处于防御致癌物质侵入的状态，从而起到防癌作用。而且牛奶中所含的钙能在人体肠道内有效破坏致癌物质，将其分解变成非致癌物质，并排出体外。牛奶中所含的维生素 A、维生素 B_2、维生素 D 等对胃癌和结肠癌都有一定的预防作用。

牛奶中含有的磷，对促进幼儿大脑发育有着重要的作用。维生素 B_2 有助于提高视力；钙可增强骨骼、牙齿强度，促进青少年智力发展；乳糖可促进人体对钙和铁的吸收，增强肠胃蠕动，促进排泄。牛奶中的镁能缓解心脏和神经系统疲劳，锌有助于促进伤口更快地愈合。

牛奶含有较多 B 族维生素，能滋润肌肤，保护表皮、防裂、防皱，使皮肤光滑柔软白嫩，令头发乌黑，减少脱落，从而起到护肤美容的作用，可使皮肤保持光滑滋润，乳清还有消除面部皱纹的作用。牛奶能为皮肤提供封闭性油脂，形成薄膜以防皮肤水分蒸发，另外，还能暂时提供水分，所以牛奶还是天然的护肤品。

营养宜忌

1. 直接加热或使牛奶煮沸太久，其营养容易流失，最好采用间接加热法。

2. 牛奶不宜与果汁等酸性饮料同时饮用。

3. 脾胃虚寒、腹胀便溏者不宜饮用。

营养治病

滋阴清热，抑制癌症

牛奶是最理想的滋补品，不但具有滋阴生津、化痰清热的功效，对鼻咽癌、口腔癌、扁桃体癌、肺癌、食道癌等放疗导致阴津亏损而发热的症状有缓解作用，还能增强人体免疫力，增强体质，扶正固本，缓解化疗带给患者的痛苦。

治病食方

养颜菜心汤

【配方】牛奶 100 毫升，大白菜心 250 克，红枣 8 颗，鸡蛋 1 个。

【制作】1. 将大白菜心洗净切成约 5 厘米长的段，用沸水汆过捞出。2. 将红枣放入锅内，放入清水熬半小时，至余一半水时，将牛奶放入，待滚沸时放进大白菜心，再滚沸时打入鸡蛋，用筷子迅速将蛋搅散成蛋花即可。

【功效】增强人体免疫力。

牛奶炖蛋

【配方】牛奶 600 毫升，鸡蛋 6 个，冰糖 200 克。

【制作】1. 将牛奶、冰糖一起放入锅里，用文火把冰糖充分溶解后即离火，冷却。2. 把鸡蛋去壳、打入炖盅，搅匀。3. 已冷却的牛奶糖水倒入炖盅，搅拌均匀，隔水炖 10 分钟即可。

【功效】化痰清热，缓解化疗带来的痛苦。

养液熄风，防治心血管疾病

随着年龄的增长，老年人的血管系统也随着不断发生病理生理变化，心血管病是老年人最常见的疾病。经常饮用牛奶，能够润肺、平燥、养心、安神，减少心血管病的发生，有效提高健康水平。

治病食方

牛奶菠菜汤

【配方】牛奶 250 毫升，嫩菠菜 200 克，吉士粉 25 克，土豆 100 克，净大葱白、鸡汤、盐、白胡椒粉、香叶、黄油各适量。

【制作】1. 将葱白切成小方丁；土豆削皮洗净，切成小方丁；菠菜放开水锅内烫透捞出，控去水，剁成泥。2. 坐锅点火倒入鸡汤，用旺火煮开，再放入牛奶，煮沸后离火。3. 在鸡汤锅内放入黄油烧热，加入葱白丁和香叶，转微火焖 2 分钟，再加入盐、胡椒粉调匀，倒入菠菜泥，汤沸离火，盛入汤盘内，撒上吉士粉即可。

【功效】降压降脂。

牛奶窝蛋莲子汤

【配方】鲜牛奶 500 毫升，鸡蛋 2 个，莲子 100 克，西米 50 克，姜 2 片，冰糖适量。

【制作】1. 西米用清水浸 15 分钟，略洗，沥干水分；莲子去心，洗净。2. 将适量清水注入煲中，放入莲子和姜片，用慢火将莲子煮软。3. 捞出姜片弃掉，加入冰糖煮溶。4. 注入牛奶，煮开后将鸡蛋逐个打入，再次开锅即可。

【功效】降低胆固醇，预防动脉硬化。

生津润肠，治疗老年性便秘

空腹饮用牛奶容易引起腹泻，因为牛奶性微寒，能润五脏、滑利肠道，空腹饮用肠胃无法负担。其实只要饮用方法得当，喝牛奶前吃点东西，不但有利于营养的吸收，还能够在一定程度上缓解便秘。

治病食方

奶酪

【配方】鲜牛奶500毫升，瓜子仁、葡萄干各适量，白糖30克，江米酒200毫升。

【制作】1. 鲜牛奶加热至80℃左右。2. 把牛奶从火上取下冷却至20℃以下，再加入白糖，并使白糖溶解。3. 加入适量江米酒后分装入碗里，放在烤箱里80℃进行烤制，待牛奶全部凝结，取出入冰箱保存。4. 撒上瓜子仁、葡萄干即可食用。

【功效】润肠通便。

鲜奶水晶香蕉

【配方】牛奶、香蕉各150克，山楂糕50克，琼脂15克，冰糖250克，白糖少许。

【制作】1. 香蕉去皮切片，加少许糖腌一下；山楂糕切丁或条。2. 琼脂加水泡软，加水煮沸，加入冰糖，用大火熬20分钟。3. 加牛奶、香蕉片，离火冷却后放入冰箱内冷冻2小时至凝结，食时切成小块，放上切好的山楂糕即可。

【功效】润肠通便，缓解便秘。

滋阴养血，改善贫血症

研究发现，采用简单的牛奶加蜂蜜疗法，能使女性及儿童的贫血症状加以改善，明显缓解头晕、疲劳等现象，红润面色。

治病食方

炒鲜奶

【配方】鲜牛奶500毫升，鸡蛋清4个，鸡肉蓉、炸榄仁、虾仁各25克，熟瘦火腿15克，味精3克，盐4克，干淀粉2克，大油75克。

【制作】1. 火腿切成末；虾仁剁成蓉。2. 将牛奶中加入干淀粉、鸡蛋清、鸡肉蓉、虾蓉、火腿，用中火烧热炒锅，下牛奶，烧至微沸，倒入拌好的牛奶料。3. 边炒边翻动，边加大油2次（每次20克），炒成糊状，再放入榄仁、盐、味精，炒匀即可。

【功效】改善贫血症状。

奶香西蓝花

【配方】牛奶150毫升，西蓝花300克，盐3克，白糖10克，葱末、姜末、湿淀粉、高汤、香油各适量。

【制作】1. 西蓝花洗净，掰成小朵，用开水焯一下捞出。2. 锅热油，用葱、姜炝锅，放高汤、盐、糖和西蓝花煮3分钟，加入牛奶，烧开后用湿淀粉勾芡，淋入少许香油即可。

【功效】益气活血。

清心安神，治疗失眠

　　在针对失眠的食疗中，常推荐睡前喝一杯热牛奶。因为牛奶有较好的安神、养心、镇静、平燥之功效，长期饮用，助眠作用将会逐步增强。

治病食方

脆炸牛奶

【配方】鲜牛奶500毫升，淀粉100克，味精5克，盐10克，白糖50克，面粉500克，发酵粉20克，植物油200毫升。

【制作】1. 把牛奶、白糖、淀粉混合搅拌均匀，倒入锅内，煮沸后转为文火，慢慢翻动，使其凝固，呈糊状时铲起放在盘内摊平，冷却后置于冰箱内，使其冷却变硬，需要时取出切块或排骨状。2. 将面粉、植物油、水、盐、发酵粉、味精放在盆内拌匀，调成糊状。3. 把植物油倒入锅内，烧至六成热，再将排骨状的奶糕蘸上脆浆，逐渐放入油锅，炸至金黄色即可。

【功效】养心安神，治疗失眠。

南瓜蛋奶羹

【配方】牛奶250毫升，南瓜泥250克，鸡蛋1个，红糖、白糖各30克，盐2克，糖桂花3克。

【制作】1. 将蛋黄、蛋清分开，打散蛋黄，加入盐、红糖、南瓜泥搅拌均匀。2. 用开水把糖桂花浸5分钟，然后加入蛋黄内，搅拌均匀后，上火蒸熟，离火，凉凉。3. 用搅拌器把蛋清打至膨松涨发，边打边加白糖。4. 再分数次加入牛奶打至起泡。5. 将蛋清、牛奶加入凉凉的蛋黄内，充分搅拌均匀，倒入盘中，放入冰箱冷冻即可。

【功效】改善睡眠质量。

养阴润燥，治疗骨质疏松

　　牛奶有滋阴补血、益肾强筋之功效，有助于增强骨密度，适用于中老年骨质疏松症、更年期综合征，还可促进儿童的生长发育。

治病食方

奶汤鲫鱼

【配方】牛奶250毫升，小鲫鱼2条，火腿、熟笋、豆苗各15克，高汤、香菇、葱、姜各适量，料酒15毫升，白糖少许。

【制作】1. 鲫鱼、豆苗分别洗干净；香菇、笋切片；火腿切成细末；葱切段；姜部分磨汁，其余切粗末；牛奶倒杯中。2. 鲫鱼放入滚水中烫煮4～5分钟。3. 除牛奶、火腿末外，全部材料、调味料下锅煮开，倒入牛奶、火腿末略煮，去葱段即可。

【功效】活血开胃，强化骨骼。

姜汁奶（姜撞奶）

【配方】鲜牛奶500毫升，老姜、白糖各50克。

【制作】1. 将姜洗净去皮，磨碎榨汁，放在干净的碗中。2. 将牛奶加白糖搅拌煮沸，使糖全溶，待奶温降至60～70℃时，就把牛奶倒入盛有姜汁的碗里，静置3~5分钟凝固后即可供食用。

【功效】滋阴补血，益肾强筋。

滋阴润肺，防治气管炎

慢性支气管炎是临床常见病症之一，经积极治疗，预后一般良好。在治疗时患者应注意锻炼身体，增强体质，常吃一些具有养阴、平燥、润肺功效的食物，如牛奶等，有明显的食疗效果。

 治病食方

奶汁冬瓜条

【配方】鲜牛奶、高汤各100毫升，冬瓜300克，湿淀粉10克，花生油50毫升，盐、味精、湿淀粉各适量。

【制作】1. 把冬瓜去皮，洗净，切成块，用刀在冬瓜肉面上切划成斜格子形，然后直切为长条。2. 将锅烧热，放入花生油，烧至七成热时，放入冬瓜条，见冬瓜肉略微收缩和发软，即捞出沥去油。3. 炒锅留底油放在旺火上烧热，放入高汤，把炸过的冬瓜条放入，加盖焖烧2分钟，揭开盖见冬瓜条浮起如棉花絮，即放盐、味精，并倒入牛奶，把湿淀粉徐徐淋入锅内，边淋边搅，至冬瓜条抱紧卤汁，即可起锅。

【功效】养阴，平燥，润肺。

木瓜蛋奶饮

【配方】鲜牛奶230毫升，木瓜酒110毫升，菊花酒30毫升，鲜鸡蛋1个，白糖15克，冰块50克。

【制作】1. 将少量的碎冰块放入调酒壶内，注入木瓜酒、菊花酒和去壳的鸡蛋，用力摇匀到起泡沫为止。2. 将碎块冰、鲜牛奶、白糖放入酒杯内，然后将酒壶内的酒和鸡蛋倒入酒杯，搅拌均匀即可。

【功效】止咳，平喘。

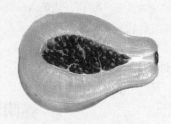

牛奶蛋花粥

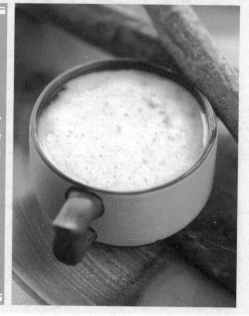

【配方】鲜牛奶100毫升，鸡蛋1个，大米50克，白糖适量。

【制作】1. 大米淘洗干净，鸡蛋打成蛋液。2. 锅中加清水适量，放入大米，旺火煮沸后，改小火炖。3. 炖至粥将成时（约需20分钟），加牛奶、白糖，继续炖至粥成。4. 开大火，将蛋液徐徐倒入粥中，稍稍搅动，继续煮1分钟即可。

【功效】润肺平燥，改善支气管炎。

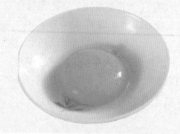

第八篇

最能助阳的六种营养食物

◎核桃 ◎韭菜 ◎羊肉
◎狗肉 ◎虾 ◎鳝鱼

核桃

大力士食品

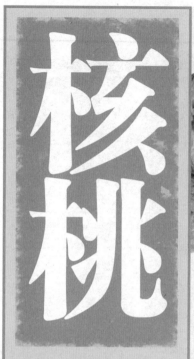

核桃又名胡桃，与扁桃、腰果、榛子一起，并列为世界四大干果。在国外，核桃被称为"大力士食品""营养丰富的坚果""益智果"等；在国内亦享有"万岁子""长寿果""养人之宝"的美称。其卓著的保健效果和丰富的营养价值，已经为越来越多的人所推崇。

中医属性

《本草纲目》记述，核桃"补气养血，润燥化痰，益命门，处三焦，温肺润肠，治虚寒喘咳，腰脚重痛，心腹疝痛，血痢肠风"。《医学衷中参西录》："胡桃，为滋补肝肾、强健筋骨之要药，故善治腰疼腿痛，一切筋骨疼痛。为其能补肾，故能固齿牙，乌须发，治虚劳喘嗽，气不归元，下焦虚寒，小便频数，女子崩带诸症。"传统医学认为，核桃性温、味甘，入肺、肾两经，有顺气补血、温肠补肾、止咳润燥、化痰之功。常吃核桃可以使人体健美、润肌、乌发，有延年益寿的作用。

现代研究

核桃含有大量的不饱和脂肪酸，能强化脑血管弹力，促进神经细胞的活力，并提高大脑的生理功能。而且，核桃含磷脂较高，可维护细胞正常代谢，增强细胞活力，防止脑细胞衰退。核桃中不饱和脂肪酸的不饱和双键能与其他物质相结合，其亚油酸和亚麻酸能使高密度脂蛋白水平上升，最终能将胆固醇运送至肝脏，代谢、排出体外，从而起到降低胆固醇、净化血液的作用。同时，食用核桃油还能防治高血压、血脂异常、糖尿病、肥胖症等多种常见的"富贵病"。核桃中含有大量的维生素 E，能增强人体细胞的活力，对防止动脉硬化，延缓人的衰老具有独到之处。核桃对各种年龄组的人都有营养保健滋补养生的功能：孕妇食用可使胎儿骨骼发育良好；儿童食用有利于生长发育，保护视力；青年人吃之可使身体健美，肌肤光润；中老年人常吃可保心养肺，益智延寿等。

营养宜忌

1. 核桃仁表面的褐色薄皮也含有营养成分，食用时应保留。
2. 核桃仁不能与野鸡肉同食。
3. 带有哈喇味的核桃仁，所含的不饱和脂肪酸已经氧化变质，最好不要食用。

营养治病

补肾固精，治疗阳痿

核桃仁质润，滋补功效强，能够益气养血、补脑益智、补肾固精，润肠排石，可以用来改善中老年人由肾虚所致的小便频数、阳痿、遗精、腰脊酸软、腿脚无力、头昏眼花等症。

治病食方

核桃仁蚝油生菜

【配方】核桃仁100克，生菜300克，蒜3克，蚝油、料酒各10毫升，盐4克，味精1克，白糖5克，植物油20毫升。

【制作】1. 将生菜择洗干净，撕成片，放入开水中略烫，捞入凉水中过凉；蒜剁成蓉。2. 将核桃仁在小火上干炒，炒熟后压碎。3. 炒锅置旺火上，倒入植物油，烧至三成热时放入蚝油，炒散出香味后加入蒜蓉、生菜片、盐、料酒和白糖，翻炒均匀，加入味精。4. 将生菜盛入碗中，撒下核桃屑即可。

【功效】益气养血，缓解肾虚。

核桃虾仁粥

【配方】核桃仁50克，虾仁30克，粳米200克，盐2克。

【制作】1. 粳米淘洗干净，用冷水浸泡半小时，捞出沥干水分；核桃仁、虾仁均洗净。2. 锅中加入冷水，将粳米放入，用旺火烧沸，将核桃仁、虾仁放入锅中，再改用小火熬煮成粥。3. 粥内加入盐拌匀，再稍焖片刻即可。

【功效】补脑益智，补肾固精。

益气养血，防癌抗癌

核桃对多种肿瘤，如食道癌、胃癌、鼻咽癌、肺癌、甲状腺癌、淋巴肉瘤等都有不错的抑制作用。此外，核桃对癌症患者还有镇痛、提升白细胞及保护肝脏等功效。

治病食方

核桃仁土豆球

【配方】核桃仁75克，土豆500克，白糖、湿淀粉、花生油各适量。

【制作】1. 将土豆去皮，洗净，上笼蒸熟，捣成泥，加入湿淀粉，白糖调拌均匀。2. 调好的土豆泥分成30份，每份压扁，包上适量核桃仁，做成土豆球，下入热油锅中炸至呈金黄色，出锅装盘，撒上白糖即可。

【功效】提高免疫力，预防癌症。

陈皮核桃粥

【配方】核桃仁20克，陈皮6克，粳米150克，冰糖10克，植物油5毫升。

【制作】1. 粳米淘洗干净，用冷水浸泡半小时，沥干水分。2. 陈皮用冷水润透，切丝。3. 核桃仁用油炸香，捞起放入碗中。4. 将粳米放入锅内，加入冷水，置旺火上烧沸，再用小火熬煮至八成熟时，加入陈皮丝、核桃仁、冰糖搅匀，继续煮至粳米软烂，即可盛起食用。

【功效】益气养血，防癌抗癌。

润肠通便，降低胆固醇

核桃有助于润肠、排毒，能减少肠道对胆固醇的吸收，并可溶解胆固醇，排除血管壁内的污垢杂质，使血液净化，从而为人体提供新鲜血液，降低高血压、动脉硬化及冠心病的发生概率。

 治病食方

核桃豌豆羹

【配方】核桃仁300克，豌豆200克，白糖适量，藕粉30克。

【制作】1. 豌豆煮烂后，捣成泥状。2. 核桃仁去皮用油炸透捞出，剁成细末。3. 锅内加入适量清水煮沸，加入白糖和豌豆泥搅匀煮沸，加入藕粉（先用冷开水兑好）勾成稀糊状，撒上核桃仁末即可。

【功效】预防高血压、动脉硬化及冠心病。

核桃栗子羹

【配方】核桃仁、栗子各50克，冰糖10克。

【制作】1. 将核桃仁用净锅炒香；栗子去皮，炒香，切两瓣，放入锅内，加水，置大火烧沸，再用小火煮1小时。2. 将冰糖打成屑，放入炒锅内，加水，置火上熬成汁，将冰糖汁放入核桃栗子羹内，搅匀即可。

【功效】润肠，排毒，降低胆固醇，减少心血管疾病的发生。

润肺止咳，治疗慢性气管炎

核桃有温肺润燥、镇咳平喘等作用，适宜肺肾两虚、久咳久喘、老年慢性气管炎、支气管哮喘、肺气肿、肺心病患者食用。尤其在冬季，每天早晚食用适量的核桃仁，对慢性气管炎和哮喘病患者疗效良好。

 治病食方

枸杞核桃粥

【配方】核桃仁、枸杞子各20克，粳米100克，白糖5克。

【制作】1. 枸杞子去杂质，洗净，用温水浸泡回软；核桃仁洗净。2. 粳米淘洗干净，用冷水浸泡半小时，捞出，沥干水分。3. 粳米放入锅内，加入冷水，置旺火上烧沸，放入枸杞子、核桃仁，再用小火煮45分钟，加入白糖调好味，即可盛起食用。

【功效】适宜慢性气管炎和哮喘病患者食用。

菊花核桃粥

【配方】核桃仁、菊花各15克，粳米100克，冰糖20克。

【制作】1. 菊花洗净去杂质；核桃仁洗净。2. 粳米淘洗干净，用冷水浸泡半小时，捞出沥干水分。3. 锅中加入冷水，将粳米放入，先用旺火烧沸，加入菊花、核桃仁，然后改用小火熬煮。4. 粥将成时加入冰糖，搅拌均匀，再稍焖片刻即可。

【功效】温肺润燥，镇咳平喘。

益智补脑，增强记忆力

核桃是优良的保健食品，具有补充大脑营养和增强记忆力的功效，能有效改善儿童智力，健脑益智，青少年及脑力劳动者应该经常食用。

治病食方

核桃草鱼火锅

【配方】核桃仁、水发冬笋、豌豆苗、黄豆芽、大油各100克，草鱼500克，金针菇50克，首乌、姜各15克，天麻片、盐各6克，高汤1000毫升，葱20克，胡椒粉3克，味精2克，料酒15毫升。

【制作】1.核桃仁用开水泡涨，剥去皮，洗净；首乌、天麻洗净，用纱布包好，放入沙罐中煎汁，过滤取汁；草鱼宰杀，去鳞、鳃及骨脏，洗净切块；水发冬笋洗净切条；豌豆苗、金针菇、黄豆芽择洗干净，装盘。2.以上材料除鱼块外，均装盘围于火锅四周。3.炒锅置火上，下大油烧热，加入姜、葱炒香，倒入高汤及药液、鱼块、核桃仁，用大火烧开，撇去浮沫，加入料酒、盐、胡椒粉、味精，倒入火锅中，用小火保持微开，即可烫食各种材料并喝汤。

【功效】明目、醒脑，助长智力。

奶汤鲜桃仁

【配方】鲜核桃仁100克，熟火腿10克，水发口蘑5克，净冬笋20克，苔菜花5朵，姜汁1毫升，盐3克，料酒、鸡油各5毫升，味精2克，鲜汤500毫升，熟大油50克。

【制作】1.鲜核桃仁去膜皮，洗净，放入沸水中一焯，沥净水分。2.火腿、冬笋均切成长3厘米、宽2厘米的薄片；口蘑从中间片开。将口蘑、冬笋、苔菜花放入沸水中焯过。3.炒锅内放入熟大油，置中火上烧至六成热时，加鲜汤烧沸，然后用小火炖至汁浓，放入核桃仁、苔菜花、冬笋、口蘑，用旺火烧沸，撇去浮沫，加入姜汁、盐、料酒、味精，淋鸡油，盛入汤盘内，撒上火腿片即可。

【功效】健脑益智，适宜青少年及脑力劳动者食用。

玉米核桃红豆奶

【配方】玉米粒20克，核桃仁20克，红豆20克，鲜牛奶40毫升，白糖适量。

【制作】1.红豆洗净，浸泡4～6小时；玉米粒洗净；核桃仁洗净。2.将玉米粒、核桃仁和浸泡好的红豆放入豆浆机中，加水磨成浆。3.在豆浆里加入鲜牛奶，煮沸，然后加入适量白糖即可。

【功效】滋养脑细胞，增强记忆力。

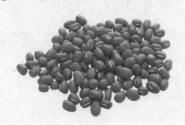

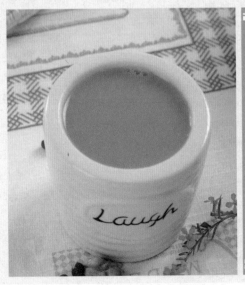

韭菜

起阳草

韭菜，又名钟乳草、懒人菜、壮阳草，在中国已有3000多年的栽培历史，自古以来就受到国人的喜爱。韭菜口感柔嫩、味道香辛，是一种营养价值很高的蔬菜，同时还有一定的保健功效。韭菜也是一味治病的良药，尤其能够补肾助阳，在药典上有"起阳草"之称。

中医属性

《本草纲目》有曰："韭菜生用辛而散血，熟则甘而补中。"《随息居饮食谱》认为："韭，辛甘温。暖胃补肾，下气调营。主胸腹腰膝诸疼，治噎膈、经、产诸证，理打扑伤损，疗蛇狗虫伤。"

传统医学认为，韭菜性温，味辛微甘；入心、肝、胃经，具有补肾益胃、充肺气、散瘀行滞、安五脏、行气血、止汗固涩、平嗝逆等功效，主治阳痿、早泄、遗精、多尿、腹中冷痛、胃中虚热、泄泻、白浊、经闭、白带、腰膝痛和产后出血等病症。

现代研究

韭菜中含有对人体健康十分有益的植物性芳香挥发油、硫化物、膳食纤维等成分。韭菜中的挥发性成分及硫化物有扩张血管、降低血脂的作用，还有助于疏肝理气，增进食欲，增强消化功能。韭菜中含有大量的膳食纤维，对便秘、痔疮等都有明显疗效。

韭菜里含有能够增强性能力的锌，可补益肝肾，改善阳痿症状；锌还具有收敛固涩作用，可用于治疗阳虚自汗、遗精等病症。韭菜里所含的挥发性酶能激活巨噬细胞，预防肿瘤细胞转移，预防癌症复发，从而具有抗癌的功效。

韭菜中还含有丰富的钙和铁元素，而这两种元素分别对于骨骼、牙齿的形成和预防缺铁性贫血有很大功效。韭菜中的钙还能起到松弛血管平滑肌、降低血管的紧张度的作用，有助于稳定血压。

营养宜忌

1. 初春时节的韭菜品质最佳，晚秋的次之，夏季的最差。

2. 阴虚火旺、有眼疾及胃肠虚弱者不宜多食韭菜。

3. 韭菜不能与蜂蜜、牛肉同食。

营养治病

壮阳固精，治疗男性疾病

韭菜是一味温补肾阳的良药，可补益肝肾、壮阳固精、美发止痢，对肾阳不足所致的阳痿、早泄、遗精、小便频数、白浊等症均有较好的疗效。

治病食方

韭菜炒蛤蜊

【配方】韭菜100克，蛤蜊30克，料酒、酱油各10毫升，葱、姜各10克，植物油50毫升，盐少许。

【制作】1. 韭菜洗净，切3厘米长的段；蛤蜊肉洗净，切丝；姜切丝，葱切丝。2. 将炒锅置旺火上，加入植物油烧至七成热时，加入葱、姜、蛤蜊肉、酱油、料酒、盐、韭菜，炒熟即可。

【功效】补肾壮阳，健脑强身。

山药炒韭菜

【配方】韭菜300克，山药（鲜品）30克，料酒10毫升，姜5克，葱10克，盐3克，鸡精2克，植物油35毫升。

【制作】1. 将山药去皮，切成丝；韭菜择洗干净，切4厘米长的段；姜切片，葱切段。2. 将炒锅置武火上烧热，加入植物油，烧六成热时，下入姜、葱爆香，再下入山药、韭菜、料酒、盐、鸡精，炒熟即可。

【功效】温中散寒，行气解毒，促进消化。

润肠通便，防癌抗癌

韭菜能够防止便秘，减少致癌及有毒物质在肠道里滞留、吸收的机会，因此能够防治结肠癌。另外，韭菜能益气血，润肠通便，消毒排毒，可预防肿瘤细胞转移，预防癌症复发，从而具有抗癌功效。

治病食方

凉拌韭菜

【配方】韭菜250克，红辣椒20克，酱油20毫升，白糖5克，香油3毫升。

【制作】1. 韭菜洗净，去头尾，切5厘米左右长的段；红辣椒去蒂和子，洗净，切小片；酱油、白糖、香油放入同一碗中调匀成汁。2. 锅中倒入适量水煮开，将韭菜放入烫1分钟，用凉开水冲凉后沥干，盛入盘中，撒上红辣椒及调味汁即可。

【功效】润肠，通便，排毒。

菜子粥

【配方】韭菜子20克，粳米100克，盐1.5克。

【制作】1. 将韭菜子洗净，研为细末。2. 粳米淘洗干净，用冷水浸泡半小时，捞出，沥干水分。3. 锅中加入冷水，将粳米放入，用旺火煮沸后加入韭菜子，改用小火熬煮成粥。4. 粥内调入盐，搅拌均匀，再稍焖片刻即可。

【功效】增强免疫力，预防肿瘤。

散瘀解毒，防治高脂血症

当人体内的脂肪过剩，并伴有其他损伤因素协同作用，脂肪就容易沉积在动脉血管壁上，产生粥样硬化斑块，使血管腔逐渐变窄或阻塞，引起供血的组织器官缺血或梗塞。韭菜有扩张血管、降低血脂的作用，多食韭菜有助于高脂血症及冠心病病人维护健康。

 治病食方

红椒韭菜花

【配方】韭菜花 500 克，红辣椒 100 克，盐 5 克，香油 20 毫升，味精 2 克。

【制作】1. 红辣椒去蒂和子，洗净后切成粗丝；韭菜花去老梗，洗净后切成 3 厘米长的段。2. 红辣椒、韭菜花分别投入开水锅中焯至断生，捞出沥干水分，放入盆内，趁热加入盐腌片刻，凉凉后加入剩余的盐、味精和香油，拌匀即可。

【功效】燃烧脂肪，减少胆固醇。

韭菜炒豆芽

【配方】韭菜 300 克，豆芽 250 克，花椒 20 粒，盐、味精各少许，植物油适量。

【制作】1. 炒锅内倒少许油，烧至六成热，放花椒粒炸香，然后把花椒取出。2. 旺火炒豆芽至八成熟，取盘子盛出。3. 锅里另放少许油烧热，下韭菜略炒后倒入豆芽迅速拌和，下盐和味精，炒几下出锅装盘。

【功效】降低血脂、血压。

行气散血，预防高血压

对高血压和高脂血症并存的患者来说，最好的食疗方式莫过于食用韭菜。韭菜温中壮阳、行气散血，既有利于脂质代谢，同时能起到松弛血管平滑肌、降低血管的紧张度的作用，还能镇静神经，有助于稳定血压。

 治病食方

豆腐干炒韭菜

【配方】韭菜 250 克，豆腐干 200 克，酱油 10 毫升，味精 2.5 克，盐适量，花生油 100 毫升，香油少许。

【制作】1. 将豆腐干切成细丝，韭菜择洗净，控水，切成 3.5 厘米长的段。2. 锅中放花生油，烧热后将豆腐干丝放入锅内，煸炒片刻，至回软后出锅，盛入盘内。3. 锅重置火上，倒入余油，放韭菜，加酱油、盐，再放豆腐干丝煸炒几下，放味精、淋入香油即可。

【功效】减肥，预防血压升高。

虾仁韭菜粥

【配方】韭菜 30 克，粳米 150 克，鲜虾 50 克，盐 2 克，姜末 5 克。

【制作】1. 将鲜虾去除泥肠，洗净，切成蓉；韭菜择洗干净，切成小段。2. 粳米洗净，用冷水浸泡半小时，捞出沥干。3. 锅中加入冷水，将粳米放入，先用旺火烧沸，加入虾蓉，然后改用小火熬煮。4. 粥将熟时，下姜末、韭菜段、盐调好味，再稍煮片刻，即可盛起食用。

【功效】保护血管，净化血液。

温肾固涩，治疗盗汗

盗汗主要是由于阴阳失调、气血虚弱而导致体液循环失常，多与心、肺、肾等内脏的阴虚有关，一般表现为睡时全身汗出、醒则汗止、神倦无力、面色少华、舌质淡舌等。治疗时，应配合食用具有益气固表作用的食物，如韭菜等，可起到很好的辅助治疗作用。

治病食方

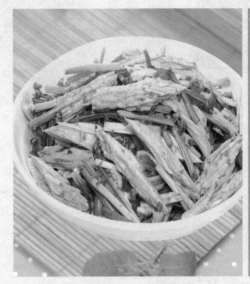

肉末韭菜炒腐竹

【配方】腐竹 250 克，韭菜 200 克，猪肉 150 克，盐 3 克，味精 2 克。

【制作】1. 腐竹洗净泡发后，入开水中焯水后，捞出沥干，切段；韭菜洗净，切段；猪肉洗净剁成肉末。2. 油锅烧热，放入猪肉末爆炒至香，下韭菜、腐竹翻炒。3. 调入盐、味精即可。

【功效】保肝护肾。

姜韭牛奶饮

【配方】韭菜 150 克，姜 25 克，牛奶 150 毫升。

【制作】1. 韭菜择洗干净，切成段；姜去皮，切成片。2. 把韭菜段和姜片放在一起捣烂，用洁净纱布绞取汁液。3. 将牛奶、韭菜姜汁倒入锅中，用中火烧沸，放凉后倒入杯中，即可饮用。

【功效】益气固表，治疗气嘘、盗汗。

韭香豆干腊肉

【配方】韭菜 100 克，腊肉、豆腐干各 150 克，盐 5 克，味精 2 克，白糖少许，葱油适量，沙拉油 30 毫升。

【制作】1. 韭菜、豆腐干切 3 厘米长的段；腊肉切片。2. 锅内入底油，放腊肉与豆干同炒，加入盐、味精、白糖炒匀，放入韭菜继续翻炒，淋葱油即可。

【功效】增强免疫力。

羊肉

男性的加油站

羊肉包括山羊肉、绵羊肉、野羊肉三种，是我国人民食用的主要肉类之一。羊是纯草食动物，因而肉质较牛肉要细嫩，脂肪含量比牛肉和猪肉都要少。羊肉的营养丰富，冬季食用还可收到进补、防寒的双重功效，在男性医疗保健方面更可发挥其独特的作用，因而被称为"益肾壮阳先锋""男性的加油站"等。

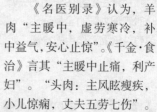

中医属性

《名医别录》认为，羊肉"主暖中，虚劳寒冷，补中益气，安心止惊"。《千金·食治》言其"主暖中止痛，利产妇"。"头肉：主风眩瘦疾，小儿惊痫，丈夫五劳七伤"。

传统医学认为，羊肉性温热，入脾、胃、肾、心经，具有补气滋阴、暖中补虚、开胃健力的功效，能助元阳、补精血、治肺虚、除劳损。

现代研究

羊肉含大量蛋白质、脂肪、氨基酸和恰到好处的锌元素，可治疗阳痿，还有助于提高人的抗病能力。羊肉中种类繁多而且含量高的各种氨基酸还可增加消化酶，保护胃壁，对慢性胃炎患者有益。

羊肉含有的脂肪酸对治疗癌症有积极意义，特别对治疗皮肤癌、结肠癌以及乳腺癌有着明显的效果。羊肉中含有丰富的维生素 D，具有促进骨骼生长、预防骨质疏松的作用。

羊瘦肉富含的铁比猪肉和牛肉要高，所以对贫血、产后气血两虚、久病体弱等症有良好的食疗效果。羊肉中的维生素 B_{12} 对虚风内动引起的眩晕、体弱有较好的治疗效果。

营养宜忌

1. 凡有发热、牙痛、口舌生疮、咳吐黄痰等有上火症状者都不宜食用羊肉。

2. 患有肝病、高血压、急性肠炎或其他感染性疾病以及发热期间都不宜食用羊肉。

营养治病

补精助元，治疗阳痿

羊肉性温热，有助元阳、补精血、疗肺虚之功效，适时地多吃羊肉不仅仅可以去湿气，还能起到补肾壮阳的作用，对阳痿早泄患者很有好处，适合男士经常食用。

治病食方

【配方】羊肉500克，党参30克，当归15克，植物油、葱、姜、香菜、盐、花椒、桂皮各适量。

【制作】1.羊肉切块，开水汆过捞出；党参、当归用纱布包好。2.砂锅内放水，下羊肉块、葱段、姜片、党参、当归药包、盐、花椒、桂皮，文火焖3小时，至羊肉烂熟，捞出沥净汤。3.油锅烧热，下羊肉块，炸至金黄色，捞出，置盘中，撒香菜段即可食用，吃时要饮1碗羊汤。

【功效】增温防寒，补益阳气。

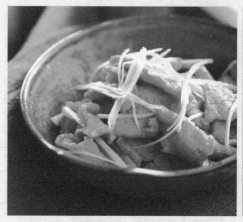

参归羊肉

温中护肾，治疗眩晕症

肾对人体精神、神志的影响巨大，如果肾虚则可能出现失眠、健忘、眩晕、耳鸣等一系列病症。羊肉有补虚益肾之功效，经常食用对肾虚、体虚所致之失眠、健忘、腰膝酸软、耳鸣、目花、气短等病症均有治疗作用。

治病食方

【配方】羊肉500克，当归30克，黄芪50克，葱、姜、盐、味精、料酒各适量。

【制作】1.羊肉洗净切块，当归、黄芪用纱布包扎，同入砂锅中。2.加入葱、姜、料酒、盐及清水适量，武火煮沸后，改文火慢炖至羊肉烂熟，加味精即可。食肉饮汤。

【功效】益气生血，补肾生髓。适宜贫血患者及大病、久病之后身体虚弱者食用，产妇进补也可选用。

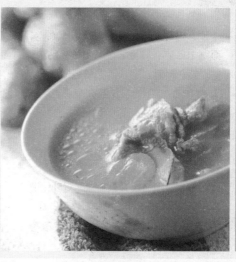

当归炖羊肉

强筋壮骨，防治骨质疏松

老年骨质疏松症患者，多有肾虚的表现。冬季是补肾壮骨的良好时机，宜经常食用能够壮阳御寒、补肾壮骨的羊肉，将苁蓉羊肉粥、蘑菇炖羊肉、韭菜炒羊肉等菜肴配入食谱，功效很好。

 治病食方

羊肉淡菜粥

【配方】羊肉150克，干淡菜45克，粳米100克，酱油、料酒各5毫升，味精、胡椒粉各1克，盐2克，姜丝3克。

【制作】1. 将干淡菜用热水泡软，剪洗干净。2. 羊肉洗净，放入沸水锅中汆一下，捞出，用冷水冲洗，切成小块，盛入盆内，加料酒、胡椒粉、酱油、姜丝拌匀，腌渍入味。3. 粳米淘洗干净，浸泡半小时后捞出，放入锅中，加入冷水，置旺火上煮沸，倒入羊肉块、干淡菜等，改用小火熬煮至粥熟，加入盐、味精调味即可。

【功效】补肾壮骨，壮阳御寒。

木耳红烧羊肉

【配方】熟羊筋条肉350克，水发木耳、玉兰片各25克，鸡蛋1个，干淀粉、葱丝、姜丝、盐、味精、酱油、料酒、高汤、植物油、花椒油各适量。

【制作】1. 将熟羊肉切片，放入鸡蛋、干淀粉、酱油搅拌均匀；将玉兰切成薄片；木耳撕成小块。2. 在锅中加入植物油，烧至五六成热时，将肉下锅，炸成柿黄色后，捞出，控净油。3. 再将锅放在火上，加入花椒油，将葱丝、盐、姜丝、木耳、玉兰片下锅煸炒一下，加入高汤和炸好的肉片和料酒、味精，烧至汁浓、肉烂即可。

【功效】健体壮阳，防癌抗癌。

益气补虚，治疗贫血

羊肉性味甘热，历来都是补阳佳品，尤以冬月食之为宜。它的热量比牛肉高，吃羊肉可促进血液循环，适宜贫血患者及大病、久病之后身体虚弱者，产妇进补也可选用；还能增温御寒，因此，老年人、体弱者、阳气虚而手足不温者吃羊肉有益。

 治病食方

羊肉面条

【配方】羊肉、羊肚、香菇各100克，面粉200克，鸡蛋2个，韭黄90克，姜、盐、料酒、醋、胡椒粉各适量。

【制作】1. 羊肉、羊肚洗净切小块；香菇洗净切丝、韭黄洗净剁碎，面粉打入鸡蛋，与韭黄、盐加适量水和成面团，擀薄切成面条。2. 油锅烧热，下姜丝煸香，放入羊肉、羊肚、香菇，翻炒片刻，放料酒，注入清水适量，烧开入面条，煮熟，调以盐、味精、醋、胡椒粉即可食用。

【功效】健脾养胃，补中益气，改善贫血症状。

羊肉甲鱼汤

【配方】羊肉250克，甲鱼1只，草果、葱、姜、盐、味精各适量。

【制作】1. 羊肉洗净，切小块；甲鱼洗净，去皮，剔去骨刺，切块。2. 一同入砂锅中，加入草果、葱、姜、盐及适量水，文火炖至羊肉烂熟，调以味精。吃肉饮汤。

【功效】益气补虚，适合产妇身体虚弱、贫血患者食用，也可用于老年人冬季进补。

补中益气，治疗慢性胃炎

羊肉的肉质细嫩，容易被消化，同时还能益气补虚、温中暖下，有助于保护胃壁，从而促进食物在胃里消化，对慢性胃炎有较好的调养作用。

治病食方

羊肉冻

【配方】羊瘦肉500克，姜、盐各5克，酱油50毫升，料酒20毫升，淀粉50克，葱、白糖各10克。

【制作】1. 葱洗净切段；姜洗净切片。2. 羊肉洗净切成小长方块，放入锅中加适量水，置炉上用旺火煮开。3. 捞出羊肉洗净，倒掉原汤，洗净锅，再把羊肉放入锅中，加适量水，用旺火煮开10分钟后，改用小火煮，并加入酱油、料酒、葱段、姜片、白糖、盐。4. 羊肉煮烂，汤汁较少时停火，葱段、姜片捞出，拌入淀粉搅匀，将羊肉和肉汤一起倒入平底瓷盘中，冷却后即凝结成冻，用刀切成长方薄块即可。

【功效】益气补虚，温中暖下，治疗胃病。

仲景羊肉汤

【配方】羊肉500克，姜5克，当归、葱各50克，胡椒粉2克，料酒20毫升，盐3克。

【制作】1. 当归、姜用清水洗净切成大片。2. 羊肉去骨，剔去筋膜，入开水氽去血水，捞出凉凉，切成5厘米长、2厘米宽、1厘米厚的条。3. 砂锅中加入清水适量，将切好的羊肉、当归、姜、葱、料酒及盐放入锅中，旺火烧沸后，打去浮沫，改用小火炖1小时，羊肉熟透撒胡椒粉即可。

【功效】治疗慢性胃炎，促进消化。

羊肾粳米粥

【配方】羊肾1对，粳米200克。

【制作】1. 羊肾洗净，剔除筋膜臊腺，切块；粳米淘洗干净，与羊肾同放入沙锅中。2. 文火煮至肾熟粥成，甜食、咸食都可，早晚各服用1次。

【功效】温气暖胃，温肾壮补。

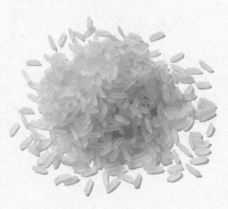

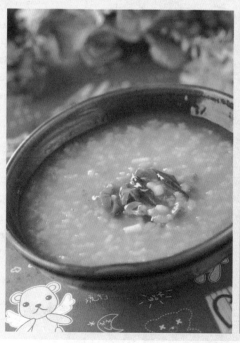

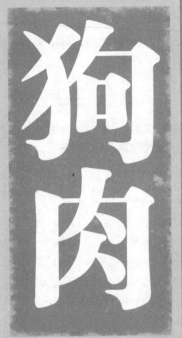

狗肉

人参』补虚『赛

狗肉，也叫香肉，是美味滋补的冬令食补佳品。除狗肉外，狗蹄、狗鞭、狗肾、狗骨、狗宝等亦有很高的药用价值。我国民间一直流传着"今冬狗肉补，明春打老虎"，"冬至过后吃狗肉，胜吃人参大补药"的说法，有时为了增加其滋补功效，还在狗肉中加入一些中药，组成"狗肉药膳"，效果更佳。

中医属性

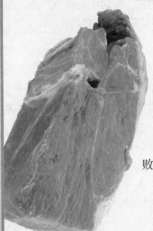

《日华子本草》认为，狗肉可"补胃气，壮阳，暖腰膝，补虚劳，益气力"。

传统医学认为，狗肉性温，味咸，归脾、胃、肾经，具有补中益气，温肾助阳等功效，主治脾胃气虚、胸腹胀满、肢体浮肿、腰膝酸软、阳痿遗精、败疮久不收敛等症。

现代研究

狗肉中维生素 A 的含量高，能够促进蛋白质的合成，强化精子活力；而狗肉中的维生素 E 可提高性欲，促进精子的生成。另外，人体胃黏膜上皮的正常功能也与维生素 A 有关，若适量食用含维生素 A 较丰富的狗肉，能够辅助治疗胃及十二指肠溃疡。

狗肉中含有丰富的钾、蛋白质、多种氨基酸和脂类，可改善四肢酸软无力症状，还能使机体产生较高的热量，也能使新陈代谢旺盛，增强防寒抗病能力。

狗肉中含有丰富的磷，有益于神经和大脑皮层的活动，能够提神益智，补脑健脑。狗肉中钙的含量相当可观，且磷和钙的比例较合适，可强筋壮骨，防治骨质疏松。

营养宜忌

1. 狗肉以冬季食用为宜，夏季不宜食用。
2. 食用狗肉后易口干，喝米汤可缓解这一副作用。
3. 狗肉不宜与蒜、杏仁同食。
4. 心脏病、高血压病、中风后遗症等心脑血管病人不宜吃狗肉。

营养治病

舒经活络，治疗风湿性关节炎

狗肉之所以备受青睐，除了味美之外，还因为它有祛病滋补之功效。狗肉汤能祛风除湿、通气化瘀；狗骨泡酒可治风湿关节炎、风湿、腰腿无力、四肢麻木等症，狗的胃、肠等均为食疗佳品。

治病食方

胡椒狗肉粥

【配方】狗肉150克，大米200克，胡椒20克，姜5克，葱10克，盐、味精各3克，料酒10毫升。

【制作】1. 将胡椒研成末；狗肉洗净，切碎；大米淘洗干净；姜切片，葱切花。
2. 将大米、狗肉、胡椒、姜、葱、料酒同放锅内，加入清水，置武火上烧沸，再用文火煮35分钟，放入盐、味精、胡椒粉即可。

【功效】温胃，散寒，止痛。适用于风湿性关节炎患者。

红豆炖狗肉

【配方】狗肉500克，红豆250克，料酒10毫升，姜5克，葱10克，盐、鸡精、胡椒粉各3克，鸡油30毫升。

【制作】1. 将红豆洗净；狗肉洗净，切3厘米见方的块；姜切片，葱切段。
2. 将红豆、狗肉、料酒、姜、葱同放炖锅内，加水，置武火上烧沸，再用文火炖45分钟，加入盐、鸡精、鸡油、胡椒粉即可。

【功效】补中益气，温肾助阳。

补虚益肾，提高性功能

狗肉为冬令常用之滋补食品，因其温热性质，丰富的热量，有御寒之功效。民间多用熟附煨姜炖狗肉，适用于肾阳不足、腰膝软弱、四肢不温、阳痿不举等症。

治病食方

核桃姜狗肉

【配方】狗肉1000克，核桃仁、熟附片各30克，姜150克，植物油50毫升，葱10克。

【制作】1. 狗肉洗净，切小块；姜煨熟。2. 将熟附片放入油锅内，先熬煎2小时，然后将狗肉、核桃仁、葱、姜放入，加水适量炖煮，直至狗肉烂熟即可。

【功效】温肾散寒，健脑益智，润肠通便。适用于阳痿、夜多小便、便秘、畏寒等症。

狗肉粥

【配方】狗肉、大米各150克，姜、葱各10克，盐6克。

【制作】1. 将狗肉洗净，入沸水内氽去血水，切2厘米见方的小块；姜切片，葱切段；大米淘洗干净，放入锅内，加水适量。2. 将锅置武火上烧沸，再用文火煮40分钟，加入盐拌匀即可。

【功效】暖脾胃，补五脏。用于年老体衰、遗精、阳痿、早泄、小儿发育迟缓等症。

理气利水，消除浮肿

狗肉味咸酸，具有安五脏、暖腰膝、补虚劳、益气力的功效，可治脾肾气虚、胸腹胀满、浮肿、腰膝酸软等症。空腹食用治疗气水膨胀、浮肿等，效果更佳。

 治病食方

甜椒狗肉粥

【配方】狗肉150克，大米200克，鲜甜椒20克，姜5克，葱10克，盐、味精各3克，料酒10毫升，胡椒粉适量。

【制作】1. 将鲜甜椒去蒂、子，切碎；狗肉洗净，切碎；大米淘洗干净；姜切片，葱切花。2. 将大米、狗肉、鲜甜椒、姜、葱、料酒同放锅内，加入清水，置武火上烧沸，再用文火煮35分钟，放入盐、味精、胡椒粉即可。

【功效】安五脏，暖腰膝，补虚劳，益气力。

狗肉黑豆汤

【配方】狗肉500克，黑豆60克，盐少许。

【制作】1. 狗肉洗净切块，黑豆淘净，加水以武火煮沸，撇去浮沫。2. 改文火煨至豆酥肉烂，以盐调味即可。

【功效】补中益气，温肾助阳，消除浮肿。

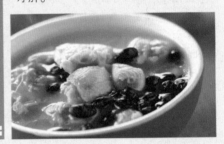

温补益气，治疗胃及十二指肠溃疡

俗话说"胃病靠养"，胃病的病因以寒证、虚证居多。因此在治疗胃病的同时，应经常食用具有益气、健胃、散寒、止痛功效的食物，如狗肉等，进行温补食疗，对慢性十二指肠溃疡、胃溃疡患者功效良好。

 治病食方

党参附片狗肉汤

【配方】狗肉500克，党参30克，附片20克，姜9克，盐适量。

【制作】1. 将狗肉洗净，切小块与党参、附片、姜同放入砂锅内。2. 加适量清水，煮到狗肉烂熟，去附片，加少量盐调味，分顿食肉饮汤。

【功效】益气、健胃、散寒、止痛。

五香狗肉汤

【配方】狗肉500克，橘皮、桂皮、小茴香、大料、料酒、姜、酱油、白糖各少许。

【制作】1. 将狗肉洗净，切成小块，入沸水烫后洗净，放砂锅内加水。2. 投入其余调料，用武火烧沸后，改文火煨至狗肉烂熟，呈酱红色即可。

【功效】补中益气，温胃益脾。

强筋壮骨，防治骨质疏松症

常吃狗肉能滋补肝肾、活血通络、强筋壮骨，对由于肝肾不足、血瘀阻络所致的骨质疏松症有良好的治疗效果。

治病食方

核桃山药炖狗肉

【配方】狗肉300克，核桃仁、淮山药各30克，白萝卜100克，料酒10毫升，姜5克，葱10克，盐3克，鸡油35毫升，胡椒粉、鸡精各2克。

【制作】1. 将核桃仁洗净，去杂质；淮山药用水浸泡一夜，切厚片；白萝卜去皮，洗净，切3厘米见方的厚块；狗肉洗净，切3厘米见方的厚块；姜拍松，葱切段。2. 将核桃仁、白萝卜、狗肉、淮山药、料酒、姜、葱同放炖锅内，加水2500毫升，置武火上烧沸，再用文火炖50分钟，加入盐、胡椒粉、鸡精、鸡油，搅匀即可。

【功效】补五脏，暖肾腰，益智能，巩固骨骼。

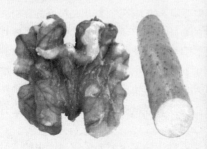

狗肉火锅

【配方】狗肉2000克，盐、葱丝各5克，味精2克，香菜段15克，韭菜花20克，芥末粉8克，野苏子30克，红油少许。

【制作】1. 将狗肉火烤后，置冷水中浸泡刮去污物，用水氽烫一下，捞出洗净。2. 锅置火上，放入狗肉和适量的水煮开，撇去浮沫，用中火将狗肉煮烂，捞出放在盆里，剔去骨头，撕成丝，狗肉汤待用。3. 火锅置于桌上，放入狗肉汤和狗肉，点燃，开锅后，撒入盐、味精即可食用。各种调料分别装碟，随火锅上桌，由食者依个人口味自行调制咸味汁。吃狗肉时，蘸调料即可。

【功效】滋补肝肾，活血通络。

淮杞炖狗肉

【配方】狗肉1000克，淮山药、枸杞子各60克，姜、料酒、盐各适量。

【制作】1. 将狗肉切碎烹炒后与调味品一同入砂锅。2. 以文火炖至狗肉烂熟即可。

【功效】用于体弱、肾精亏损及少气贫血等症的补养及治疗。

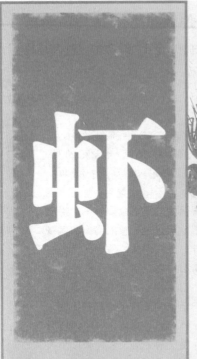

虾

老少皆宜的滋补妙品

虾也叫海米、开洋，主要分为淡水虾和海水虾。常见的青虾、河虾、草虾、小龙虾等都是淡水虾；对虾、明虾、基围虾、琵琶虾、龙虾等都是海水虾。虾的肉质肥嫩鲜美，食之既无鱼腥味，又没有骨刺，是老少皆宜的滋补妙品，营养价值很高，保健作用显著。

中医属性

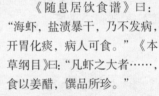

《随息居饮食谱》曰："海虾，盐渍暴干，乃不发病，开胃化痰，病人可食。"《本草纲目》曰："凡虾之大者……，食以姜醋，馔品所珍。"

传统医学认为，虾味甘、咸，性温，可补肾、壮阳、通乳、排毒、增强免疫力。适宜肾虚阳痿，男性不育症，腰脚萎弱无力之人食用；适宜妇女产后乳汁缺少者食用；适宜小儿正在出麻疹、水痘之时服食；适宜中老年缺钙所致的小腿抽筋者食用。

现代研究

虾的营养极为丰富，含蛋白质是鱼、蛋、奶的几倍到几十倍；还含有丰富的矿物质及维生素A、氨茶碱等成分，且其肉质和鱼一样松软，易消化，对健康极有裨益。对于身体虚弱以及病后需要调养的人来说，虾肉是极好的食物。

虾中含有丰富的矿物质钙、磷、铁，其中钙是人体骨骼的主要组成成分，只要每天能吃适量的虾皮，就可以满足人体对钙质的需要；磷能促进骨骼、牙齿生长发育，增强人体新陈代谢的功能；铁可协助氧的运输，可预防缺铁性贫血；烟酸可促进皮肤神经健康，对舌炎、皮炎等症有防治作用。

虾体内的虾青素有助于消除因时差反应而产生的"时差症"。虾的通乳作用较强，并对小儿、孕妇尤有补益功效。虾皮可预防自身因缺钙所致的骨质疏松症，饭菜里放一些虾皮，对提高食欲和增强体质都很有好处。虾皮还有镇静作用，常用来治疗神经衰弱、植物神经功能紊乱诸症。

营养宜忌

1. 虾为发物，患有皮肤疥癣者忌食。
2. 根据前人经验，虾子忌与獐肉、鹿肉一同食用。
3. 虾类忌与维生素C同食。

营养治病

补肾壮阳，治疗男性不育症

无论河虾还是海虾，鲜用均有补气健胃、温肾壮阳的作用，适宜肾虚、阳痿者食用，对男性不育症有一定食疗功效。

治病食方

龙井虾仁

【配方】大虾仁300克，西蓝花200克，鸡蛋1个，盐5克，料酒15毫升，胡椒粉2克，干淀粉、葱、姜、龙井茶各适量。

【制作】1. 大虾仁去掉沙线洗净；葱切花，姜切成小片。2. 西蓝花洗净，掰成小朵，在沸水中焯透捞出凉凉；龙井茶用少量热水泡开。3. 鸡蛋取蛋清打散，放入虾仁、盐、料酒、胡椒粉、干淀粉拌匀。4. 锅中放油烧热，放入葱、姜煸香，将虾仁放入锅中翻炒，放入西蓝花、盐炒匀，撒上泡开的茶叶，用茶水调淀粉勾芡即可。

【功效】适宜肾虚、阳痿者食用。

西红柿虾仁汤

【配方】虾仁100克，西红柿200克，碎洋葱、碎蒜头各50克，黄油、盐、胡椒粉各适量。

【制作】1. 锅置火上，放入黄油，加入碎洋葱炒至微黄时，放入碎蒜头略炒片刻，再加入虾仁，炒熟后离火放置。2. 锅置火上，放入西红柿烧沸，然后倒入上步炒熟材料，放盐、胡椒粉调味，待水再沸即可。

【功效】补气健胃，温肾壮阳。

健胃整肠，预防结肠疾病

现代人工作繁忙，压力大，加上饮食不均衡，活动量不够，使得肠道的蠕动、排泄功能下降，便秘问题十分普遍。经常吃虾，有助于改善肠道功能，预防结肠疾病。

治病食方

鲜豆腐皮炒虾仁蟹肉

【配方】虾仁200克，新鲜豆腐皮2张，青蟹300克，鸡汤、鸡油各适量，盐4克，菱粉30克，料酒少许。

【制作】1. 用牙签挑出虾仁中的泥筋，洗净加少量水、料酒、菱粉调稀，再把青蟹带壳上笼蒸熟，挖出蟹肉。2. 一面起炉火，下鸡油化开，一面将豆腐皮切碎，同蟹肉、生蟹黄、鸡汤、盐、料酒倒入一起炒，最后调菱粉下锅勾薄芡即可。

【功效】改善肠道功能，预防结肠疾病。

鲜奶炒虾仁

【配方】鲜虾仁150克，鸡蛋清5个，牛奶300毫升，味精2克，盐4克，胡椒粉少许，干淀粉30克，大油60克。

【制作】1. 取适量牛奶与干淀粉搅匀，在剩下的牛奶中加入味精、盐及胡椒粉烧沸。2. 鸡蛋清充分打透，除去泡沫。3. 把大油烧至七成热，下虾仁拉油，再把虾仁与上述已处理好的牛奶和已打透的鸡蛋清一起搅匀。4. 大火烧锅，下大油，把上述混匀的各料炒匀，再加大油，炒至起山形便可。

【功效】缓解便秘。

活血排毒，治疗水痘

《本草纲目》中早有："虾子作羹，托痘疮。"《随息居饮食谱》亦载："虾子补胃气，托痘疮。"现代医学也认为，虾肉有解毒之功；小儿水痘，用活虾煮汤服，能加速新陈代谢，促使痘毒早透早清，顺利痊愈，并可减少并发症。特别是体弱患儿水痘难以透发，食之最宜。

 治病食方

五彩虾丸汤

【配方】鲜虾肉250克，猪肥肉15克，鸡蛋清1个，浸软冬菇40克，胡萝卜、熟笋肉各少许，盐4克，荷兰豆、白糖、料酒、香油各适量，粟粉8克，罐头上汤1罐。

【制作】1. 虾和猪肥肉剁碎，同放碗中搅匀，加入鸡蛋清和粟粉、盐、料酒、白糖拌匀，搅拌成胶稠状，捏出虾丸。2. 冬菇撕朵，胡萝卜、熟笋肉切片，荷兰豆洗净。3. 烧滚上汤，下虾丸，加入其他材料，滚起调味，煮至熟透，淋上香油即可。

【功效】清毒、消炎，治疗水痘。

芹菜炒鸡蛋虾仁

【配方】虾仁100克，芹菜茎50克，鸡蛋2个，盐、沙拉油各适量，小葱1根。

【制作】1. 芹菜切小段；鸡蛋磕入碗中加盐打散。2. 锅内放水加盐少量烧开，将芹菜段放入水中焯一下，捞出投冷，沥干。3. 炒锅置火上，放油烧热，下鸡蛋液翻炒，下葱末，炒出香味，下虾仁、芹菜大火炒数下，加盐即可。

【功效】治疗水痘，缓解并发症。

健身强力，防治骨质疏松

中老年人对营养的吸收能力差，若活动量增加，便容易发生骨质疏松，出现腰背痛、腿疼、肌肉抽搐等症状。因此，应多进食骨头汤、牛奶、海鱼、虾及豆腐等具有强壮骨骼作用的食物，预防骨质疏松症。

治病食方

荔枝虾球

【配方】虾仁300克，猪肥膘120克，鸡蛋清2个，白糖10克，盐4克，料酒20毫升，番茄酱50克，姜末、干淀粉各适量。

【制作】1. 虾仁和猪肥膘剁成蓉，加蛋清、姜末、白糖、料酒、干淀粉等拌匀，团成圆球。2. 炒锅上火倒油烧至六成热，倒入虾球炸至膨大，沥去余油。3. 锅中留余油烧热，用姜末炝锅，放番茄酱煸出红油，加白糖、盐、湿淀粉制成浓汁，将虾球倒入裹匀即可。

【功效】缓解腰背痛、腿疼等症。

豆腐酿虾

【配方】鲜虾仁100克，豆腐400克，盐、姜末各3克，料酒10毫升，味精、香油、淀粉、葱各适量，鸡蛋清1个。

【制作】1. 豆腐切3厘米见方的薄片。2. 虾仁剁成泥加鸡蛋清、香油、淀粉、葱姜末、盐、料酒、味精搅匀成馅。3. 每2片豆腐间抹上虾馅，整齐地码放在盘中，上屉蒸15分钟取出，将汁沥出在小碗内。4. 将沥出的汁倒入炒锅内烧开，勾流芡，淋香油，浇在豆腐上即可。

【功效】预防骨质疏松症。

益气补虚，改善畏寒症

冬令进补应顺应自然，注意养阳，根据"虚则补之，寒则温之"的原则，在膳食中应多吃温性、热性，特别是温补肾阳的食物进行调理，以提高机体的耐寒能力。虾类是冬季"食补"很好的选择，经常食用能提高人体的免疫功能，促进新陈代谢，使畏寒的现象得到改善。

治病食方

干炒虾仁

【配方】活青虾400克，盐、葱姜末各2.5克，酱油、湿淀粉各适量，料酒10毫升，鸡蛋清1个，大油50克。

【制作】1. 把活青虾洗净，剥皮、去头，加鸡蛋清、盐、湿淀粉抓匀；酱油、料酒调成汁。2. 炒锅放在中火上，加大油烧至八成热，将虾仁倒入，用铁筷迅速拨散，炸至皮面呈淡红色时，倒入漏勺内，沥净油。3. 炒锅内留油，放葱姜末炸出香味时，迅速倒入炸好的虾仁，烹入调好的汁，颠翻一下即可。

【功效】提高人体的免疫功能，促进新陈代谢，改善畏寒症。

葱辣鲜虾

【配方】鲜虾仁250克，葱100克，盐4克，鸡精2克，白糖3克，小干辣椒10克，红油、料酒各15毫升，姜、鸡汤、植物油各适量。

【制作】1. 将大虾去头、去皮、去沙线洗净，控干水分，放到热油锅中滑油，然后捞出控净油；干辣椒用温水泡上；葱切段，姜切片。2. 炒锅置火上放入油，油热放入葱段、姜片、干辣椒，煸炒出香味后倒入鸡汤、盐、料酒、鸡精、白糖、虾肉、红油，烧3～4分钟，把虾肉捞出放到盘中，再把原汤用旺火烧浓，浇在虾肉上即可。

【功效】温补肾阳，提高人体的免疫力。

黄豆芥蓝炒虾仁

【配方】虾仁200克，黄豆300克，芥蓝50克，盐3克。

【制作】1. 虾仁洗净沥干；黄豆洗净沥干；芥蓝洗净，取梗切丁。2. 锅中倒油烧热，下入黄豆和芥蓝炒熟。3. 再下入虾仁，炒熟后加盐调好味即可。

【功效】提高人体免疫力，防癌抗癌。

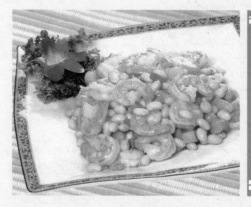

鳝鱼

肉中人参

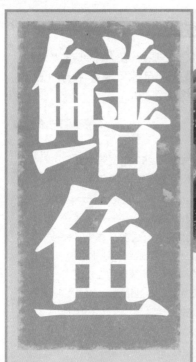

鳝鱼，也叫黄鳝、长鱼、海蛇、地精等，其味鲜肉美，并且刺少肉厚，又细又嫩，与其他淡水鱼相比，可谓别具一格。鳝鱼以小暑前后一个月的夏鳝鱼最为滋补味美，被称为"肉中人参"，更有"小暑黄鳝赛人参"之说。

中医属性

《本草纲目》中记载："鳝鱼味甘大温无毒，主治补中益血、补虚损、妇女产后恶露淋沥，血气不调，羸瘦，止血，除腹中冷气，肠鸣又湿痹气。"

传统医学认为，鳝鱼性温、味甘，入肝、脾、肾经，有补中益气、养血固脱、温阳益脾、强精止血、滋补肝肾、祛风通络等功效，适用内痔出血、气虚脱肛、产后瘦弱、妇女劳伤、子宫脱垂、肾虚腰痛、四肢无力、风湿麻痹、口眼歪斜等症。

现代研究

鳝鱼富含 DHA 和卵磷脂，经常摄取卵磷脂，记忆力可以提高 20%。鳝鱼所含的特种物质"鳝鱼素"，能降低血糖和调节血糖，对糖尿病有较好的治疗作用。鳝鱼所含维生素 A 量很高，能增进视力，促进皮肤的新陈代谢。鳝鱼中富含精氨酸，能够补肾益精，增强性欲和性功能。

鳝鱼身上有一种黏液，这种黏液是由黏蛋白和多糖类结合而成的，它不但能促进蛋白质的吸收和合成，还含有大量人体所需的氨基酸、维生素 A_1、维生素 B_1、维生素 B_2 和钙等，对人体十分有益。

营养宜忌

1. 鳝鱼与藕合吃，有利于保持酸碱平衡，对滋养身体有更好的功效。

2. 鳝鱼不宜于狗肉、狗血、南瓜、菠菜、红枣同食。

3. 有支气管哮喘、淋巴结核、癌症、红斑狼疮等症者需慎食鳝鱼。

营养治病

益智健脑，治疗记忆力减退

鳝鱼具有补脑、利内脏、益气壮骨及抗衰老的功效，常吃可增强肝脏的解毒作用，提高免疫力，防止感冒，改善记忆力。适用于气血不足，久病体弱，脑力衰退等症。

治病食方

核桃天冬炖鳝鱼

【配方】鳝鱼500克，核桃仁、天冬各50克，料酒10毫升，姜5克，葱10克，盐3克，鸡精2克，鸡油35毫升。

【制作】1. 将核桃仁洗净，去杂质；天冬浸泡一夜，切厚片；鳝鱼宰杀后，去头、尾骨、内脏，切段；姜切片，葱切段。2. 将核桃仁、天冬、鳝鱼、料酒、姜、葱同放炖锅内，加水，置武火上烧沸，再用文火炖35分钟，加入盐、鸡精、鸡油，搅匀即可。

【功效】补脑、益智，润肠通便。适用于脑力衰退，便秘，智力低下等症。

烩鳝鱼丝

【配方】鳝鱼500克，红糖、植物油、酱油、醋、淀粉各适量。

【制作】1. 将鳝鱼用小刀剔去骨头，除去内脏、头、尾，洗净，切成细丝，放入铁锅内煸炒。2. 将铁锅烧热，注入植物油烧开，然后将鳝鱼丝倒入锅中，用锅铲来回翻动，将酱油、醋、红糖倒入，加水煮熟，再加淀粉勾芡即可。

【功效】补虚，补血，健脑，明目。

补肾益中，治疗男性疾病

鳝鱼性温味甘，有明显的活血、壮阳、补虚损和强筋骨的功效，在秋末冬初时进食有很好的保健作用。适于气血虚弱、腰膝疼痛、脾胃虚弱、性欲减退等患者。

治病食方

姜汁鳝鱼饭

【配方】鳝鱼150克，姜汁15毫升，粳米、植物油、酱油、盐、葱各适量。

【制作】1. 将鳝鱼剖去骨和内脏，去头、尾，盛在碗内，加入姜汁、葱、酱油、盐、植物油，拌匀。2. 将粳米淘洗干净，放入盆内，上笼蒸40分钟，揭开笼盖，将鳝鱼倒在饭面上，盖严后再蒸20分钟即可。

【功效】补血健胃，增强性功能。适用于病后虚损，贫血，消瘦，性欲减退等症。

天麻归参鳝鱼羹

【配方】鳝鱼500克，天麻20克，当归、党参各15克，葱10克，姜、蒜各5克，味精、盐3克，酱油、料酒各10毫升。

【制作】1. 将鳝鱼剖背脊后，去骨、内脏、头、尾，切丝。2. 将天麻片、当归、党参装入纱布袋内，将鳝鱼置锅内，放入药袋，再放入酱油、料酒、葱、姜、蒜、盐，加水适量。3. 将锅置炉上，先用武火烧沸，打去浮沫，再用文火煎熬1小时，捞出药袋，加入味精即可。

【功效】适用于气血不足，久病体弱，记忆力减退等症。

补中益血，治疗糖尿病

鳝鱼具有疗虚损、补五脏、除风湿、强筋骨的功效，能降低和调节血糖，适用于糖尿病并发的腰腿疼痛、酸软无力等症。另外，鳝鱼所含脂肪也极少，因而是糖尿病患者的理想食品。

 治病食方

鳝鱼百合火锅

【配方】鳝鱼肉600克，猪肉、猪毛肚、菜花、空心菜、鲜西瓜皮各250克，百合30克，葱段20克，味精、盐、姜片、料酒各适量，清汤1000毫升。

【制作】1. 将百合去杂质洗净；西瓜皮和鳝鱼肉分别洗净切块；猪肉和猪毛肚分别切片；空心菜尖洗净沥水；菜花洗净掰成小朵。2. 以上各料装盘，置于桌上火锅周围。3. 火锅点燃，放入清汤烧沸，投入鳝鱼块、百合、西瓜皮、料酒、盐、姜片和葱段，待沸后撇去浮沫，撒入味精，即可烫食各料。

【功效】降低血糖，补充营养。

玉竹枸杞烩鳝鱼丝

【配方】鳝鱼500克，枸杞子、淀粉各15克，玉竹30克，植物油100毫升，酱油、醋各10毫升。

【制作】1. 将鳝鱼用小刀剔去骨头，除去内脏、头、尾，洗净，切成细丝，放入铁锅内煸炒；玉竹泡软切片，枸杞子洗净。2. 将铁锅烧热，注入植物油烧开，然后将鳝鱼丝、玉竹片、枸杞子倒入锅中，用锅铲来回翻动，加酱油、醋，加水煮熟，再加淀粉勾芡即可。

【功效】补虚，补血，消肿，降血糖。适宜各型糖尿病患者食用。

通血脉，利筋骨，治疗贫血

贫血症一般表现为发色黯淡、头昏眼花、心悸失眠，甚至月经失调等等。长期不治，将形成恶性循环，引发免疫力下降等不良后果，应该多食用鳝鱼等食物，可补中益气、补虚通络、强壮筋骨，并有效滋补身体，还原健康。

 治病食方

五花鳝筒砂锅

【配方】鳝鱼筒150克，猪五花肉600克，料酒、酱油各20毫升，盐、白糖各10克，味精、湿淀粉各适量，植物油300毫升，高汤1000毫升。

【制作】1. 将鳝鱼筒、猪五花肉先后洗净，切成小块，一起投入沸水锅中氽一下。2. 炒锅置火上，放入植物油烧热，投入猪五花肉块和鳝鱼筒，将肉炒透后加入料酒、酱油、盐、白糖、味精和高汤，加盖烧至肉和鳝肉筒肥糯，用湿淀粉勾芡装入砂锅中，用小火炖即可。

【功效】补中益气，补虚通络，强壮筋骨，滋补身体。

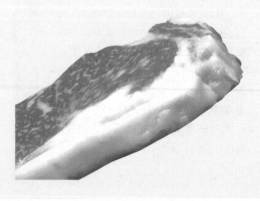

第九篇

最能祛湿的六种营养食物

◎玉米◎薏米◎红豆
◎南瓜◎鲤鱼◎鲫鱼

玉米

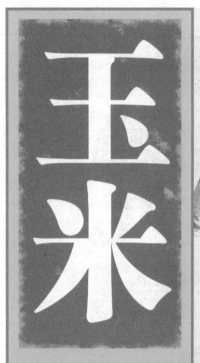

黄金谷物

玉米，又名苞谷、棒子、玉蜀黍。新鲜、成熟的玉米味道鲜美、香气独特，易于咀嚼和消化，是老幼咸宜的食品。在当今被证实的最有效的50多种营养保健物质中，玉米含有7种，具有很高的营养价值以及多种医疗保健功效，因此，又有营养学家把玉米称为"黄金谷物"。

中医属性

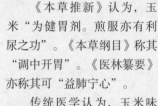

《本草推新》认为，玉米"为健胃剂。煎服亦有利尿之功"。《本草纲目》称其"调中开胃"。《医林纂要》亦称其可"益肺宁心"。

传统医学认为，玉米味甘淡，性平，具有健脾利湿、开胃益智、宁心活血的作用，适宜脾胃气虚、气血不足、营养不良之人食用；对动脉硬化、高血压、高脂血症、冠心病等心血管疾病以及肥胖、脂肪肝、便秘、癌症等有治疗作用。

现代研究

玉米中含有大量赖氨酸、谷胱甘肽、酚类、胡萝卜素，能抑制抗癌药物对人体产生的副作用，还能抑制肿瘤细胞的生长。鲜玉米中的膳食纤维具有刺激胃肠蠕动的特性，不但能够防治便秘和痔疮，还能预防直肠癌。

玉米脂肪中含有50%以上的亚油酸、卵磷脂和维生素E等营养素，具有降低胆固醇，防止高血压、冠心病和抗血管硬化的作用。玉米中含有丰富的卵磷脂，长期补充卵磷脂可以保持人体内乙酰胆碱的含量，从而减缓记忆力衰退，预防或推迟老年痴呆的发生。

新鲜玉米中含有大量的谷氨酸，不但可健脑益智，还能抗氧化，防止早衰。玉米中所含的黄体素和玉米黄质，还有助于预防老年人眼睛黄斑病变的发生。

营养宜忌

1. 玉米面和豆类、大米或面粉等混合食用，可大大提高营养价值。

2. 玉米第六七分成熟时，营养成分最高、最充分，此时食用最佳。

3. 玉米面不宜一次食用过多，以免胃闷气胀。

营养治病

排毒利湿，预防癌症病变

经常食用鲜玉米，能使机体内某些致癌物质失去毒性，还有助于吸附肠内致癌物，减少其与肠壁接触，随排泄物排出体外。经常食用鲜玉米对预防食道、胃及肠等消化系统癌症病变十分有益。

治病食方

玉米奶油汤

【配方】玉米罐头300克，玉米粉适量，鸡脯肉200克，鸡蛋1个，味精（或鸡精）少许。

【制作】1. 锅中加水，煮沸，加入罐头中的玉米浆；鸡脯肉剁成碎泥状；鸡蛋打散。2. 泥状鸡肉拌以玉米粉，加入锅中。3. 3分钟后，调玉米粉拌成浓汤，加入味精（或鸡精）调味，熄火。4. 将鸡蛋液徐徐倒入，轻轻搅拌，待蛋成细丝状即可。

【功效】促进排泄，预防癌变。

玉米排骨汤

【配方】速冻玉米粒、猪排骨各500克，料酒、葱结、姜片、盐各适量。

【制作】1. 将排骨剁成小块，入锅用沸水氽去血沫。2. 锅内重新放清水，将排骨放入锅内，姜片、葱结一起放入锅中，滴入少许料酒，武火烧沸，转小火煲约30分钟。3. 待肉七成熟，放入玉米，一同煲制10～15分钟，去掉姜片、葱结，加入适量的盐调味即可。

【功效】补脑益智，提高机体免疫力。

健脑提神，预防老年痴呆症

玉米有缓泻作用，代谢毒物的能力较强，尤其使毒物在脑部的停留时间缩短，减轻了毒物对脑细胞的损害。经常食用鲜玉米有利于大脑能量的产生，可健脑提神，增强记忆力，预防老年痴呆症的发生。

治病食方

松仁玉米

【配方】嫩玉米棒300克，剥壳松仁100克，绿柿子椒、葱各20克，白糖、淀粉、明油、盐、味精、植物油各适量。

【制作】1. 把玉米棒上的玉米粒剥落，绿柿子椒切丁，葱切葱花。2. 将玉米粒下锅煮熟捞出，炒锅上火，放油烧至六成热，放葱花煸出香味，将玉米粒、辣椒丁、松仁分别下锅，放入盐，加少许煮过玉米的水稍烹，加白糖再翻炒几下，勾芡，放味精即可。

【功效】健脑提神，增强记忆力。

三鲜玉米羹

【配方】嫩玉米粒100克，鲜贝、火腿肉、熟鸡肉各25克，淀粉、鸡汤各适量。

【制作】1. 鲜贝、火腿、熟鸡肉均切小丁。2. 将嫩玉米粒蒸至烂熟，再放入鸡汤中与鲜贝丁、火腿肉丁和鸡丁共煮5分钟，勾芡，调味即可。

【功效】预防老年痴呆症。

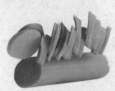

利水渗湿，治疗高血压

科学家最近研究发现，中美洲印第安人不易患高血压与他们主要食用玉米有关。玉米有助于利尿、降压、降脂，对冠心病、细胞老化及血管硬化、肥胖等有一定预防和治疗意义。

 治病食方

木瓜胡萝卜玉米粥

【配方】熟玉米粒100克，粳米、木瓜、胡萝卜各50克，盐2克。

【制作】1. 粳米淘洗干净，浸泡半小时后，加水用小火慢慢熬煮。2. 木瓜去皮、子，胡萝卜洗净去皮，放入锅内蒸熟，两者一同放入搅拌器内，搅成蓉。3. 将木瓜、胡萝卜蓉加入粳米粥内，并放入熟玉米粒，煮沸后加入盐搅匀，即可盛起食用。

【功效】预防血管老化，稳定血压。

枸杞玉米羹

【配方】嫩玉米粒200克，枸杞子10克，青豆20克，白糖100克，湿淀粉25克。

【制作】1. 嫩玉米粒淘洗干净，用冷水浸泡2小时，捞出沥干水分。2. 枸杞子洗净，用温水泡软；青豆清洗干净。3. 坐锅点火，加入适量冷水，将嫩玉米粒、青豆放入，烧至玉米粒烂熟后，下入白糖、枸杞子拌匀，煮约5分钟，用湿淀粉勾稀芡即可。

【功效】降低血压。

清肝益心，防止眼睛老化

玉米具有利湿、排毒、宁心、明目的作用，有助于清除肝火，改善肝肾功能，预防老年性黄斑变性和白内障的发生。出租车司机、中小学生、编辑、作家等经常用眼人群，应多吃一些黄色的玉米，以保护视力。

 治病食方

干贝玉米羹

【配方】玉米粒100克，干贝30克，盐、味精各2克，料酒5毫升，湿淀粉40克。

【制作】1. 干贝先用冷水洗净，然后用温水泡软，上笼蒸2小时，用手捏碎，成自然丝状。2. 玉米粒淘洗干净，用冷水浸泡2小时，捞出，沥干水分。3. 锅内加入冷水，加入干贝丝、玉米粒烧沸后，加盐、味精、料酒调味，然后用湿淀粉勾芡即可。

【功效】保护视力，预防老年人眼睛黄斑性病变。

玉米煲鸡

【配方】玉米400克，鸡肉300克，胡萝卜150克，盐10克，味精8克，料酒15毫升，生抽10毫升。

【制作】1. 鸡肉剁成块。2. 玉米、胡萝卜均切成段。3. 砂锅上火，加适量水烧热，放入鸡块，水沸后撇去浮沫，下玉米、胡萝卜、料酒和生抽，大火烧沸后转小火煲1小时，撒入盐和味精，再烧10分钟左右即可。

【功效】清除肝火，保护眼睛。

健脾利湿，治疗慢性肾炎

慢性肾炎是一种自身免疫反应性疾病，病程长，病机复杂，缠绵难愈，最终往往发展为慢性肾衰竭。慢性肾炎的治疗应以扶正为主，重点在补脾益肾，要配合食用能够益气健脾、固表透邪、祛除湿邪的食物，如玉米等，来辅助治疗，效果更好。

治病食方

焗玉米

【配方】嫩玉米粒400克，熟猪肉250克，葱头30克，鸡蛋1个，橄榄6个，葡萄干、大油、糖粉各50克，盐、胡椒粉各少许。

【制作】1. 将葱头洗净；熟猪肉切小丁；鸡蛋煮老剥皮切片；玉米粒洗净控干。2. 把锅烧热后放入大油，待熔化后放入玉米粒炸至黄色，加入盐、糖粉炒透盛盘。3. 将熟猪肉丁、葡萄干、葱头丁、橄榄、鸡蛋片、盐、胡椒粉、少许清汤放在一起拌匀后，放入盅内，倒入玉米粒铺平，撒上糖粉加盖，上炉用文火焗至焦黄色(约半小时)即可。

【功效】益气健脾，防治肾脏疾病。

玉米粉燕麦粥

【配方】玉米粉100克，燕麦50克。

【制作】1. 将燕麦淘洗干净，放入冷水中浸泡2小时，捞起沥干水分，放入锅内，加水适量，煮至米粒开花。2. 玉米粉用冷水调匀，将稀玉米糊缓缓倒入燕麦粥内，用勺不停搅匀。3. 待玉米糊烧沸后，改用小火熬煮15分钟，即可盛起食用。

【功效】利湿通便，保护肾脏。

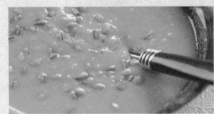

红豆玉米葡萄干

【配方】红豆100克，玉米200克，豌豆50克，葡萄干30克，盐3克，白糖适量。

【制作】1. 红豆泡发洗净；玉米、豌豆均洗净备用。2. 锅下油烧热，放入红豆、玉米、豌豆一起炒至五成熟时，放入葡萄干，加盐、白糖调味，炒熟，装盘即可。

【功效】除湿利尿，补益肾脏。

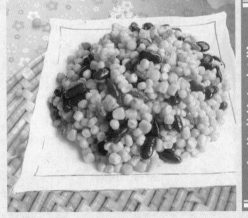

薏米

生命健康之禾

薏米，又名薏仁米、苡米、六谷米等。薏米在我国的栽培历史悠久，是我国古老的药食皆佳的粮种之一。薏米的营养价值很高，被称为"世界禾本科植物之王"；在欧洲，它更被称为"生命健康之禾"；在日本最近又被列为防癌食品，因此身价倍增。不论用于滋补还是用于医疗，薏米的功效均十分显著。

中医属性

《本草纲目》有载："薏米阳明药也，能健脾益胃，虚则补其母，故肺痿肺痈用之。"《名医别录》又言其"无毒。主除筋骨邪气不仁，利肠胃，消水肿，令人能食"。

传统医学认为，薏米味甘淡，性微寒，有健脾利湿、清热排脓的功效；适于治疗脾胃虚弱、肺结核、水肿脚气、风湿痹痛、泄泻、肠痈及小便不利等症。

现代研究

薏米中含有薏米酯，能有效抑制癌细胞的增殖，可用于胃癌、子宫颈癌的辅助治疗。薏米多糖 A 能降低人体血糖活性，糖尿病患者经常适量食用，能够安全平稳降血糖，改善糖尿病并发症。薏米中的重要成分薏米素，还具有健脾益气、消肿止痛的作用。

薏米含维生素 A，可防治夜盲症和视力减退，有助于对多种眼疾的治疗。薏米中维生素 B_1 含量较高，非常适合脚病浮肿者食用，同时可改善粉刺、淡化黑斑、雀斑、皮肤粗糙等现象。薏米含有较多的维生素 B_2，可用于治疗口角溃疡、唇炎、舌炎、眼结膜炎、舌炎和阴囊炎等。薏米含有植物性食物中少见的维生素 B_{12}，可防治贫血。

薏米富含维生素 F，是一种美容食品，有助于保持人体皮肤的光泽细腻，消除色斑，改善肤色，并且对由病毒感染引起的赘疣等有一定的治疗作用。

营养宜忌

1. 煮薏米之前最好先用水浸泡 3 小时以上，这样不但容易熟，还可以最大限度保留营养。
2. 薏米宜与粳米同煮为粥，营养功效更佳。
3. 大便燥结、小便多者不宜食用薏米粥。

营养治病

清热祛湿，抑制癌症

在日本，薏米被看成典型的"抗癌食品"。一切癌症见有气虚发热症状皆可配用薏米，不但有助于退热，还能增强体质，扶正固本，缓解化疗反应，提高化疗效果，利于化疗全程的顺利进行，在一定程度上有效地制止癌症的复发、扩散及转移。临床上建议肿瘤患者食用薏米，一般连食数月就能起到比较明显的治疗效果。

治病食方

薏米杏仁粥

【配方】薏米30克，杏仁10克，冰糖少许。

【制作】1. 将薏米淘洗干净；杏仁去皮，洗净；冰糖打成碎屑。2. 将薏米放入锅内，加水适量，置武火上烧沸，再用文火熬煮至半熟，放入杏仁，继续用文火熬煮，加入冰糖即可。

【功效】健脾祛湿，除痰止咳。

薏米莲子粥

【配方】薏米50克，莲子肉10克，冰糖、桂花各少许。

【制作】1. 将薏米淘洗干净；莲子去皮去心，洗净；冰糖捶成碎屑。2. 将薏米放入锅内，加水适量，置武火上烧沸，再用文火熬至半熟，加入莲子肉、冰糖、桂花，继续煮熟即可。

【功效】清热益心，预防癌症。

健脾除湿，调节血糖

薏米能够健脾、补肺、清热、利湿，可平衡机体代谢，增强人体免疫力，还有助于降低血糖、血压、血脂，并对糖尿病并发的肾病、浮肿等症有防治作用。

治病食方

冬瓜薏米鸭煲

【配方】薏米25克，鸭肉300克，连皮冬瓜500克，姜末10克，米酒5毫升，盐4克，味精3克，陈皮1克，植物油25毫升。

【制作】1. 姜末浸泡在米酒中成姜汁酒。2. 中火烧热炒锅，放入鸭肉略煎，烹入姜汁酒后把鸭盛起。3. 取瓦煲，放入冬瓜、薏米、陈皮，加清水先用旺火烧沸再放鸭肉，改用慢火煲至汤浓缩便成。4. 上菜时，把冬瓜盛在碟底，将鸭肉切块排在瓜面上，汤中调入盐、味精即可。

【功效】降低血糖、血压、血脂，并对糖尿病有防治作用。

薏米南瓜煲

【配方】薏米汤400毫升，老南瓜500克，金华火腿200克，盐、香葱各适量。

【制作】1. 将火腿洗净，一部分切成长方形薄片，另一部分切成宽薄片，放入煲底垫匀。2. 南瓜去皮、去子、洗净，切成2厘米见方的块，放在火腿片上。3. 将事先煮好的薏米汤灌入煲中，撒上盐。4. 锅置火上倒水，水开后，将煲入屉，旺火蒸25～30分钟，香葱、火腿蓉点缀其上即可。

【功效】健脾，补肺，清热利湿。

除湿消肿，镇静止痛

因虚致痛是癌痛的主要因素之一，而薏米可健脾益气，利湿消肿，使气行而湿除、肿消而淤散，有效减轻或消除肿瘤对周围组织的侵蚀或压迫，达到止痛的目的。另外，薏米对其他疾病或外伤引起的疼痛也有一定的缓解作用。

 治病食方

薏米白鸭汤

【配方】薏米20克，白鸭1只，料酒10毫升，盐4克，味精3克，姜5克，葱10克，胡椒粉3克。

【制作】1. 将白鸭宰杀后，去毛桩、内脏及爪；薏米淘洗干净；姜拍松，葱切段。2. 将白鸭、薏米、姜、葱、料酒同放炖锅内，加清水3000毫升，置武火上烧沸，再用文火炖45分钟，加入盐、味精、胡椒粉即可。

【功效】利水，消肿，减肥。

薏米银耳杏仁羹

【配方】薏米150克，银耳100克，甜杏仁50克，白糖、糖桂花、湿淀粉各适量。

【制作】1. 薏米去杂用温水浸泡；银耳先放入凉水中浸软，去杂质，改用开水浸泡，直至发透为止；甜杏仁洗净、去皮。2. 锅中加入冷水、银耳、白糖烧滚，放入泡好的薏米和甜杏仁，以小火煮20分钟左右，入湿淀粉勾成稀芡，加糖桂花即可。

【功效】健脾益气，利湿消肿。

开胃健脾，改善肠胃功能

脾胃不好的人夏天常常感到食欲不振、消化能力减退。一般认为，薏米具有健脾、补肺、清热、利湿的作用，而且特别容易消化吸收，是很好的食疗食物，适合脾胃虚弱者食用。

 治病食方

核桃薏米粥

【配方】薏米50克，核桃仁30克，白糖25克。

【制作】1. 将薏米、核桃仁洗净，置于锅内，加水适量。2. 将锅置武火上烧沸，再用文火煮熬，待薏米烂熟后，加入白糖搅匀即可。

【功效】健脾除湿，健脑益智，润肠通便。适用于脾胃虚弱，风湿性关节炎，脑力衰退，便秘等症。

薏米扁豆煮冬瓜

【配方】薏米30克，白扁豆20克，冬瓜300克，姜5克，葱10克，盐4克，味精3克。

【制作】1. 将薏米淘洗干净；白扁豆洗净；冬瓜洗净，切2厘米厚、4厘米长的片；姜切片，葱切段。2. 将薏米、白扁豆、冬瓜、姜、葱同放炖锅内，加水，置武火上烧沸，再用文火煮35分钟，加入盐、味精即可。

【功效】开胃健脾，清热利湿。

健脾益胃，美化皮肤

薏米最善利水，有助于消除面部浮肿，促进体循环，并抑制横纹，是天然的养颜去皱佳品。由于脾胃两虚而导致颜面多皱、面色晦暗者，建议经常用薏米与山药、红枣、小米一起煮粥喝，或将薏米炒熟后研末冲服，功效显著。

治病食方

【配方】薏米、山药、白糖各20克，荷叶30克，大米100克。

【制作】 1. 将荷叶洗净，用水煮15分钟，去渣，留荷叶汁液；薏米洗净；山药浸泡一夜，切成3厘米见方的薄片；大米淘洗干净。2. 将大米、薏米放入锅内，加入山药、荷叶汁液，加水600毫升，置武火上烧沸，再用文火煮35分钟，加入白糖搅匀即可。

【功效】健脾，美容，减肥。

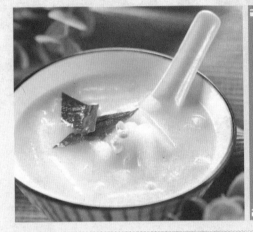

荷叶薏米粥

【配方】薏米30克，党参15克，猪爪2只，葱10克，盐、姜各5克。

【制作】 1. 把党参洗净，切片；薏米去杂质，洗净；猪爪除去毛，一切两半；姜切片，葱切段。2. 把猪爪、党参、薏米同放炖锅内，加水。3. 将炖锅置武火上烧沸，再用文火煮1小时，加盐调味即可。

【功效】补气血，减少面部皱纹。

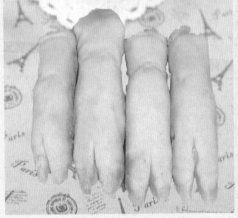

党参薏米猪爪汤

赤豆

心之谷

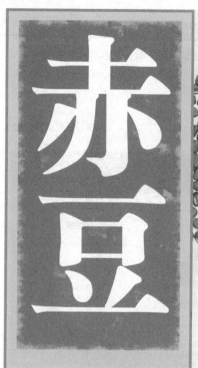

赤豆，又名小豆、红小豆或赤小豆，因其富含淀粉，因此也被人们称为"饭豆"。赤豆是人们生活中不可缺少的一种高蛋白、低脂肪、高营养、多功能的杂粮，用赤豆制成的饭、粥、汤、豆面条、糕点馅，美味可口、老幼咸宜。同时，作为食疗佳品，赤豆还被李时珍称为"心之谷"。

中医属性

《本草纲目》有曰："赤小豆，其性下行，通乎小肠，能入阴分，治有形之病，故行津液，利小便，消胀除肿，止呕而治下痢肠澼，解酒病。除寒热痈肿，排脓散血而通乳汁，下胞衣产难，皆病之有形者。"

传统医学认为，赤豆性平，味甘酸；入心、小肠经，具有利水除湿、和血排脓、消肿解毒、调经通乳、退黄的功效，主治水肿脚气、疮肿恶血不尽、产后恶露不净、乳汁不通、湿热黄疸、痢疾、痈肿、肠风脏毒下血等病症。

现代研究

赤豆中富含的钾可以促进体内多余的盐分和代谢废物的排泄；所含皂素有助于调节体内的水分储量，清除血液中的胆固醇和中性脂肪，预防高血压、动脉硬化和早衰。所含皂角甙物质能够刺激肠道、预防结石，可起到利尿、消肿的作用，用赤豆来治疗心脏性和肾性水肿、肝硬化腹水、脚气病浮肿等症具有显著疗效。

赤豆中含膳食纤维，易于大便排出，并且有助于糖尿病患者控制血糖；还能阻止过氧化脂质的产生、抑制脂肪吸收并促进其分解，达到降脂、瘦身、健美的效果。

赤豆中的维生素 B_1 可以促进糖类代谢，使人远离肥胖；丰富的叶酸还能够预防贫血，对月经不调、脊柱裂、易怒等有一定治疗作用。

营养宜忌

1. 煮赤豆的汁液中溶解了大量的营养成分，可将表面的浮沫除去，将汁液留作饮用。

2. 赤豆宜与其他谷类食品混合食用。

3. 赤豆利尿，故尿频的人应注意少吃。

营养治病

健脾益胃，治疗糖尿病

赤豆具有预防糖尿病、增强饱腹感、预防便秘、消除水肿的作用。经常食用赤豆，不但能降低胆固醇的吸收，减少脂肪，还可以抑制食物中糖分的吸收，是一种天然的"糖类阻滞剂"，十分有助于糖尿病患者控制血糖。

 治病食方

赤豆花生红枣粥

【配方】赤豆80克，大米、花生米各50克，红枣5颗，冰糖适量。

【制作】1. 赤豆、花生米洗净，冷水浸泡回软；红枣洗净，剔去枣核。2. 大米洗净，用冷水浸泡半小时，捞出沥干。3. 锅中加入冷水，放入赤豆、花生米、大米，旺火煮沸后，放入红枣、冰糖，再改用小火慢熬至粥成即可。

【功效】降低胆固醇，抑制血糖。

赤豆煮苦瓜

【配方】赤豆50克，苦瓜、猪棒骨各500克，料酒、姜、葱、盐、鸡精各适量。

【制作】1. 赤豆洗净；苦瓜去瓤，切4厘米长的块；姜拍松，葱切段；猪棒骨捶破，洗净。2. 将赤豆、苦瓜、姜、葱、猪棒骨、料酒同放炖锅内，加水1500毫升，置武火上烧沸，再用文火煮35分钟，加入盐、鸡精即可。

【功效】去燥清心，明目解毒。适用于水肿，糖尿病，骨质疏松等症。

健脾利水，治疗各种水

经常食用赤豆，对各种类型的水肿者都有益，包括肾脏性水肿、心脏性水肿、肝硬化腹水性水肿、营养不良性水肿等，如能配合鲤鱼或母鸡同食，消肿功效更佳。

 治病食方

赤豆炖鲜藕

【配方】赤豆50克，藕300克，料酒10毫升，姜5克，葱10克，盐、鸡精各3克，鸡油25毫升。

【制作】1. 将赤豆淘洗干净；藕洗净，切3厘米厚的块；姜拍松，葱切段。2. 将赤豆、藕、姜、葱、料酒同放炖锅内，加水800毫升，置武火上烧沸，再用文火炖35分钟，加入盐、鸡精、鸡油即可。

【功效】养血生肌，健脾和胃。

赤豆冬瓜粥

【配方】赤豆30克，冬瓜50克，大米100克。

【制作】1. 赤豆浸泡一夜，淘洗干净；大米淘洗干净；冬瓜去皮，切成3厘米见方的薄片。2. 将大米、冬瓜、赤豆同放锅内，加水，置武火上烧沸，再用文火煮35分钟即可。

【功效】消肿，利尿，减肥。

利尿消肿，防治高血压

赤豆可利五脏，通血脉，利水、消肿，从而有效促进体内多余的盐分和代谢废物的排泄，调节体内的水分储量，清除血液中的胆固醇和中性脂肪，预防高血压、动脉硬化和早衰。对于治疗小便不利、尿血、乳汁不通、动脉硬化等症同样适用。

 治病食方

赤豆山药羹

【配方】赤豆、山药各50克，白糖适量。

【制作】1. 先将赤豆洗净，山药去皮洗净切小块，把赤豆放入锅内先用武火煮沸，然后放进山药块。2. 文火慢煮至赤豆和山药烂熟，加白糖调味即可。

【功效】清热祛湿，健脾止泻。对大便溏泄、小便短少、倦怠腹胀、胸闷不饥、水肿等症有疗效。

赤豆炖仔鸭

【配方】赤豆50克，仔鸭500克，料酒10毫升、盐、姜各4克，葱8克，胡椒粉、味精各3克。

【制作】1. 将赤豆淘洗干净；鸭宰杀后，去毛桩、内脏及爪，洗净；姜拍松，葱切段。2. 将仔鸭、赤豆、姜、葱、料酒同放炖锅内，加水3000毫升，置武火上烧沸，再用文火炖35分钟，加入盐、味精、胡椒粉即可。

【功效】利尿消肿，减肥美容。

清热解毒，治疗痔疮

痔疮是由于大便秘结使肛周血液受阻并长期阻滞与淤积而引起的。赤豆具有良好的通便作用，可促进肠蠕动，使大便易于排出，降低肛门周围的压力，使血流通畅，从而起到防治痔疮的作用。

 治病食方

赤豆煮荸荠

【配方】赤豆、荸荠各100克，料酒10毫升，姜5克，葱10克，盐、鸡精各3克，鸡油30毫升。

【制作】1. 将赤豆淘洗干净；荸荠去皮，洗净，切成两块；姜切片，葱切段。2. 将赤豆、荸荠、姜、葱、料酒同放锅内，加水800毫升，置武火上烧沸，转文火煮35分钟，加入盐、鸡精、鸡油即可。

【功效】消除痹热，温中益气。适用于便秘，痔疮，大便下血，高血压，全身浮肿，小便不利，骨质疏松等症。

赤豆煮莴苣

【配方】赤豆50克，莴苣300克，姜5克，葱10克，盐、鸡精各3克，鸡油25毫升。

【制作】1. 将赤豆淘洗干净；莴苣去皮，切3厘米见方的块；姜切片，葱切段。2. 将赤豆放入锅内，加水800毫升，置武火上烧沸，再用文火煮30分钟，加入莴苣，再煮至熟透，加入盐、鸡精、鸡油即可。

【功效】利水消肿，利五脏，通血脉。适用于小便不利，尿血，乳汁不通，动脉硬化等症。

补虚益血，治疗产妇断乳

赤豆是非常适合女性的食物，具有很好的调经、补血、通乳、瘦身的功效。经常饮用赤豆汤，可缓解女性经期不适，更有助于改善妇女产后缺乳症状。必须注意的是，最好不要与汤圆、粉圆等甜食混合吃，否则容易使热量过高，但可以加一些红糖，具有暖身的效果。

治病食方

赤豆炖乳鸽

【配方】赤豆100克，乳鸽400克，料酒10毫升，姜5克，葱10克，鸡油30毫升，胡椒粉、盐、鸡精各3克。

【制作】1.将赤豆洗净；乳鸽宰杀后去毛及肠杂，洗净；姜切片，葱切段。

2.将赤豆、乳鸽、料酒、姜、葱同放入炖锅内，加水，置武火上烧沸，再用文火炖25分钟，放入盐、鸡精、鸡油、胡椒粉即可。

【功效】补肝肾，益精血，抗骨折。适用于虚羸，消渴，久疟，妇女血虚，经闭，恶疮，疥癣，骨折，骨质疏松等症。

赤豆炖乌鸡

【配方】赤豆100克，仔乌鸡1只（300克），料酒10毫升，姜5克，葱10克，鸡油30毫升，胡椒粉、盐、鸡精各3克。

【制作】1.将赤豆洗净；乌鸡宰杀后去毛、爪、肠杂，洗净；姜切片，葱切段。

2.将赤豆、乌鸡、姜、葱、料酒同放锅内，加水，置武火上烧沸，再用文火炖28分钟，加入盐、鸡精、鸡油、胡椒粉即可。

【功效】适用于虚劳骨蒸，赢瘦，消渴，脾虚，滑泄，崩中，带下，乳汁不通，骨质疏松等症。

红豆杜仲鸡

【配方】红豆200克，杜仲15克，鸡腿1只。盐5克，枸杞10克。

【制作】1.将鸡腿剁块，放入沸水中氽烫，捞起冲净。2.将红豆洗净，和鸡肉、杜仲、枸杞一起放入煲内，加水盖过材料，以大火煮开，转小火慢炖。3.约炖40分钟，加盐调味即成。

【功效】对心脏性水肿患者有益，也很适合产妇食用，有通乳增乳的功效。

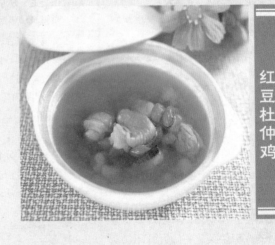

南瓜

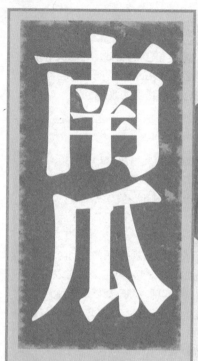

特效保健

『金瓜』

南瓜为葫芦科植物南瓜的果实，又名倭瓜、番瓜、麦瓜、饭瓜等。在我国，南瓜为夏秋季节的优良蔬菜之一。近两年，随着国内外专家对蔬菜的进一步研究，发现南瓜不仅营养丰富，而且长期食用还具有保健和防病治病的功能，在国际上已被视为"特效保健蔬菜"。

中医属性

《本草纲目》认为，南瓜"甘温，无毒，补中益气"。《本草再新》认为其"平肝和胃，通经络，利血脉，滋阴水，治肝风，和血养血，调经理气，兼去诸风"。

传统医学认为，南瓜性温，味甘；入脾、胃经，具有补中益气、解毒杀虫、降糖止渴等多种功效，主治久病气虚、脾胃虚弱、气短倦怠、便溏、糖尿病、蛔虫等病症。

现代研究

南瓜是高钾、低钠食品，特别适合中老年人和高血压、动脉硬化患者食用。南瓜还含有丰富的钴，对治疗糖尿病有特殊的效果。南瓜所含的果胶还能和体内过剩的胆固醇黏结在一起，从而降低血液胆固醇的含量，预防动脉硬化。

南瓜所含果胶可以保护胃肠道黏膜免受粗糙食品刺激，促进溃疡面愈合；果胶还有很好的吸附性，能吸附消除铅、汞等有毒金属，降低亚硝酸盐致癌性，并帮助肝、肾功能的恢复，增强肝、肾细胞的再生能力，起到抵御环境中毒的作用；果胶能大大延缓肠道对糖和脂质的吸收，所以能帮助减肥。

南瓜含有丰富的 β-胡萝卜素和维生素A，前者对上皮组织的生长分化、维持正常视觉具有重要生理功能，后者则具有明目护肤的作用。南瓜中富含南瓜多糖，还能提高机体的免疫力，防癌抗癌。

营养宜忌

 1. 南瓜和橄榄油等油脂一起烹制，可以更好地吸收利用营养。

2. 南瓜不可与羊肉同食，否则易发生黄疸。

营养治病

消肿利尿，防治高血压

南瓜不但营养丰富，长期食用还有利于降低血压，预防动脉硬化。因为南瓜具有很强的利尿作用，能促进体内钠盐的排出，从而抑制血压的升高，保护血管，降低中风、冠心病的发生概率。

治病食方

山楂赤豆南瓜粥

【配方】南瓜100克，赤豆30克，山楂10克，大米50克。

【制作】1. 赤豆浸泡一夜，淘洗干净；山楂洗净；大米淘洗干净；南瓜去皮，切成3厘米见方的薄片。2. 将大米、南瓜、山楂、赤豆同放锅内，加水800毫升，置武火上烧沸，再用文火煮35分钟即可。

【功效】消肿，利尿，减肥，降压，祛瘀。适合高血压、冠心病患者食用。

枸杞黄精炖南瓜

【配方】老南瓜300克，枸杞子、黄精各25克，料酒10毫升，姜5克，葱10克，盐3克，鸡精2克，鸡油25毫升。

【制作】1. 将枸杞子去杂质、果柄，洗净；黄精洗净，切薄片；南瓜去皮、瓤，切4厘米见方的块；姜拍松，葱切段。2. 将枸杞子、黄精、老南瓜、料酒、姜、葱同放锅内，加水，置武火上烧沸，再用文火炖45分钟，加入盐、鸡精、鸡油即可。

【功效】消肿，利尿，减肥。

开胃健脾，治疗胃溃疡

胃溃疡是消化系统的常见疾病，表现为饥饿不适、饱胀嗳气、泛酸或餐后定时的慢性中上腹疼痛等。经常食用南瓜有助于保护胃肠道黏膜免受刺激，促进溃疡面愈合。另外，南瓜还能帮助食物消化，有利慢性胃病的恢复。

治病食方

家常南瓜丝

【配方】嫩南瓜500克，植物油100毫升，酱油15毫升，豆瓣15克，泡辣椒、盐各5克，葱白、水淀粉各10克。

【制作】1. 将嫩南瓜洗净，切成约5厘米长的丝，放入盐2克，拌匀码味；泡辣椒和葱白切成同样长的丝，豆瓣剁细。2. 植物油下锅，烧至七成热，放入豆瓣炒香，再放入南瓜丝和泡辣椒、葱白丝炒匀，放入盐、酱油、水淀粉，收浓即可。

【功效】开胃健脾，帮助消化。

乌蛇粉南瓜汤

【配方】南瓜500克，乌梢蛇粉30克，料酒10毫升，姜5克，葱10克，鸡油35毫升，盐、鸡精、胡椒粉各3克。

【制作】1. 将南瓜去皮、瓤，切4厘米见方的块；姜切片，葱切段。2. 将南瓜、蛇粉、姜、葱、料酒同入炖锅内，加入清水，置武火上烧沸，再用文火炖35分钟，加入盐、鸡精、鸡油、胡椒粉即可。

【功效】保护肠胃，防治胃溃疡。

益气平燥，治疗糖尿病

南瓜是治疗糖尿病的首选瓜类食品，它不但具有补中益气、平燥等功效，且水分较多，糖分较少，可有效地控制糖尿病的发展，同时也是心脏病、高血压、肾炎患者的保健食品。

 治病食方

天冬南瓜汤

【配方】南瓜 100 克，天冬 15 克。

【制作】1. 把南瓜洗净，切成 3 厘米宽、5 厘米长的块，可不去皮；天冬洗净，顺切成 3 片。2. 把南瓜、天冬放入炖锅内，加入清水 600 毫升（可放少许盐，或不放盐），置武火上烧沸，再用文火炖 45 分钟即可。

【功效】滋阴补血，清热润燥。适用于下消型糖尿病患者。

赤豆南瓜粥

【配方】南瓜 100 克，赤豆 30 克，大米 50 克。

【制作】1. 赤豆浸泡 1 夜，淘洗干净；大米淘洗干净；南瓜去皮，切成 3 厘米见方的薄片。2. 将大米、南瓜、赤豆同放锅内，加水 800 毫升，置武火上烧沸，再用文火煮 35 分钟即可。

【功效】益气平燥，防治糖尿病。

祛湿排毒，预防环境中毒

南瓜有较好的吸附、排毒、抗毒能力，能消除铅、汞等有毒金属，降低亚硝酸盐致癌性，并能帮助肝、肾功能的恢复，增强肝、肾细胞的再生能力，起到抵御环境中毒的作用。

 治病食方

紫菜南瓜汤

【配方】老南瓜 100 克，紫菜 10 克，虾皮 20 克，鸡蛋 1 个，酱油、大油、黄酒、醋、味精、香油各适量。

【制作】1. 将紫菜水泡，洗净；鸡蛋打入碗内搅匀；虾皮用黄酒浸泡；南瓜去皮、瓤，洗净切块。2. 锅放火上，倒入大油，烧热后，放入酱油炝锅，加适量的清水，投入虾皮、南瓜块，煮约 30 分钟。3. 投入紫菜，10 分钟后，将搅好的鸡蛋液倒入锅中，加入醋、味精、香油调匀即可。

【功效】护肝，补肾，强体。适宜于肝肾功能不全患者食用。

煎南瓜

【配方】南瓜 500 克，芹菜梗、香菜各少许，盐 3 克，胡椒粉 1 克，面粉、植物油各适量。

【制作】1. 南瓜去皮擦成丝，用盐腌一下，挤出水分，加入面粉和适量水，再放入盐和胡椒粉调好味搅拌均匀；芹菜梗、香菜切末。2. 煎锅放油烧热，把南瓜糊下入，摊成饼状，用文火把两面煎成金黄色后装盘，再撒上芹菜末或香菜末即可。

【功效】增强机体排毒、抗毒能力。

除湿退热，防治夜盲症

夜盲症主要表现为黄昏后即看不清外界事物，它的发生与缺乏维生素 A、肝脏解毒排泄功能失调有关。南瓜能够除湿退热、滋补肝肾、明目润燥，适用于血糖增高所致视物不清及夜盲症患者食用。民间常用南瓜炖猪肝来健脾、养肝、明目，对夜盲症也有一定辅助治疗作用。

治病食方

咸蛋黄炒南瓜

【配方】南瓜 300 克，咸蛋黄 3 个，盐 2 克，白糖 4 克，植物油适量。

【制作】1. 南瓜去皮，切块；咸蛋黄切碎。2. 锅置火上，放油烧热，放入南瓜略炒，加少许水后加盖以中小火焖 15 分钟左右，待南瓜表面开始酥软时，加入咸蛋黄同炒，再加盐、白糖炒匀即可。

【功效】健脾，养肝，明目。

南瓜海带汤

【配方】南瓜 250 克，猪瘦肉 50 克，海带 100 克，盐适量。

【制作】1. 老南瓜去皮、去瓤及子，洗净切块（嫩南瓜可不用去皮）。2. 海带用清水浸软，然后切段。3. 猪瘦肉洗净，切小块。4. 将适量清水注入煲，放入食材，煲 3 小时，加盐调味即可。

【功效】除湿退热，滋补肝肾，明目润燥。

南瓜红豆炒百合

【配方】南瓜 200 克，红豆、百合各 150 克。盐 3 克，鸡精 2 克，白糖适量。

【制作】1. 南瓜去皮去子洗净，切菱形块；红豆泡发洗净；百合洗净备用。1. 热锅下油，放入南瓜、红豆、百合一起炒，加盐、鸡精、白糖调味，炒至断生，装盘即可。

【功效】除湿退热，养肝、明目，尤其对肝腹水有利。

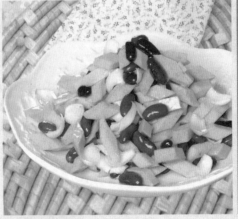

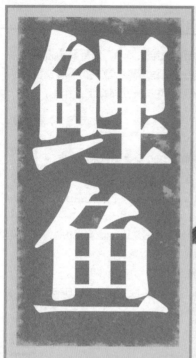

鲤鱼

鱼中之阳

鲤鱼,又叫鲤子,是我国自古以来鱼类中的佼佼者。鲤鱼的家族庞大,有河鲤、江鲤、湖鲤、塘鲤等,我国最有名的"河鲤"是"黄河鲤鱼"。不同地区、不同季节的鲤鱼,口味大不相同,但性味功效都很相近,有着很高的营养与药用价值,《本草纲目》中也有"鲤乃阳中之阳"的说法。

中医属性

《本草纲目》载曰,鲤鱼"煮食,下水,利小便;烧末,能发汗,定气喘、咳嗽,下乳汁,消肿"。《名医别录》认为其"主咳逆上,黄疸,止渴;生者主水肿胀满,下气"。

传统医学认为,鲤鱼性平,味甘,入脾、肾经,具有开胃健脾、利水消肿、清热解毒、化痰止咳、安胎通乳等功效,可用于治疗水肿胀满、脚气、黄疸、咳嗽气逆、乳汁不通等症。鲤鱼对孕妇胎动不安、妊娠性水肿有很好的食疗效果。

现代研究

鲤鱼富含多种氨基酸和微量元素,这些物质联合发生作用,使其具有改善体液循环、镇定安胎的功效。鲤鱼富含的蛋白质可以提高子宫的收缩力,能够帮助子宫尽快排出"恶露"。

鲤鱼中含有丰富的维生素 A,起到保护视力的作用。同时,鲤鱼肉中大量的氨基乙磺酸,是维持人体眼睛健康、视觉正常的重要物质之一,具有增强人体免疫力、维持血压正常、增强肝脏功能等作用。鲤鱼中的 B 族维生素还能改善气喘症状。

鲤鱼富含矿物质,其中钙的含量高而稳定,既有催乳通乳的功效,又能防止骨质疏松。同时,鲤鱼中钾的含量较高,具有利水消肿的良好效果,可用来改善产妇的浮肿,并促进产后顺利出乳。

营养宜忌

1. "活吃鲤鱼"的烧制时间过短,肉质较硬,不利于人体消化吸收,应尽少食用。

2. 鲤鱼忌与绿豆、芋头、牛羊油、猪肝、鸡肉、荆芥及狗肉同食。

3. 恶性肿瘤、炎症及皮肤病患者忌食鲤鱼。

营养治病

补虚下气，缓解气喘症状

气喘是一种常见的免疫系统疾病，可分为外因性气喘与内因性气喘，目前大多数的气喘都是外因性的，也就是由花粉、灰尘、毛发、气候等过敏原所引起。要改善气喘症状，应避开容易引起气喘的高过敏原食物，同时多摄取鲤鱼、全麦制品等食物，对人体有益。

治病食方

醋酒活鲤鱼

【配方】鲜活鲤鱼1条，醋50毫升，黄酒25毫升，姜末、蒜末、韭菜、植物油、高汤、酱油各适量，白糖少许。

【制作】1. 鲤鱼去鳞、肠杂，洗净、风干。2. 热锅放植物油适量，煎鲤鱼两面至焦黄，先以醋分次洒在鱼身上，再用黄酒一次洒入，待水汽蒸干，加高汤、酱油，白糖少许，文火炖烂，收浓汁。3. 食用时，将姜末、蒜末、韭菜末撒在鱼身上即可。

【功效】补虚下气。适宜体虚久喘、痰喘气促、胸肋胀满者食用。

红烧鲤鱼

【配方】鲤鱼1条，花生油80毫升，湿淀粉20毫升，老抽10毫升，料酒15毫升，冬菇、蒜、姜、葱、味精、盐、白糖、胡椒粉、香油各适量。

【制作】1. 鲤鱼洗净砍成大块，冬菇切片，姜切粒，香葱切段。2. 炒锅置旺火上，加花生油，待油温八成热时放入鲤鱼块，炸至外金黄捞起，蒜瓣炸成金黄。3. 锅内留油，下入鲤鱼等所有食材，加料酒、清水，放入盐、味精等烧至汤汁浓时，下入湿淀粉勾芡，淋入香油即可。

【功效】改善气喘症状。

清热利水，保护视力

经常食用鲤鱼有助于增强肝脏功能，维持人体眼睛健康、视觉正常，还具有增强人体免疫力、维持血压正常等作用。

治病食方

加入清水，以没过鱼为度，再放入盐和料酒，开锅后用小火炖半小时，出锅后放味精，先凉凉，再放入冰箱中冷冻，凝固即可。

【功效】维持视觉正常。

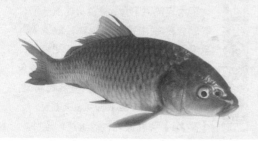

豆豉鱼冻

【配方】鲤鱼800克，蒜3克，葱、盐、姜各5克，干豆豉20克，猪皮汤100毫升，酱油、料酒各10毫升，味精2克，植物油30毫升。

【制作】1. 鲤鱼开膛洗净，晾干，横着切成4厘米宽的段；干豆豉洗净；葱、姜切碎；蒜用刀拍一下。2. 炒锅置旺火上，倒入植物油，烧至七成热时放进鱼段，用小火煎透后捞出。3. 锅留底油，烧热后放葱、姜、蒜、干豆豉，煸出香味后放酱油、猪皮汤和鱼段，

补气养血，治疗产后恶露不尽

"恶露"的排出与子宫的收缩力密切相关，鱼类特别是鲤鱼能促进子宫收缩，产妇在月子里多吃鲤鱼，能够帮助子宫尽快排出所谓"余血"，即医学上所说的"恶露"。

 治病食方

鲤鱼汁粥

【配方】鲤鱼1条（约500克），粳米60克，葱白、豆豉各适量。

【制作】1. 将鲤鱼去鳞、鳃和内脏，洗净，放入锅内，加入葱白、豆豉、水适量，置武火上烧沸，再用文火熬熟，滗汁待用。2. 将粳米淘洗干净，放入锅内，加入鱼汁、水适量，置武火上烧沸，再用文火熬煮至熟即可。

【功效】消水肿，利小便。适用于三焦气化失常，水肿，妊娠水肿，乳汁不通等症。

丹参赤豆鲤鱼

【配方】鲤鱼1000克，赤豆50克，丹参10克，陈皮、花椒、苹果各6克，鲜菜叶、姜、葱、盐各适量，胡椒粉3克。

【制作】1. 将鲤鱼去鳞、鳃、内脏，洗净。2. 将丹参、赤豆、陈皮、花椒、苹果洗净后，塞入鱼腹内，再将鲤鱼放入盘子中，用适量的姜、葱、胡椒粉、盐调好味，灌入鸡汤，上笼蒸制。3. 蒸约2小时，待鲤鱼熟后，出笼另加葱丝、鲜菜叶略烫后，投入汤中即可。

【功效】活血化瘀，利水消肿，消除妇女产后恶露。

利水消肿，催乳通乳

孕产妇多饮用鲤鱼汤，既有催乳通乳的功效，有助于产前养胎和产后下奶，同时还具有利水消肿的良好效果，可用来改善孕妇、产妇的浮肿，并预防骨质疏松。

 治病食方

莲子冬瓜鲤鱼盅

【配方】鲤鱼1条（500克），莲子300克，冬瓜500克，赤豆适量，薏米、核桃仁、冰糖各30克。

【制作】1. 将冬瓜洗净，从蒂下切下为盖，将冬瓜瓤挖出；鲤鱼洗净，去鳞及内脏，切下鱼头及鱼尾；赤豆、莲子、薏米、核桃仁洗净；冰糖打碎。2. 将鲤鱼、莲子、薏米、核桃仁、赤豆、冰糖同放入冬瓜盅内，加水，盖上冬瓜盖，放入蒸盆内，置蒸笼内用武火蒸80分钟即可。

【功效】清热解毒，利尿消肿，通乳催乳。

姜葱鲤鱼

【配方】鲤鱼1条（500克），葱段、姜粒各75克，蒜米1克，清汤500毫升，胡椒粉0.5克，香油5毫升，明油适量，湿陈皮1片，味精、盐各5克，湿淀粉10克，花生油150毫升。

【制作】1. 将鲤鱼收拾干净，陈皮切米粒大小。2. 锅置火上倒少许花生油，烧至六成热时下鱼，将鱼身略煎一下，取起。3. 锅中留底油烧热，放入姜、葱爆香，随即放清汤、蒜米、胡椒粉、陈皮、盐和鲤鱼一起下锅炖熟后盛鱼入碟，将原汁撒味精，加入湿淀粉勾芡，香油、明油淋在鱼上即可。

【功效】催乳通乳，改善产妇浮肿。

滋补利水，治疗孕妇胎动不安

胎动不安是妇科妊娠疾病的常见病，是堕胎小产的先兆，如不及时治疗，极易造成流产。鲤鱼有补益脾胃、利水消肿、养血通乳之功，与苎麻根同用，安胎效果甚佳。同时可改善妇女产后乳汁缺少，具有通乳的功效。

治病食方

酸菜鱼

【配方】鲤鱼1条（400克），泡酸菜250克，胡椒粉、盐各4克，料酒15毫升，泡辣椒末25克，花椒10粒，姜片、味精各3克，蒜瓣7克，鸡蛋清1个，混合油40毫升。

【制作】1. 将鲤鱼洗净，用刀取下两扇鱼肉，把鱼头劈开；泡酸菜洗后切段。2. 将炒锅置火上，放少许油烧热，下入花椒、姜片、蒜瓣炸出香味后，倒入泡酸菜煸炒出味，加入清水烧沸，下鱼头、鱼骨，用大火熬煮。3. 撇去汤面浮沫，滴入料酒去腥，再加入盐、胡椒粉。4. 将鱼肉斜刀片成薄片，加入盐、料酒、鸡蛋清拌匀，使鱼片均匀地裹上一层蛋浆。5. 锅内汤汁熬出味后，把鱼片抖散入锅。6. 用另一锅入油烧热，把泡辣椒末炒出味后，倒入汤锅内煮1~2分钟，待鱼片断生至熟，加入味精，倒入汤盆中即可。

【功效】补益脾胃，利水消肿，养血通乳。

天麻炒鲤鱼片

【配方】鲤鱼1条（500克），天麻20克，川芎、茯苓、米饭各适量，淀粉30克，鸡蛋清1个，盐4克，味精3克，姜5克，葱10克，料酒、酱油各10毫升，植物油50毫升。

【制作】1. 将天麻用第二次淘米水、川芎、茯苓浸泡4小时，再放到米饭上蒸熟，切薄片；将鲤鱼宰杀，去鳞、鳃、内脏和骨，切薄片，放入碗内，加入淀粉、鸡蛋清、酱油、味精、盐，抓匀，挂上浆；姜切片，葱切段。2. 将炒锅置武火上烧热，下入植物油烧至六成热时，下入姜、葱爆香，下入鱼片、天麻、料酒、盐、味精，炒熟即可。

【功效】息风，定惊，补血。适用于高血压病，头风头痛，半身不遂，小儿惊痫动风，夜盲等症。

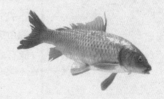

鲫鱼

『美』妇之河鲜

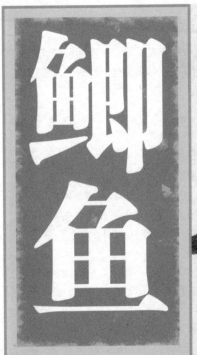

鲫鱼俗称喜头鱼、鲫瓜子，是我国内陆水域中常见的经济鱼类。鲫鱼肉味鲜美，肉质细嫩，营养素全面，含糖分多，脂肪少，保健功效很高。鲫鱼自古就是至美至善的滋补佳品，《随息居饮食谱》认为其功效"最益妇人"，于是鲫鱼成为民间常用的专"美"妇人的河中鲜。

中医属性

《日华子本草》认为，鲫鱼可"温中下气，补不足；鲙疗肠澼水谷不调；烧灰以敷恶疮；又酿白矾烧灰，治肠风血痢"。《随息居饮食谱》言其"愈崩淋、利胎产、调经带、疗疝瘕，最益妇人"。

传统医学认为，鲫鱼性平味甘，入脾、胃、大肠经，具有健脾利湿等功效，可治疗脾胃虚弱、纳少无力、痢疾、便血、水肿、淋病、痈肿、溃疡等症。

现代研究

鲫鱼肉中含有较多的脂肪酸，可增强人体对糖的分解、利用能力，维持糖代谢的正常状态，还有助于健脑。脂肪酸还能阻止血小板聚集成块黏在动脉壁上，它们还能赶走甘油三酯和坏的胆固醇。

鲫鱼含有丰富的卵磷脂，有助于加强神经细胞的活动，从而提高学习和记忆能力。同时有利于预防老年痴呆症。

鲫鱼中的蛋白质和钙对通乳效果有很大影响，其他营养成分联合发生作用，具有补中益气、利湿通乳的功效。鲫鱼肉中的维生素 D 以及钙、磷等各自或彼此发挥作用，能有效地预防骨质疏松症。

营养宜忌

1. 冬令时节食用鲫鱼最佳。
2. 鲫鱼与豆腐搭配炖汤，营养功效最好。
3. 鲫鱼忌与芥菜、猪肝同食；与山药、甘草、麦冬等中药同服易上火。

营养治病

醒脾化湿，治疗糖尿病

俗话说："药补不如食补"，食物疗法作为一种辅助手段，在糖尿病的治疗中起着重要的作用。茶叶鲫鱼汤为健脾利水、清热滋阴的汤品，带有一定药膳疗效，经常饮用有助于缓解糖尿病引起的胃炽热盛、消渴不止、消谷善饥、胃部胀闷等。

治病食方

牡蛎鲫鱼汤

【配方】鲫鱼、豆腐各200克，牡蛎粉12克，料酒、酱油各10毫升，姜、葱各5克，鸡汤500毫升，青菜叶100克，盐适量。

【制作】1. 把鲫鱼去鳞、腮、内脏，洗净；豆腐切4厘米长、3厘米宽的块；姜切片，葱切花；青菜叶洗净。2. 把酱油、盐、料酒抹在鲫鱼身上，放入炖锅内，加入鸡汤，放入姜、葱和牡蛎粉，烧沸，加入豆腐，用文火煮30分钟后，下入青菜叶即可。

【功效】平肝潜阳，调节血糖。

枸杞鲫鱼羹

【配方】大鲫鱼500克，枸杞子25克，荜拨、砂仁、陈皮、葱各10克，蒜、盐各3克，胡椒粉、姜各5克，鸡精2克，鸡油35毫升。

【制作】1. 将枸杞子洗净，去果柄杂质；荜拨洗净，切2厘米长的段；砂仁去杂质洗净；陈皮洗净，切成丝；大鲫鱼宰杀后去鳞、鳃、肠杂，洗净；姜切片，葱切段。2. 将大鲫鱼、枸杞子、荜拨、砂仁、陈皮、蒜、胡椒粉、姜、葱同放炖锅内，加水1800毫升，置武火上烧沸，再用文火炖35分钟，加入盐、鸡精、鸡油即可。

【功效】醒脾暖胃，调节血糖。

平肝利湿，治疗心血管疾病

鲫鱼营养丰富，容易消化吸收，是肝肾疾病、心脑血管疾病患者的良好食疗食物。经常食用鲫鱼，可增强抗病能力，对肝阳上亢型高血压病极为有利。

治病食方

鲫鱼菠菜羹

【配方】鲫鱼1条，菠菜50克，植物油15毫升，花椒粉、姜、盐各适量。

【制作】1. 将鲫鱼宰杀，去头、鳞、鳃、内脏，放入清水中洗净，沥干水。2. 菠菜去杂质，放入清水中洗净，切成小段；姜去外皮，洗净切成丝。3. 炒锅上火，放油烧至七成热，放入鲫鱼略煸，随即加入清水、花椒粉、姜丝、盐，烧开，放入菠菜，烧至鱼肉烂熟即可。

【功效】健脾益气，稳定血压。

核桃鲫鱼羹

【配方】大鲫鱼1000克，核桃仁20克，荜拨、缩砂仁、陈皮、胡椒、泡辣椒、葱各10克，蒜适量，盐5克，酱油10毫升。

【制作】1. 将鲫鱼宰杀，去鳞、鳃和内脏，洗净；在鲫鱼肚内装入陈皮、核桃仁、缩砂仁、荜拨、蒜、胡椒、泡辣椒、葱、盐、酱油。2. 在锅内放入植物油烧热，将鲫鱼放入锅内煎熟，再加水适量，炖成羹即可。

【功效】醒脾暖胃，润肠通便。

健脑益智，预防记忆力减退

长期的焦虑不安，精神紧张或伏案劳心过度，容易导致头目眩晕、失眠、思维迟钝、记忆力下降等，应该多进食鱼肉，特别是鲫鱼肉，有助于醒神补脑，活化大脑功能，增强记忆力，并降低老年痴呆症的发病率。

 治病食方

豆蔻陈皮鲫鱼羹

【配方】鲫鱼4条，陈皮5克，草豆蔻10克，姜4片，胡椒粉3克。

【制作】1. 鲫鱼宰杀后刮鳞去鳃，去除内脏，用冷水冲洗干净。2. 草豆蔻研成粉末，放入鲫鱼肚内，涂抹均匀；陈皮浸软，刮洗干净。3. 锅中加入适量冷水，将鲫鱼、陈皮、姜一齐放入，先用旺火煮沸，然后改小火煲约2小时，撒上胡椒粉，即可盛起食用。

【功效】温中，益智。

核桃砂仁鲫鱼汤

【配方】鲫鱼1条（150）克，核桃仁20克，姜5克，葱10克，盐、砂仁各3克。

【制作】1. 将鲫鱼宰杀后，去鳞、鳃，剖腹去内脏，洗净；将砂仁放入鱼腹中。2. 将装有砂仁的鲫鱼放入砂锅内，加水适量，用武火烧开。3. 锅内汤烧开后，放入核桃仁、姜、葱、盐，煮熟后即可食用。

【功效】醒脾开胃，利湿止呕，健脑益智，润肠通便。

开胃消食，防治骨质疏松症

骨质疏松症是一种复杂的骨质代谢紊乱，致病原因复杂。老年性骨质疏松症治疗比较困难，重在预防，要发挥饮食疗法的积极作用。应该经常食用鲫鱼汤，有利于开胃消食，补充营养，且味道鲜美，利于吸收，还有滋补强壮的功效。

 治病食方

豆蔻煎鲫鱼

【配方】鲫鱼500克，白豆蔻、葱各10克，姜、盐各5克，味精3克，植物油60毫升，酱油、清汤、淀粉各适量。

【制作】1. 将白豆蔻打成细粉；鲫鱼宰杀后，去鳞、鳃及肠杂，洗干净，沥干水分；姜切片，葱切段。2. 将炒锅置中火上烧热，下入植物油烧至六成热，将鲫鱼一尾一尾地放入锅内煎黄，翻转，把另一面煎黄，将煎成金黄色的鲫鱼铲起，放入长条盘内，码整齐。3. 炒锅内留油少许，加入清汤，放上姜、葱、盐、味精、酱油，勾薄芡，浇在鲫鱼上，撒上豆蔻粉即可。

【功效】燥湿健脾，温胃止痛，祛瘀血。

鲫鱼菜花羹

【配方】鲫鱼1条（重约150克），菜花120克，姜10克，植物油、胡椒粉、盐、味精、香油各适量。

【制作】1. 将鲫鱼宰杀，用盐水浸泡5分钟，去鳞、鳃、内脏，用清水洗净。2. 将菜花去杂质，用清水洗净，切成段；将姜去外皮，洗净后切成片。3. 炒锅上火，放油烧热，下姜片炝锅，再将鲫鱼煎到微黄，加开水适量，煮半小时，再下香油、菜花煮熟，下胡椒粉、盐、味精调味即可。

【功效】益气健脾，开胃消食。适用于骨质疏松等症。

第十篇

最能安神的六种营养食物

○小麦○糯米○莲子○百合
○鹌鹑蛋○黄鱼

小麦

人类的生命之源

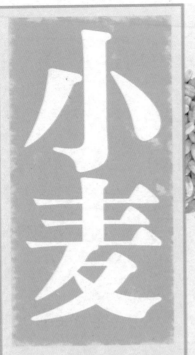

小麦，也称淮小麦，是我国人民的主食之一，在我国至少有4000多年的种植历史。小麦营养价值很高，自古就是滋养人体的重要食物，更有诸多保健功效，可作为供人治病的药食。作为人们的传统日常食物，小麦一般加工成面粉，在世界范围内广泛食用，是"人类的生命之源"。

中医属性

《本草纲目》认为："新麦性热，陈麦性平，可以除热，止烦渴，利小便，补养肝气。"《本草拾遗》中提到："小麦面，补虚，实人肤体，厚肠胃，强气力。"

传统医学认为，小麦性凉，味甘，可养心神、敛虚汗，适宜心血不足的失眠多梦、心悸不安、多呵欠、喜悲伤欲哭，古称"妇人脏燥"（癔病）者食用。同时可用来治疗脚气病、末梢神经炎、体虚、自汗、盗汗、多汗以及妇人回乳等症。

现代研究

小麦的加工粉精度较低，保留了较多的胚芽和外膜，各种营养素含量较高。麦胚芽是营养素最集中的部位，蛋白质含量可达30%，脂肪含量13.9%，维生素及无机盐含量也很高，尤其富含生育酚、维生素 B_1、维生素 B_2、钙、镁、锌等。经常食用富含麦胚芽的小麦，可以增加细胞活力，改善人脑细胞功能，镇静安神，增强记忆力，抗衰老，预防心脑血管疾病的发生及发展。

小麦粉（面粉）还有很好的嫩肤、除皱、祛斑的功效。法国一家面包厂的工人发现：无论他们年纪有多大，手上皮肤也不松弛，甚至还娇嫩柔软，其原因就是他们每天都要揉小麦粉。

营养宜忌

1. 存放时间适当长些的面粉比新磨的面粉的品质好，民间有"麦吃陈，米吃新"的说法。
2. 面粉与大米搭配着吃最好。
3. 糖尿病患者适当忌食。

营养治病

温胃健脾，治疗胃溃疡

虚寒性胃溃疡患者，吃偏寒性的大米饭后，胃就会感到不适，但吃烤馒头片，却会治疗胃溃疡。这是因为小麦粉是温性的，在里面放点碱，经过发酵，就很容易消化，如将其烤制，使其温性加强，即可起到温胃散寒的作用。

 治病食方

炒面粥

【配方】面粉 100 克，粳米 50 克，冰糖 10 克，植物油适量。

【制作】1. 粳米淘洗干净，用冷水浸泡半小时，捞出沥干水分。2. 将面粉放入油锅中，炒至焦面后捞出，用温开水调成糊状。3. 锅中倒入冷水，将粳米放入，先用旺火烧沸，再改用小火熬煮成粥，倒入炒面粉糊搅匀，调入冰糖即可。

【功效】温胃散寒，补充体力。

小麦通草粥

【配方】小麦 100 克，通草 10 克，冰糖 15 克。

【制作】1. 将小麦淘洗干净，用冷水浸泡发好，沥干水分。2. 通草用干净纱布袋包好，扎紧袋口；冰糖打碎。3. 取锅放入冷水、小麦、通草，先用旺火煮沸，再改用小火熬煮至粥成，去除通草后调入冰糖即可。

【功效】促进消化，治疗胃痛。

安神敛虚，治疗盗汗、多汗

经常感到体虚并伴有自汗、盗汗、多汗等症状的人，不妨用小麦与红枣、黄芪等同食来加以改善，食用嫩小麦效果更好。

 治病食方

浮小麦黑豆生蚝汤

【配方】浮小麦 50 克，黑豆 30 克，熟地 15 克，生蚝肉 500 克，猪肉 300 克，陈皮少许，姜 3 片，盐适量。

【制作】1. 将食材洗净，稍浸泡，陈皮去瓤，浮小麦、熟地、黑豆用煲汤袋装起；生蚝肉洗净，置沸水中滚片刻；猪肉洗净不刀切。2. 将上述食材与姜放进瓦煲内，加入清水 3000 毫升，武火煲沸，改文火煲 2 个半小时，取出浮小麦、黑豆、熟地，调入适量盐即可。

【功效】益气除热，治疗自汗、盗汗。

茭白小麦粥

【配方】面粉 100 克，茭白 250 克，盐 2 克。

【制作】1. 将茭白切去老根，剥去外壳，削去皮，冲洗干净后切成细丁，用盐稍腌；面粉放入碗内，用温水调成糊状。2. 锅中倒入冷水，烧沸，倒入面粉糊、茭白丁搅匀，煮至粥稠，用盐调味，再稍焖片刻即可。

【功效】止汗，利水，化湿。

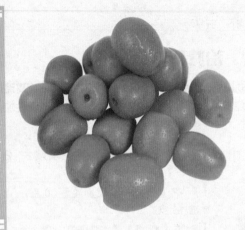

白芍麦枣粥

【配方】小麦20克,糯米100克,红枣10颗,白芍15克,蜂蜜15毫升。

【制作】1. 糯米淘洗干净,用冷水浸泡1~2小时,捞出沥干水分。2. 将小麦、白芍整理干净,装入纱布袋内,扎紧袋口放入锅内,注入适量冷水烧沸,再改用小火煎煮20分钟,取出药袋,煎汁留在锅内。3. 红枣去核,洗净,一切两半。4. 将糯米、红枣放入锅内,用旺火煮沸,然后改小火煮至糯米软烂,下蜂蜜拌匀即可。

【功效】缓解体虚。

养心益肾,防治心血管疾病

小麦具有清热止渴、调理脾肾的功效,有助于清心火,平复焦躁情绪;保护肾脏,促进排尿,减少浮肿,降低心脏、血管的负担,从而有效预防高血压、冠心病以及动脉硬化等心血管疾病。

治病食方

小麦豆角粥

【配方】小麦150克,豆角、白糖各50克。

【制作】1. 将小麦淘洗干净,用冷水浸泡2小时,捞出,沥干水分。2. 豆角择洗干净。3. 取锅加入约1500毫升冷水,放入小麦,用旺火煮沸,打去浮沫,放入豆角,改用小火熬煮约1小时,并用手勺不断搅动,以防粘锅糊底。4. 待小麦开花、豆角烂熟时下入白糖,再稍焖片刻,即可盛起食用。

【功效】调理脾肾,保护血管。

小麦生地百合羹

【配方】小麦、冰糖各100克,鲜百合150克,生地15克,桂圆、青梅、山楂糕各10克。

【制作】1. 将小麦、生地去浮灰,装入纱布袋内,扎紧袋口,放入锅内,加适量冷水烧沸,改用小火煎煮,取汁去药袋。2. 鲜百合掰开,去掉筋,用冷水洗净,放入沸水锅内煮熟捞出;青梅掰成块;山楂糕切成小片。3. 冰糖研碎,放入锅内加药汁、冷水,用小火溶化,撇去浮沫,加入百合、青梅块、山楂糕片、桂圆肉搅匀即可。

【功效】清心火,平复焦躁情绪。

养心安神，治疗失眠

　　失眠患者可食用小麦粥，有养心气、安心神的功效，适用于心气不足引起的失眠多梦、心悸不安等症，若将小麦与红枣、甘草一同食用，效果更好。

【配方】小麦 100 克，花生米 60 克，冰糖 30 克。

【制作】1. 小麦洗净，用冷水浸泡 2 ～ 3 小时，捞起，沥干水分。2. 花生米洗净，用冷水浸泡回软。3. 锅中加入约 1000 毫升冷水，将小麦、花生米放入，用旺火烧沸，再改用小火熬煮至熟。4. 冰糖下入粥中，搅拌均匀，稍焖片刻，即可盛起食用。

【功效】清心火，治疗失眠。

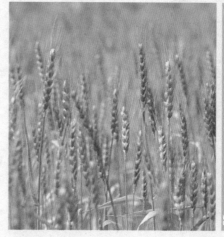

花生冰糖麦粥

养心益肝，治疗肥胖症

　　常吃面食，比以动物食品为主的膳食结构经济且更益于健康，可以大大减少肥胖症、冠心病和某些肿瘤的发生。那种杜绝面食、米饭等含淀粉的食品，以达到减肥目的的方法是不科学的。

【配方】小麦 50 克，黑豆 30 克。

【制作】1. 将黑豆浸泡 4 小时；小麦淘洗干净。2. 将黑豆、小麦加水煎煮，去渣取汁饮用即可。

【功效】养心益肝，清热止渴。

黑豆小麦煎

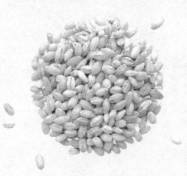

【配方】浮小麦 50 克，粳米 100 克，冰糖 5 克。

【制作】1. 将浮小麦、粳米分别淘洗干净，用冷水浸泡半小时，捞出，沥干水分。2. 锅中加入约 1000 毫升冷水，将浮小麦和粳米放入，用旺火煮沸，多搅拌几下，然后改用小火熬煮成粥。3. 粥内加入少许冰糖，搅拌均匀即可。

【功效】增强免疫力，治疗肥胖症。

浮小麦粥

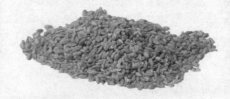

糯米

长寿米

糯米即糯稻碾出的米，俗称江米、元米，是我国人民经常食用的粮食之一。因其香糯黏滑，常被制成风味小吃，逢年过节各地有吃年糕的习俗，正月十五的元宵也由糯米粉制成。糯米，作为温补强壮、益寿延年之品，深受大家喜爱，也有人将其称为"长寿米"。

中医属性

《本草纲目》认为，糯米能"暖脾胃，止虚寒泄痢，缩小便，收自汗，发痘疮"。

传统医学认为，糯米味甘、性温、无毒，入脾、胃、肺经，有补虚、补血、健脾暖胃、止汗等功效，适用于脾胃虚寒所致的反胃、食欲减弱、泄泻和气虚引起的汗虚、气短无力、妊娠小腹坠胀等症。

现代研究

糯米是一种温和的滋补品，有补虚养肾、补血益气等功效，可与中药相配，治疗月经不调、妊娠小腹坠胀等。糯米有收涩作用，经常食用可治疗慢性肾炎，对尿频、自汗有较好的食疗效果。

糯米富含 B 族维生素，对脾胃虚寒、食欲不佳、腹胀腹泻有一定缓解作用。糯米含有蛋白质、脂肪、糖类、钙、磷、铁及淀粉等，为温补强壮、延年益寿之品，经常食用能有效改善慢性疲劳状况。糯米制成的酒，可用于滋补健身和治病。用糯米、杜仲、黄芪、枸杞子、当归等酿成的"杜仲糯米酒"，饮之有壮气提神、美容益寿、舒筋活血的功效。

营养宜忌

1. 糯米食品宜加热后食用。

2. 糯米性黏滞，难于消化，不宜一次食用过多，老人、小孩或病人更宜慎用。

3. 糖尿病、肥胖症或其他慢性病如肾脏病、高脂血症患者应控制食用。

营养治病

养血安神，预防流产

胎动不安是指妊娠期内有腰酸腹痛，或感觉下腹坠胀，或伴有少量阴道出血者，为流产的先兆。糯米有利于养血止血，滋阴补虚，是女性安胎、益肺的调养佳品。经常食用糯米，对脾胃气虚、神经衰弱、便溏泄泻、体质虚弱、妊娠小腹坠胀者最有益处。

治病食方

红枣糯米粥

【配方】糯米100克，紫米50克，红枣6颗，当归6克，元胡3克，冰糖15克。

【制作】1. 糯米、紫米分别洗净，用冷水浸泡3小时，捞出，沥干水分；元胡以小布袋包好；当归、红枣用冷水洗净。2. 锅中加入约1500毫升冷水，将紫米、糯米、当归放入，并放入元胡小布袋，先用旺火烧沸，然后改用小火煮约半小时，加入红枣，继续熬煮15分钟，冰糖入锅调味，再稍焖片刻，即可盛起食用。

【功效】温胃暖心，养血益气。可用于缓解孕妇小腹坠胀、隐痛。

红枣带鱼糯米粥

【配方】糯米100克，带鱼50克，红枣5颗，葱末3克，香油5毫升，盐、姜末各2克。

【制作】1. 糯米淘洗干净，用冷水浸泡3小时，捞出，沥干水分；带鱼洗净，切块；红枣洗净，去核。2. 锅中加入约1200毫升冷水，将红枣、糯米放入，先用旺火烧沸，搅拌几下，然后改用小火熬煮成粥；将带鱼块放入热粥内烫熟，再拌入香油、盐，稍焖片刻，装碗后撒上葱末、姜末即可。

【功效】养血止血，滋阴补虚。

温补益气，改善气短无力症状

专家指出，经常疲劳也是一种病，主要表现有：以躯体性疲劳为主，常伴有头疼、咽喉痛、肌肉及关节疼痛，记忆力下降，低热，情绪低落等。专家建议这类人群要养成良好的生活习惯，学会用饮食调理身体。糯米为温补强壮之品，经常食用，能有效改善慢性疲劳状况。

治病食方

红花糯米粥

【配方】糯米100克，红花、当归各10克，丹参15克。

【制作】1. 先煎诸药，去渣取汁。2. 入米煮作粥。

【功效】养血活血，调经化瘀。

糯米百合粥

【配方】糯米100克，百合、莲子各25克。

【制作】1. 将所有原料洗净，然后上锅点火，将水烧到半开时，倒入所有原料。2. 再烧开之后，将火调至小火，熬煮成粥。

【功效】温补强壮，治疗脾虚泄泻。

养脾止泻，治疗急性肠炎

泄泻，即为急、慢性肠炎；结肠炎，胃肠功能紊乱等疾病，主要由体内阳虚寒湿所致。该症状患者应该经常食用能温补又止泻的食物，如糯米、鲢鱼、河虾、干姜、花椒等，有助于养脾、温胃、止泻，改善肠胃功能。

 治病食方

糯米蒸排骨

【配方】糯米400克，猪排骨300克，豆豉末、香菜末各20克，蚝油30毫升，酱油15毫升，味精2克。

【制作】1. 将排骨切成2厘米长的段，用凉水冲泡5分钟，捞出放碗中，加蚝油、味精腌渍3分钟，入蒸锅蒸10分钟。2. 糯米用温水泡好，加入剩余的蚝油、酱油、豆豉末拌匀，入蒸锅蒸20分钟。3. 把蒸好的排骨和糯米拌在一起，撒上香菜末即可。

【功效】温补，止泻。治疗急、慢性肠炎，结肠炎，胃肠功能紊乱等疾病。

糯米团

【配方】糯米粉125克，白糖50克，牛奶100毫升，植物油15毫升，椰蓉、花生酱各适量。

【制作】1. 将糯米粉与白糖混合放入牛奶和植物油并搅拌均匀，用手揉成团至光滑；将揉好的糯米团分成乒乓球大小并用双手搓成圆球，用手指在小圆球上戳一个洞，放入花生酱，然后把四周的糯米包拢搓成圆球。2. 烧滚水，将包好馅的糯米团放入煮，待煮到浮上水面即熟。3. 捞出控水后在椰蓉中滚一滚，趁热或放凉食用均可。

【功效】养脾，温胃，止泻。

祛寒暖胃，治疗胃病

胃寒痛通常是因为食用了寒凉的饮食，或者腹部遇到冷气所引起的疼痛，根本原因是胃纳不强，身体虚弱，或平日冷饮过多，导致胃功能减弱造成的。糯米有暖脾胃、补中益气之功，对脾胃虚寒、食欲不佳、腹胀腹泻有一定缓解作用，适量食用有利于治疗胃寒痛。

 治病食方

姜炙糯米粥

【配方】糯米25克，姜汁50毫升。

【制作】1. 将砂锅放在文火上，放入糯米，加姜汁同炒，炒至米干爆破，凉后研成细粉即可。2. 每次2汤匙，每日2次。空腹时以开水调服。

【功效】治疗胃寒的呕吐，以及肺有寒邪的痰多咳嗽。

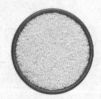

米糕甜粥

【配方】糯米100克，葡萄干、红糖各50克，肉桂粉10克。

【制作】1. 糯米淘洗干净，用冷水浸泡3小时，捞起，沥干水分；葡萄干洗净。2. 锅中加入约1000毫升冷水，将糯米放入，先用旺火烧沸，然后转小火熬煮约45分钟，待糯米粥烂熟时，加入葡萄干、红糖及肉桂粉搅拌均匀，稍焖片刻，即可盛起食用。

【功效】温暖脾胃，补益中气，可缓解胃痛。

补虚养肾，治疗月经不调

月经不调是妇女病最常见的症状，泛指各种原因引起的月经提前，延后，周期、经期与经量的变化。食疗可通过调节脏腑气血功能，使月经恢复正常。糯米是一种温和的滋补品，有补虚养肾、补血益气等功效，与中药相配，能有效治疗月经不调。

【配方】糯米 150 克，赤豆 50 克，白糖 10 克，糖桂花适量。

【制作】 1. 将糯米淘洗干净，用冷水浸泡过夜。 2. 赤豆拣去杂质，洗净泡好，放入锅中加冷水，用小火煮至豆粒开花。 3. 糯米放入另一锅中，加入冷水 2000 毫升，先用旺火煮沸，然后改小火煮至米透，加入煮好的赤豆继续煮至米粒开花，加白糖与糖桂花调匀即可。

【功效】利湿活血，调经止痛。适用于月经不调，对于孕妇小腹坠胀有治疗效果。

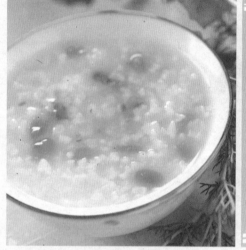

赤豆糯米粥

【配方】糯米 100 克，花生米、小麦各 50 克，冰糖 75 克。

【制作】 1. 糯米、小麦洗净，用冷水浸泡 2 ~ 3 小时，捞起，沥干水分。 2. 花生米洗净，用冷水浸泡回软。 3. 锅中加入约 1000 毫升冷水，将小麦、花生米放入，用旺火烧沸，然后加入糯米，改用小火熬煮至熟。 4. 冰糖下入粥中，搅拌均匀，稍焖片刻，即可盛起食用。

【功效】补虚养肾，对夜尿多、自汗有较好治疗效果。

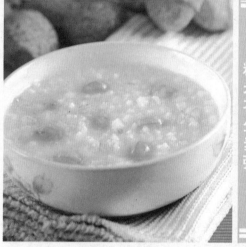

糯米花生麦粥

莲子

水上人参

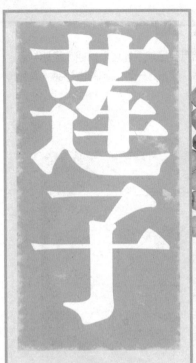

莲子，又名藕实、水芝、丹泽芝、莲蓬子、水笠子，在我国生产与使用已有3000多年的历史。莲子营养丰富，既是健身抗老、延年益寿的滋补佳品，又是功效显著的治病良药，因此享有"莲参""水上人参"等美誉。

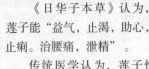

中医属性

《日华子本草》认为，莲子能"益气，止渴，助心，止痢。治腰痛，泄精"。

传统医学认为，莲子性平，味甘涩；入心、脾、肾、大肠经，具有养心神、益肾气、健脾胃、涩大肠等功效，主治夜寐多梦、失眠、健忘、心烦、口渴、腰痛脚弱、遗精、淋浊、久痢、虚泻、妇女崩漏带下以及胃虚不欲饮食等病症。

现代研究

莲子含有莲心碱等成分，具镇静、强心作用，并可促进胰腺分泌胰岛素，有助于睡眠，还能治疗口舌生疮；莲心碱还有较强的抗心律不齐等作用。莲子碱、棉籽糖等成分是补脾益胃、涩肠止泻、收敛强壮之佳品。

莲子中的钙、磷和钾含量非常高，不但可增进骨骼密度，对于防治骨质疏松意义重大，更可以维持肌肉的伸缩性和心跳的节律。莲子中的β-谷甾醇有降低血清胆固醇的作用，可用于预防Ⅱ型高脂血症及动脉粥样硬化、高血压等症。

莲子中的氧化黄心树宁碱能抑制肿瘤细胞纺锤体分裂增殖。莲子含有丰富的磷，有益于精子的生成，对少精症有一定的治疗作用。

营养宜忌

1. 莲子以个大、饱满、无皱、整齐者为佳。
2. 莲心可以用开水冲泡代茶饮，不影响功效的发挥。
3. 大便干燥及腹部痞塞胀满的人，不宜多吃莲子。

营养治病

镇静安神，改善心律不齐

心律不齐容易导致心脏病患者出现危重症状，控制心律不齐是心脏病预后趋向的关键。莲子具有显著的强心、益心、宁神的作用，经常食用可改善心阴血亏、脾气虚弱、心律不齐等症。

治病食方

莲子银耳汤

【配方】莲子（鲜品）50克，水发银耳150克，盐、味精、料酒、白糖、高汤各适量。

【制作】1. 莲子剥皮，去莲心，放入沸水中焯透，捞入碗中。2. 银耳去杂质，洗净，放入碗中，并加少量高汤，入屉，用旺火沸水蒸约5分钟。3. 炒锅内放适量高汤，加入料酒、盐、白糖、味精，烧沸，注入碗内即可。

【功效】益气和血，强心补脑。

桂圆莲子粥

【配方】莲子、桂圆肉各15克，糯米50克，红枣5颗，白糖少许。

【制作】1. 将莲子去皮，去心，洗净；红枣去核；糯米淘洗干净。2. 将糯米倒入锅内，加入红枣、莲子肉、桂圆肉、白糖，水适量，置武火上烧沸，再用文火熬煮至熟即可。

【功效】益心宁神。适用于心阴血亏、脾气虚弱、心律不齐、骨质疏松等症。

养心润肺，治疗咳嗽

痰是由细菌、灰尘及气管分泌物共同形成的，经常有痰液滞留在体内，不仅会使呼吸道致病原生长繁殖，导致炎症的滋生并恶化，还易阻塞支气管，发生缺氧、呼吸困难等情况。莲子能够润肺止咳，养心安神，并有一定的降压和解毒作用，可与其他镇咳食物相搭配，辅助治疗咳嗽。

治病食方

梅干莲子粥

【配方】莲子50克，米饭100克，杨梅干12颗，鸡蛋1个，冰糖15克，朗姆酒5克。

【制作】1. 莲子洗净，用冷水浸泡回软；杨梅干洗净；鸡蛋打入碗中，用筷子搅匀。2. 米饭入锅，加冷水，煮约20分钟成粥状，放入莲子、杨梅干，改小火煮至莲子变软。3. 鸡蛋液按顺时针方向淋入锅中，约10秒后用汤匙搅动，随即加入朗姆酒及冰糖，搅拌均匀，即可盛起食用。

【功效】养心安神，润肺止咳。

莲子炖雪梨

【配方】莲子100克，雪梨60克，冰糖25克。

【制作】1. 将莲子浸泡一夜，切去两端，用竹签捅去心；梨去皮、核，切成片；冰糖打成屑。2. 将莲子、雪梨放入炖杯内，置武火上烧沸，再用文火煮35分钟，加入冰糖即可。

【功效】养心安神，润肺止咳。适用于失眠、咳嗽、小便不畅、酒毒、骨折、骨质疏松等症。

安神养心，治疗失眠

现代生活中由于身体、压力、环境等种种原因导致失眠。研究表明，长期没有足够睡眠的人容易导致肥胖、高血压和糖尿病等。缓解失眠症状，除了用药物配合心理方面的治疗，还应在饮食中加入一些莲子，因为莲子具有镇静、强心的作用，经常食用有助于缓解精神紧张，促进睡眠，还能治疗口舌生疮。

 治病食方

蜜汁红莲

【配方】白莲子300克，白糖200克，红枣5颗，大油60克。

【制作】1. 莲子用温水泡软，去尽莲心，用清水洗净；大油洗净，切丁待用；红枣温水洗净。2. 砂锅置火上，放入莲子、红枣，加水烧开，用小火焖1小时，至莲子焖酥后，下白糖、大油，再用小火焖约20分钟，待汁干即可食用。

【功效】健脾补肾，养心安神。适宜于心悸失眠、肾虚遗精、尿频等患者食用。

莲子扁白

【配方】莲子30克，白菜500克，料酒10毫升，葱10克，鸡油30毫升，姜、盐、鸡精、胡椒粉各3克。

【制作】1. 将莲子浸泡一夜，去莲心；白菜去两端，只留中间白梗，洗净；姜切片，葱切段。2. 将莲子煮熟；白菜切成6厘米长的段，用姜、葱、盐、料酒煮熟，断生即捞起，沥干水分。3. 取扇形盘子一个，将白菜梗一块一块地摆入盘中，每块白菜上放一个莲子，加入鸡精、鸡油、胡椒粉即可。

【功效】养心安神，固肾益精，抗骨质疏松。

益气宁心，抑制血压升高

经常食用莲子或用莲心泡茶饮用，有助于补中益气、安神养心、增智安神，可作为高血压、眩晕、神经衰弱、失眠等症患者的食疗佳品。

 治病食方

莲子丝瓜汤

【配方】莲子150克，丝瓜100克，猪胫骨500克，鸡油30毫升，葱段、姜片、胡椒粉、盐、鸡精、料酒各适量。

【制作】1. 莲子浸泡一夜，去莲心；猪胫骨洗净，锤破；丝瓜去皮、瓤，切片。2. 将莲子、猪胫骨、姜、葱、料酒同放炖锅内，加水2500毫升，置武火上烧沸，再用文火炖40分钟，入丝瓜，煮熟，加入调料即可。

【功效】养心安神，降低血压。

莲子煮荸荠

【配方】莲子30克，荸荠300克，姜片5克，葱段10克，鸡油30毫升，胡椒粉、盐、鸡精各3克。

【制作】1. 莲子去心；荸荠去皮，一切两半。2. 将莲子、荸荠同放炖锅内，加水1200毫升，置武火上烧沸，再用文火煮35分钟，加入盐、鸡精、鸡油、胡椒粉即可。

【功效】养心安神，温中益气。适用于咽喉肿痛、大便下血、高血压、全身浮肿、骨质疏松等症。

益气和血，防治癌症

环境、疾病、压力、情绪等因素，使越来越多的人面临着癌症的威胁，与癌症对抗，首先应该注意饮食和生活方式上的防癌抗癌，让病患在根本上得到遏止。莲子是有效的抗癌食物，善于补五脏之不足，通利十二经脉气血，使气血畅而不腐，从而防止肿瘤的发生。

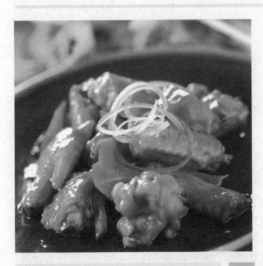

银花莲子羹

【配方】莲子50克，金银花25克，白糖适量。

【制作】1. 将金银花洗净；莲子用温水浸泡后，去皮、心，洗净，放入砂锅内。2. 用武火烧沸，再转用文火煮至莲子烂熟，放入金银花。3. 煮5分钟后加白糖调匀即可。

【功效】清热解毒，健脾止泻，防癌抗癌。

鲜莲鸡翅

【配方】鲜莲子150克，嫩鸡翅中250克，料酒25毫升，盐15克，味精2克，白糖3克，湿淀粉、食用碱各25克，鸡蛋清、葱、姜末各50克，香油10毫升，鸡清汤150毫升，淀粉10克，大油500克（实耗100克）。

【制作】1. 将鲜莲子剥去外衣，放入食用碱烧开的水中煮一下，搓掉外层红皮，捞出用温水冲洗干净，用刀切去两头，捅出莲心，用清水漂洗干净。2. 将嫩鸡翅中剁成小块，放入碗内，用鸡蛋清、盐、淀粉拌匀，腌渍；将料酒、盐、味精、白糖、湿淀粉、鸡清汤放入碗内，兑成料汁。3. 锅置火上，倒入大油，烧至五成热时，放入鲜莲子，滑透捞出，再放入鸡块，滑透起锅，沥净油。4. 原锅中留少许油，烧热，用葱、姜炝锅，倒入莲子和鸡翅，随即烹入调好的料汁，翻炒均匀，淋入香油即可。

【功效】养心安神，温中益气，抗骨质疏松。

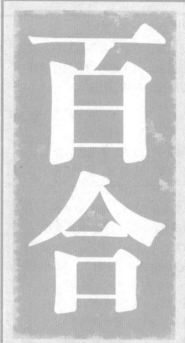

百合

吉祥健康使者

百合，即指作为一味常用中药的野百合，因由数十片鳞茎瓣片相摞而成，故曰"百合"，长久以来被视为"团结、好合、团圆"的象征。百合可日常食用，滋补和药用价值俱佳，是名副其实的"吉祥健康使者"。

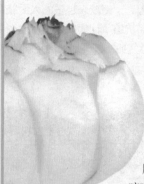

中医属性

《医林纂要》："百合，以敛为用，内不足而虚热、虚咳、虚肿者宜之。"

传统医学认为，百合性平，味甘微苦，可补中益气，润肺止咳。干品作粉煮食有滋补营养之功，鲜品有镇静止咳之功。适宜体虚肺弱、慢性支气管炎、肺气肿、肺结核、支气管扩张、咳嗽、咯血以及神经衰弱、睡眠不宁、妇女更年期神经官能症等患者食用。

现代研究

百合中含有多种营养物质，如矿物质、维生素等，这些物质能促进机体营养代谢，使机体抗疲劳、耐缺氧能力增强，同时能清除体内的有害物质，延缓衰老。百合中的蛋白质、氨基酸和多糖可提高人体的免疫力，能显著增强机体活力、抑制过敏反应，同时可使外周血液白细胞数明显增加。

百合中含有百合苷，有镇静和催眠的作用。试验证明，每晚睡眠前服用百合汤，有明显改善睡眠作用，可提高睡眠质量。百合中含有果胶及磷脂类物质，服用后可保护胃黏膜，治疗胃病。

百合含有丰富的秋水仙碱，可用于痛风型关节痛的辅助治疗。秋水仙碱并不影响尿酸的排泄，而是通过抑制细胞活动及吞噬细胞的作用，减少尿酸形成的尿酸盐沉积，起到迅速减轻炎症、有效止痛的作用，对痛风所致的急性关节炎症有辅助治疗作用。

百合的药效范围十分广泛，其中含有许多具有活性的生物碱，能抑制癌细胞增殖，有明显的抗癌作用。研究证实，食用百合有助于增强体质，抑制肿瘤细胞的生长，缓解放疗反应。

营养宜忌

1. 百合配合薏米食用，抗癌效果更佳。
2. 脾胃虚寒，腹泻便溏之人忌食。

营养治病

清热安神，治疗痛风

痛风是由嘌呤代谢紊乱而导致的疾病。百合可以提供患者必需的热能需求，对痛风有直接治疗作用，并能改善其关节炎的症状，是痛风患者的理想食物。

治病食方

百合西芹炒虾仁

【配方】干百合 100 克，西芹、虾仁各 150 克，鸡蛋清 1 个，黄酒 15 毫升，小苏打 1 克，盐、干淀粉各 4 克，植物油 40 毫升。

【制作】1. 虾仁清除沙线，用一点盐和小苏打抓一下，清水漂洗干净，沥干。2. 拌入少许盐、黄酒、干淀粉、鸡蛋清，放冰箱冷藏腌 20 分钟左右。3. 干百合浸水一夜后，冲洗干净（或把鲜百合一瓣一瓣地剥下来，冲洗干净）；西芹洗净，斜切成段。4. 炒锅热油，下虾仁翻炒，稍淋黄酒，转红色后，倒入西芹与百合，加盐一同翻炒，至西芹变色即可。

【功效】缓解关节疼痛，治疗痛风。

百合粥

【配方】百合、粳米各 100 克，冰糖 10 克。

【制作】1. 将百合冲洗干净，逐瓣掰开，放入沸水锅中略汆后捞出，再用冷水浸泡半小时。2. 粳米淘洗干净，用冷水浸泡半小时，捞出沥干水分。3. 锅中加入冷水，将粳米放入，用旺火烧沸后加入百合，改用小火熬煮成粥。4. 粥内加入冰糖调匀，再稍焖片刻即可。

【功效】滋补强壮，治疗痛风。

补中益气，治疗癌症

癌症患者在治疗和康复期间应该加强对营养物质的吸收，提高药膳的食疗作用，百合具有很好的养胃、生津、养心、安神等作用，有显著的抗癌效果。百合与薏米配合食用，可以更好地缓解放化疗期间癌症患者所出现的不适感。

治病食方

清炒百合黄瓜

【配方】鲜百合、黄瓜各 100 克，植物油 20 毫升，味精、盐、葱姜末各少许。

【制作】1. 把新鲜百合择洗干净，分瓣、掰散；黄瓜洗净，切成和百合大小差不多的薄片。2. 锅置火上，放油烧热，用葱姜末炸香，随后放入百合及黄瓜片略炒，至四成熟时，放入盐，待炒至九成熟时，放入味精即可。

【功效】养胃生津，养心安神。

枸杞百合莲花汤

【配方】百合 100 克，莲子、黄花菜各 50 克，枸杞子 10 克，冰糖 30 克，高汤 500 毫升。

【制作】1. 百合洗净；黄花菜、枸杞子用温水泡开；莲子去心，煮熟。2. 锅中加入高汤，再放入百合、黄花菜、枸杞子，煮熟加入适量的冰糖，待汤开后即可。

【功效】防癌抗癌。

健脾和胃，防治胃病

秋季，天干人燥，是胃病的多发时节，慢性胃炎、胃溃疡患者更要格外注意饮食。应该多摄入百合等具有润燥、安神作用的食物，以防旧病复发。

治病食方

百合玉竹粥

【配方】百合、玉竹各20克，粳米100克，白糖8克。

【制作】1. 百合洗净，撕成瓣状；玉竹洗净，切成4厘米长的段。2. 粳米淘洗干净，用冷水浸泡半小时，捞出，沥干水分。3. 把粳米、百合、玉竹放入锅内，加入约1000毫升冷水，置旺火上烧沸，改用小火煮约45分钟，下入白糖拌匀，再稍焖片刻即可。

【功效】暖胃，安神，缓解胃痛。

芦笋百合炒明虾

【配方】百合、芦笋各200克，大虾100克，盐5克，味精、白糖各2克，湿淀粉、明油各适量，沙拉油30毫升，葱花、蒜片各少许。

【制作】1. 将芦笋切段；百合洗净；大虾焯水、去头。2. 锅上火入底油烧至七成热，放葱花、蒜片炝锅爆香，放入芦笋、百合、大虾同炒，加盐、白糖、味精翻炒，勾芡，淋明油即可。

【功效】补充营养，治疗胃病。

宁心润肺，提高免疫力

百合有止咳化痰、抗哮喘、强壮、耐缺氧、抗癌、美容等功效，也是"非典"等重大传染病流行时期的主要防治中药之一，能有效提高人体免疫力，提高抗病能力，维持机体健康。

治病食方

芡实百合煲

【配方】百合、芡实各150克，鲜虾仁30克，洋葱、芹菜粒、胡萝卜粒各少许，盐适量。

【制作】1. 将百合、芡实、虾仁分别用开水焯过捞出，用清水漂后入煲，注入清水煮10分钟。2. 放上洋葱、芹菜粒、胡萝卜粒，加盐调味后，再焖上5分钟即可。

【功效】滋阴、润肺、生津，提高机体抗病能力。

首乌百合粥

【配方】百合25克，何首乌、黄精各20克，糙米100克，白果10克，红枣10颗，蜂蜜30毫升。

【制作】1. 何首乌、黄精均洗净，放入纱布袋中包好；糙米洗净，用冷水浸泡4小时，捞出沥干水分。2. 百合去皮，洗净切瓣，焯烫透，捞出沥干水分；白果去壳，切开，去掉果中白心；红枣洗净。3. 锅中加入约1000毫升冷水，先将糙米放入，用旺火烧沸后放入其他食材，然后改用小火慢煮成粥。4. 粥凉后，加入蜂蜜调匀，即可盛起食用。

【功效】预防感冒，美容美发。

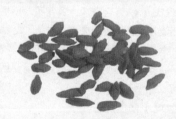

清心安神，治疗失眠

百合除了具有良好的滋补功效外，对治疗神经方面的疾病也大有裨益。对于神志恍惚、癔病、坐卧不安、心悸、睡眠不宁等症状有缓解作用，同时有助于改善病后虚弱、结核病、神经官能症等。

治病食方

百年好合

【配方】干百合250克，莲子200克，白糖150克。

【制作】1.将百合用清水浸发好，洗干净，和莲子同放在瓦盆内，注入开水、白糖，随后放入笼里蒸至起粉，取出放在汤碗里。2.将锅洗干净，注入开水、白糖，待溶解后倒入汤碗里即可。

【功效】改善睡眠质量。

荠菜百合粥

【配方】百合30克，粳米150克，荠菜50克，白糖15克。

【制作】1.粳米淘洗干净，用冷水浸泡半小时，捞出，沥干水分。2.荠菜洗净，切成细末；百合洗净，撕成瓣状。3.粳米、百合放入锅内，加入约1500毫升冷水，置旺火上烧沸，再用小火煮半小时，放入荠菜末，下白糖拌匀，再次烧沸即可。

【功效】增强抵抗力，治疗失眠。

百合豆腐

【配方】鲜百合30克，豆腐2块，西红柿、青椒各1个，水发黄花菜20克。蒜片15克，鸡汤适量，盐、味精、水淀粉、香油各5克。

【制作】1.百合洗净；西红柿洗净，切块；青椒洗净切块；豆腐洗净，切块；水发黄花菜洗净，挤干水分。2.锅中加油烧热，爆香蒜片，加入百合快炒，再依次将青椒、豆腐、西红柿倒入炒匀，淋入鸡汤，放入黄花菜烩煮3分钟，用少许淀粉勾芡，放盐、味精调味，淋上香油即可。

【功效】增强抵抗力，改善睡眠。

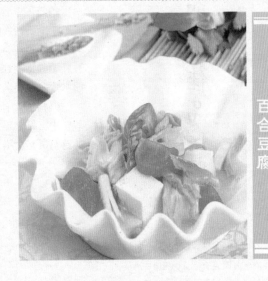

鹌鹑蛋

卵中佳品

鹌鹑蛋，别名鹑鸟蛋，与鹌鹑肉一样，历来都是食物中的珍品，在古代为帝王将相专门食用，素有"宫廷珍贵食品"之称。鹌鹑蛋和鸡蛋的营养价值在总体上是相当的，但它是一种更好的滋补品，在营养上有独到之处，且具有很高的药用价值，因此被称为"卵中佳品"。

中医属性

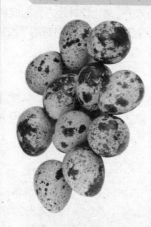

传统医学认为，鹌鹑蛋味甘，性平，有补益气血、强身健脑、丰肌泽肤等功效；对贫血、营养不良、神经衰弱、月经不调、高血压、支气管炎、血管硬化等病人具有调补之效。

现代研究

鹌鹑蛋中所含丰富的卵磷脂和脑磷脂，是高级神经活动不可缺少的营养物质，具有健脑的作用。鹌鹑蛋的营养价值比鸡蛋更高一筹。虽然它们的营养成分多有相似，但由于鹌鹑蛋中营养分子较小，所以营养更易被吸收利用。一般 3 个鹌鹑蛋的营养含量就相当于 1 个鸡蛋。

鹌鹑蛋还含有能降血压的芦丁等物质，可辅助治疗浮肿、肥胖型高血压、糖尿病、贫血、肝肥大、肝硬化、肝腹水等多种疾病，是心血管病患者的理想滋补品。

鹌鹑蛋含有多种有益的营养成分，以鹌鹑蛋与韭菜共炒，油盐调味，可治肾虚腰痛，阳痿；用沸水和冰糖适量，冲鹌鹑蛋花食用，可治肺结核或肺虚久咳等。

营养宜忌

1. 鹌鹑蛋对心血管病患者有食疗功效，但不宜过多食用，建议每次食用 3 ～ 5 个。

2. 鹌鹑蛋与银耳一同食用，可以使二者的食疗功效增加数倍。

3. 外感未清、痰热、痰湿者不宜进食鹌鹑蛋。

营养治病

补气活血，治疗贫血症

鹌鹑蛋有补血益气、强身健脑、丰肌泽肤等功效，对贫血、营养不良、神经衰弱、月经不调等症有很好的治疗作用。经常食用鹌鹑蛋，更有助于滋补养颜、光洁肌肤、红润面色。

治病食方

红莲雪蛤炖鹌鹑蛋

【配方】鹌鹑蛋6个，雪蛤肉200克，莲子100克，红枣10颗，陈皮10克，冰糖20克。

【制作】1. 将鹌鹑蛋蒸熟后去壳；雪蛤肉用清水浸透发开，拣去杂质，洗净；红枣去核；陈皮浸透，刮去内瓤。

2. 将鹌鹑蛋、雪蛤肉、红枣、陈皮、莲子放入瓦煲内，注入沸水两碗，炖3小时，加入冰糖即可。

【功效】治疗贫血，红润面色。

鹌鹑蛋夹里脊肉

【配方】鹌鹑蛋20个，里脊肉蓉100克，鸡肉蓉50克，盐、白糖、酱油、味精、干淀粉、葱、姜片各适量。

【制作】1. 里脊肉蓉加入鸡肉蓉、盐、糖、酱油、味精、干淀粉拌匀，葱、姜剁成末入馅，加清水拌匀。2. 将鹌鹑蛋煮熟，剥壳，切成两半，取出蛋黄，将肉馅填入，再合成整蛋，排入蒸盘。

3. 蒸盘入蒸笼，旺火蒸20～25分钟即可。

【功效】滋补强壮，治疗痛风。

益气养心，治疗神经衰弱

神经衰弱是当今社会的多发病、常见病，多发于脑力劳动者，主要的症状是精神疲劳、失眠健忘、神经过敏等。此病在治疗时配合食疗长期调理，应经常食用鹌鹑蛋等具有安神、益气、养血功效的食物，有助于抑制神经紧张，提高睡眠质量，功效颇佳。

治病食方

醪糟鹌鹑蛋汤

【配方】鹌鹑蛋5个，醪糟适量，白糖、大油各少许。

【制作】1. 锅内放醪糟与适量水烧开。

2. 打入鹌鹑蛋，煮熟，分盛小碗中，加大油、白糖即可。

【功效】抑制神经紧张，促进睡眠。

冰糖银耳卧鹌鹑蛋

【配方】鹌鹑蛋3个，干银耳3克，冰糖4克。

【制作】1. 将银耳浸发15分钟后，洗净剪开，并放入滚水中约半分钟便捞出，放入炖盅内加入冰糖。2. 把鹌鹑蛋打入碗内不用搅拌，以保持原蛋形状，再放入锅中用滚水浸至微熟，捞出。

3. 在装银耳的炖盅内倒入滚水炖40分钟捞出，把微熟的鹌鹑蛋放入盅内浸热即可。

【功效】益气，养血，安神。

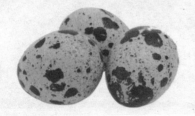

补益五脏，治疗皮肤过敏

过敏性体质的人，通常是由肺、脾、肾三脏功能失调而造成的。治疗的同时还应该饮食上选用能够调和五脏，益气养血的食物。

 治病食方

红枣鹌鹑蛋汤

【配方】鹌鹑蛋4个，红枣4颗，白糖15克。

【制作】1. 将红枣洗净，去核；鹌鹑蛋煮熟，去外壳。2. 将红枣放入炖锅内，加水300毫升，置武火上烧沸，放入鹌鹑蛋，加入白糖即可。

【功效】补气血，润肌肤，减少皱纹。适用于气血亏损、贫血、面色无华、额上皱纹密布等症。

圆宝煲

【配方】鹌鹑蛋20个，莲子、红枣、桂圆各10克，红糖50克，盐适量。

【制作】1. 莲子、红枣、桂圆洗净，鹌鹑蛋煮熟去壳。2. 瓦煲注入清水，放入鹌鹑蛋、莲子、红枣、桂圆用小火煲30分钟。3. 调入红糖、盐，同煲10分钟即可。

【功效】调和五脏，益气养血。

和胃除湿，治疗慢性胃炎

俗话说"胃靠三分治，七分养"，注重胃的保养是治疗慢性胃炎的关键之一。鹌鹑蛋是最应列入食疗食谱中的蛋类，它既是美味佳肴，又可补益五脏，促进消化，有助于补充营养。

 治病食方

西柠鹌鹑煲

【配方】鹌鹑蛋20个，鹌鹑400克，柠檬50克，葱蓉、盐各5克，红椒丝、姜各10克，香菜适量，蜜糖、盐、白糖各15克，生抽、料酒、姜汁各少许，植物油30毫升，淀粉25克。

【制作】1. 柠檬取皮磨成蓉，果肉榨汁供芡汁和腌料用。2. 鹌鹑蛋隔水蒸8分钟，去壳，用油炸。3. 鹌鹑除去内脏，洗净，用葱蓉、生抽、盐、白糖、姜汁、料酒、柠檬汁拌腌2小时以上，倾出汁液，扑上淀粉，用滚植物油炸至金黄色。4. 烧热煲内植物油，爆香姜片、葱蓉，下柠檬汁、蜜糖、盐、淀粉、清水适量煮滚，下鹌鹑蛋、鹌鹑和红椒丝，盖好，煮至汁液浓稠，撒上香菜即可。

【功效】促进消化，改善肠胃功能。

虾仁鹌鹑蛋汤

【配方】鹌鹑蛋30个，虾仁50克，料酒15毫升，盐4克，味精1克，香油10克，水淀粉、葱末、姜末、植物油各适量。

【制作】1. 将虾仁加少许料酒、盐、水淀粉拌匀。2. 鹌鹑蛋打入碗内，加少许盐搅匀。3. 炒锅置旺火上放油，待油热后放入鹌鹑蛋液煸炒，然后加水煮约15分钟，再放入虾仁，加上料酒、葱末、姜末、味精，调味后淋入香油即可。

【功效】治疗胃溃疡。

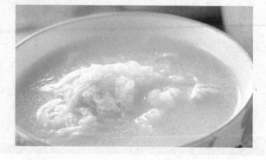

润肺健脾，治疗支气管哮喘

鹌鹑蛋的营养价值很高，且超过其他禽蛋。有实验证明，每天早上冲服鹌鹑蛋3个，连服1年，可治疗支气管哮喘。因此，凡患有支气管哮喘症者，无论热哮或冷哮，食之颇宜。

 治病食方

【配方】 鹌鹑蛋5个，茯苓20克，白糖15克。

【制作】 1. 将茯苓研成细粉；鹌鹑蛋打入碗内，搅散。2. 炖锅内加入清水500毫升，用中火烧沸，将茯苓粉和鹌鹑蛋边搅边倒入沸水中，同时加入白糖，熟透后即可。

【功效】 益脾和胃、止咳停喘。

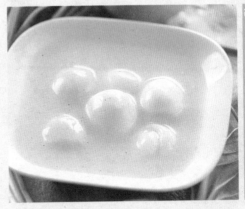

茯苓鹌鹑蛋汤

【配方】 鹌鹑蛋10个，银耳20克，冰糖100克。

【制作】 1. 把银耳放入温水中发透，去蒂洗净，撕成小碎片。2. 把鹌鹑蛋放入锅中，加冷水煮开至熟，捞出放冷水中浸泡片刻，随即去皮，备用。3. 把银耳装入碗中，加清水适量，上笼屉蒸1小时左右。4. 另取一锅，锅中放清水和冰糖，烧开至冰糖完全溶化时，下银耳、鹌鹑蛋，撇去浮沫即可。

【功效】 润肺、止咳，治疗支气管哮喘。

银耳鹌鹑蛋汤

【配方】 鹌鹑蛋10个，赤豆50克，姜片、葱段各10克，盐5克，香油2毫升，料酒10毫升，味精、胡椒粉各2克，肉汤500毫升。

【制作】 1. 将鹌鹑蛋洗净煮熟剥好。2. 将鹌鹑蛋、赤豆、葱段、姜片、胡椒粉、盐、料酒和肉汤一起放入锅内，置旺火上烧沸，改用小火炖1个半小时左右至豆烂，撒入味精，淋上香油即可。

【功效】 治疗哮喘。

赤豆炖鹌鹑蛋

黄鱼

圣品家鱼

黄鱼，也叫黄花鱼，古又称石首鱼。黄鱼有大、小黄鱼之分，大、小黄鱼和带鱼一起也被称为中国三大海产，其产量较其他鱼类高得多，特别是大黄鱼，分布活动范围极广，又都在我国领海范围内，因此有"中国家鱼"的美称。黄鱼营养丰富，全身是宝，肉、鳔、耳石（鱼脑石）、胆汁、精巢均可入药，可谓是鱼中的"圣品"。

中医属性

《本草经疏》有载："石首鱼，能开胃，胃气开则饮食增，五脏皆得所养，而气自益矣。"

传统医学认为，黄鱼肉性味甘平，入胃、肾经；有健脾开胃，安神止痢，补气填精等功效，对贫血、失眠、头晕、食欲不振及妇女产后体虚有良好疗效。凡久病体虚、面黄羸瘦、目昏神倦、饮食日减及妇人产后体虚者，黄鱼均可作为补益食疗佳品。

现代研究

黄鱼中含有的二十二碳六烯酸（DHA）和二十碳五烯酸（EPA），是促进神经细胞生长发育最重要的物质，具有健脑作用。黄鱼中含有的视黄醇，即维生素 A，可保护视力，防治夜盲症。

黄鱼富含微量元素硒，能清除人体代谢产生的自由基，延缓衰老，防治各种癌症。黄鱼所含 N-3 脂酸具有影响人体脂质代谢的作用，能积极防止动脉硬化和冠心病的发生。

营养宜忌

1. 夏季临近黄鱼的产卵期，此时食用味道更鲜，营养价值更高。

2. 多食黄鱼助热发疮，哮喘病人和过敏体质者忌食。

3. 黄鱼不可用牛、羊油煎炸食用。

营养治病

养胃安神，缓解胃炎

胃炎患者宜食用所含的膳食纤维短而柔软的肉类，如黄鱼、虾、鸡肉等，这些食物营养丰富，易于消化，不但能够减轻胃的负担，起到养胃的作用，而且能够滋补因患胃病而导致缺乏营养的身体。

 治病食方

黄鱼火腿粥

【配方】黄鱼150克，糯米100克，火腿末10克，胡椒粉、味精各2克，盐5克，大油15克，莼菜50克。

【制作】1. 莼菜用开水汆一下，装碗；黄鱼肉切丁；糯米加水烧开。2. 将糯米加水煮成粥，加入鱼及火腿末、大油、盐再煮熟。3. 撒胡椒粉、味精，将粥倒入莼菜碗内即可。

【功效】益气开胃，安神明目。适用于夜盲症、胃溃疡、肺结核等症。

赤豆煮黄鱼

【配方】黄鱼500克，赤豆50克，料酒10毫升，姜5克，葱10克，鸡油30毫升，盐、鸡精、胡椒粉各3克。

【制作】1. 将赤豆淘洗干净；黄鱼宰杀后，去鳃、鳞、肠杂，洗净；姜切片，葱切段。2. 将赤豆放入炖锅内，加入姜、葱，水2500毫升，置武火上烧沸，再用文火煮25分钟，加入黄鱼、料酒，煮熟，加入盐、鸡精、胡椒粉、鸡油即可。

【功效】补气开胃，宁心安神。适用于脾胃虚损、视物不清等症。

健脑安神，提高记忆力

黄鱼营养丰富，有补肾健脑的作用，适用于肾虚引起的记忆力减退者，还能使人体产生能量、安定情绪、促进生长、提高抵抗力，亦有抗老化、防皱、滋养肌肤等功效。

 治病食方

熬黄鱼

【配方】黄鱼1000克，猪肉、青蒜段各100克，姜、葱各15克，料酒20毫升，醋15毫升，酱油、香油各10毫升，盐、植物油、清汤各适量。

【制作】1. 黄鱼去鳞、内脏及鳃，洗净，在鱼峰两面剖斜直刀，用盐腌渍；猪肉切丝。2. 锅内入油烧至六成热，下葱段、姜片爆炒，倒入肉丝煸至断血，放入料酒、醋，加入酱油、清汤、盐，烧至沸，将鱼入锅内小火熬20分钟，撒上青蒜，淋上香油即可。

【功效】健脑安神，提高记忆力。

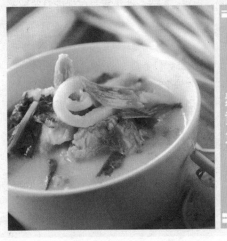

明目安神，防治夜盲症

夜盲症多因先天禀赋不足，或后天失养，以致肝肾亏损。应该多吃一些具有滋补肝肾作用的食物如黄鱼等鱼类、动物肝脏等，来养肝、明目、安神，起到维持视力及眼功能的正常、消除眼疾的作用。

治病食方

黄鱼蓉粥

【配方】黄鱼300克，粳米200克，姜丝3克，香菜5克，葱末2克，大油10克，酱油15毫升，盐1克。

【制作】1. 粳米淘洗干净，用冷水浸泡好，放入锅中，加入约2000毫升冷水，用旺火烧沸后，改用小火慢煮。2. 把黄鱼去鳞刮净，用盐腌拌，放热油锅中煎至两面焦黄时，倒入冷水，将鱼烩熟，拆鱼肉，剁成鱼蓉，用熟油、酱油拌匀。3. 鱼骨放回锅中熬汤，将鱼汤倒入粥内同煮。4. 粥用小火约煮半小时后下酱油和盐调味，放入鱼蓉，待粥再烧沸时加入姜丝、香菜和葱末即可。

【功效】养肝，明目，安神。

陈皮黄鱼汤

【配方】黄鱼1条（约500克），猪瘦肉150克，红枣20颗，枸杞子20克，花生油50毫升，陈皮、姜、盐各5克。

【制作】1. 黄鱼去鳞、鳃、内脏，洗净；猪瘦肉洗净切片；红枣洗净，去核；姜去皮，洗净切片。2. 将锅置于旺火上，倒入花生油，烧至七成热，放入黄鱼，两面均煎成微黄色取出。3. 锅内放水，放在火上烧开，把黄鱼、猪瘦肉片、姜片、陈皮、枸杞子、红枣放进锅内，烧开后改用小火，煮至猪瘦肉片酥烂，加入盐调好口味即可。

【功效】安神止痢，滋阴润燥。

益气活血，治疗冠心病

研究表明，饮食、遗传和情绪紧张是导致冠心病的三大因素，合理的饮食搭配能降低发病概率。黄鱼、紫菜、海带等水产品能软坚散结，有助于软化血管，防治冠心病及动脉硬化。

治病食方

海带熬黄鱼

【配方】黄鱼500克，海带50克，植物油75毫升，酱油、黄酱、料酒、高汤、香油、醋、盐、葱、姜、蒜各适量。

【制作】1. 海带泡软，捞出切丝；黄鱼去鳞、内脏，剪去背刺，洗净控干，在鱼的两侧划4道直刀口；葱、姜切段，蒜切末。2. 锅内放入油，旺火烧热，将鱼放入油中，炸至鱼身挺直，见黄色时捞出，盛入盘中。3. 将锅内油倒出，留底油少许，放入海带丝煸炒，随后加入料酒、黄酱，再放入酱油、葱段、盐、醋、高汤、姜段，调好汤汁，把鱼放入，盖上盖，移至微火上熬10分钟。4. 熬透出锅，再加入蒜末，滴入香油即可。

【功效】调节脂质代谢，预防冠心病。

清热养心，预防癌症

　　在人们的日常饮食中，致癌性和抗癌性的食物共同发挥着作用，饮食对于癌症的形成和防治有着重要的临床意义。黄鱼等鱼类应该是癌症病人的饮食首选，经常食用能起到活血、消积、清毒的作用，可养阴补气、滋补强身，起到辅助治疗癌症的功效。

治病食方

香菇鱼肉羹

【配方】黄鱼400克，香菇50克，高汤500毫升，姜、葱各10克，料酒6毫升，盐2克，湿淀粉适量。

【制作】1. 将姜切成片，留一片待用，其余斩成姜泥，撒上一点清水，挤成姜汁；葱切成末。2. 黄鱼洗净，抹干水分，加料酒抹匀，上笼加姜蒸熟，冷却后拆骨、取肉。3. 香菇用温水泡开，去蒂洗净，切碎。4. 高汤加入汤锅内烧开，下香菇、姜汁、鱼肉，煮沸5～8分钟，加盐调味，用湿淀粉勾稀茨，放入葱末拌匀即可。

【功效】提高免疫力，防癌抗癌。

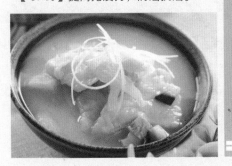

苋菜黄鱼羹

【配方】黄鱼肉150克，苋菜100克，熟火腿20克，熟鸡油30毫升，盐3克，料酒、香油、红油各5毫升，白糖4克，胡椒粉2克，湿淀粉25克，葱10克，姜5克，鸡汤800毫升。

【制作】1. 将苋菜择洗干净，沥干水分；大葱、姜洗净，均切成末；熟火腿切丁。2. 黄鱼去皮，去刺，切成小丁，放入碗内，加适量料酒搅拌均匀。3. 炒锅置旺火上烧热，放入熟鸡油化开，烧至五成热时，放入葱末、姜末煸炒出香味，下入苋菜稍加煸炒后，倒出。4. 用同样的方法将黄鱼丁煸炒后，倒出。5. 净锅烧热，加入鸡汤，加入盐、白糖烧沸后，放入鱼丁及火腿丁，待再次烧沸后，撇去浮沫，下入湿淀粉勾芡，随即将苋菜放入，撒上香油、红油、胡椒粉即可。

【功效】养阴补气，滋补强身。